蔬菜治病 水果疗疾

水果篇

王启才　陈国权　王　华
编　著

中国中医药出版社
·北　京·

图书在版编目（CIP）数据

蔬菜治病水果疗疾.水果篇 / 王启才，陈国权，王华编著. — 北京：中国中医药出版社，2017.7

ISBN 978-7-5132-4275-2

Ⅰ.①蔬…　Ⅱ.①王…　②陈…　③王…　Ⅲ.①水果－食物疗法　Ⅳ.①R247.1

中国版本图书馆CIP数据核字（2017）第129661号

中国中医药出版社出版
北京市朝阳区北三环东路28号易亨大厦16层
邮政编码　100013
传真　010 64405750
保定市中画美凯印刷有限公司印刷
各地新华书店经销

开本 880×1230　1/32　印张 6.5　字数 193 千字
2017 年 7 月第 1 版　2017 年 7 月第 1 次印刷
书号　ISBN 978－7－5132－4275－2

定价　45.00 元
网址　www.cptcm.com

社长热线　010-64405720
购书热线　010-89535836
侵权打假　010-64405753

微信服务号　zgzyycbs
微商城网址　https://kdt.im/LIdUGr
官方微博　http://e.weibo.com/cptcm
天猫旗舰店网址　https://zgzyycbs.tmall.com

如有印装质量问题请与本社出版部联系（010 64405510）

内容提要

本书详细介绍了日常生活中常见的 72 种水果的性味、归经、营养成分及药用价值、调理和防治疾病的范围、单方验方以及食用注意事项等。

通过阅读此书，可以掌握一些基本的食疗知识和方法，其治法符合医理，方法简单易学，是养生和食疗爱好者的理想书籍，现代家庭生活中不可缺少的食疗“医生”和“营养师”。

前言

蔬菜治病，水果疗疾，属于饮食康复疗法的范畴，是中医学宝贵的一部分，在我国有着十分悠久的历史。

食疗可分为食治、食补、食养三大门类，如葱姜治感冒、大蒜治痢疾属于食治；用富有营养的鸡鸭鱼肉之类的食品补脏腑气血之不足，是谓食补；以清淡的谷菜果肉滋养人体，即为食养。三者之间既有区别，又有关联，相辅相成，不可分割。

饮食康复疗法自古有之。古代名医治病，常以食疗为先。在食疗不效或者不愈的情况下，才施以药疗。唐代孙思邈《备急千金要方》就有“凡病以食疗为先”之说。他们认为：食物入口与药物治病同出一理。纵观中医学的药物百草园，许多药物本身就是食品。诸如葱白、大蒜、生姜、红枣、山药、扁豆、百合、绿豆、薏苡仁、莲子、芡实、饴糖、蜂蜜、胡椒、茴香、核桃、白果、枇杷、山楂、乌梅、橄榄、豆豉、冬瓜、丝瓜、木瓜、南瓜子、赤小豆、桑葚、龙眼肉、罗汉果……

本书选择了日常生活中常见的72种水果，分别介绍它们的性味、归经、营养成分、药用价值、调理和防治疾病的范围、单方验方以及食用注意事项等。在“药食同源”“凡病以食疗为先”的思想指导下，力求把人们日常生活中常吃的水果可以防治疾病的知识传授给广大人民群众，这就是我们修订此书的目的所在。

由于本书通俗、简易、实用、有效，自从1994年出版至今，曾先后多次再版，深受全国各地人民群众的欢迎和好评！中国中医药出版社经常接到全国各地的读者来信、来电，要求对本书修订、再版。为了适应当今水果养生的实际需要，我们应出版社的邀请，在原书基础上进行修订、充实，增加了新的水果品种，以及很多食疗养生新内容，并增加了插图，使之图文并茂。

在这次修订过程中，我们得到了湖北中医药大学2009级中医教改实验班秦丽、龙清华和2010级中医教改实验班梅如冰、励迪鹏同学的大力协助，在此致以衷心谢意！

南京中医药大学教授　王启才
湖北中医药大学教授　陈国权
重庆324医院主任医师　王　华
2016年6月

一 鲜果类

一、鲜果类

（一）一天一苹果，医生不找我（附：蛇果）

苹果是人们日常生活中最平常、最常见、最普通，也是吃得最多的水果。正因为如此，人们在讨论水果究竟应该是削皮吃还是不削皮吃时，往往都是拿苹果说事的。

【营养及药用价值】

苹果性凉，味甘、酸；归肺（经）、脾（经）、胃（经）；除了含有糖、脂肪、蛋白质三大营养素外，还有较为丰富的果胶、有机酸、维生素A、维生素B、维生素C、胡萝卜素、纤维素和钾、钠、钙、磷、铁、镁、硼、锰等矿物质以及多酚、黄酮类物质，被誉为“全方位的健康水果”。具有止咳平喘、理气化痰、生津止渴、补中益气、健脾止泻、和胃通便、利水消肿、催情促欲等医疗作用，主要用于咳嗽、哮喘、口干舌燥、脾虚腹胀、消化不良、急性胃肠炎、妊娠呕吐、习惯性便秘、高血压眩晕、水肿、性机能下降、性冷淡等病症。

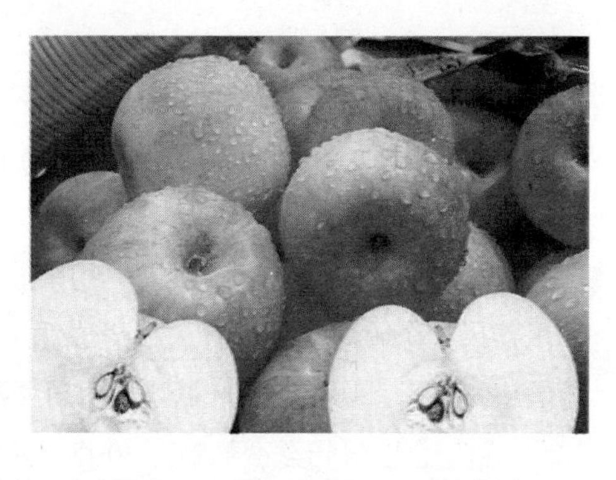

苹果含维生素C虽然不算很高，却富含抗氧化剂，能提高维生素C的活性，因而能够增强人体免疫力，改善心血管功能，降低心脏病、中风发生率。每日吃一个苹果可以大幅降低患老年痴呆症和帕金森病的风险，对于此类患者来说，苹果是他们最好的保健食品（其中，红苹果又比黄苹

果和绿苹果好）。苹果还能阻止癌细胞发展，降低肠癌的发病率，故我国民间素有“一天一苹果，医生不找我”的健康谚语。

现代病理学常识告诉我们：70% 的疾病都发生在酸性体质的人身上，而苹果是碱性食品，吃苹果可以迅速中和体内过多的酸性物质（包括运动产生的酸以及鱼、肉、蛋等酸性食物在体内产生的酸性代谢产物），维持酸碱平衡，使血液保持中性或弱碱性，增强体力和抗病能力。所以，酸性体质和中气不足、精神疲劳的人可以把苹果当作滋补水果，适当多吃一点，劳累后吃苹果也可消除疲劳、恢复精力。

1. 咳嗽：苹果 2 个，洗净、切块，煮食，每日 2 次。

2. 哮喘：苹果 1 个（洗净、挖一小孔），巴豆 1 个（去皮、放进苹果里），蒸半小时后，去巴豆，吃苹果，并饮下汤汁，每日 1 次，此方法需在医生指导下使用。

3. 脾虚痰盛：苹果 2 个（洗净、切片），煎汤服食或沸水泡汤饮用，每日 1 ~ 2 次。

4. 脾虚消化不良：苹果味道甘酸，具有健脾消食作用，既帮助消化治疗腹泻，又通调腑气防治便秘。

（1）消化不良、食欲不振：成人一日三餐后吃 1 个苹果；用苹果 1 个（洗净、去皮、切成薄片），放入碗中加盖，隔水蒸熟，用汤匙捣成泥状，喂幼儿，每日 2 次。

（2）单纯轻度腹泻：苹果中的果胶、鞣酸、有机酸能涩肠止泻。可以用苹果 2 个（削皮、去籽、捣烂成泥），一日三餐后一次服下；或将苹果煨热，去皮、切片，蘸红糖吃，每日 2 次。

（3）急性胃肠炎：苹果皮 30 克，水煎服，每日 2 ~ 3 次。

（4）大便干结：苹果里的粗纤维、有机酸能刺激肠管，使粪便变得松软，有利于排便。每日早晚空腹时吃苹果 1 ~ 2 个或饮苹果汁 1 杯；也可将苹果洗净、切块，水煎取汁，加蜂蜜 30 克调服；苹果干粉 10 克，空腹时温开水调服，每日 2 ~ 3 次。

5. 黄疸、胆结石：每天早晚空腹饮苹果汁有一定利胆汁、排胆石作用。

6. 高血压、中风：过量的钠是引起高血压和中风的重要因素。苹果含有充足的钾，可与体内过剩的钠结合并排出体外，从而降低血压，有效保护血管，防止中风的发生。英国科学家研究表明，苹果中所含的多酚及黄酮类物质能有效预防心脑血管疾病。

7. 高血压性眩晕：每次吃250克苹果，每日3次；苹果2个（削皮、去籽），捣烂取汁，一次服下，每日3次。

8. 高血脂：苹果中的果胶能与胆汁酸结合，像海绵一样吸收多余的胆固醇和甘油三酯，然后排出体外。苹果中的维生素、果糖、镁等也能降低血脂的含量。苹果皮既能降低不良胆固醇的含量，也能降低甘油三酯的含量，从而保护机体免受心脏疾病、肥胖症和糖尿病的侵害。日本果树研究所的人体试验表明，每天吃2个苹果，3周后受试者血液中的甘油三酯水平能降低20%左右，而水平高的甘油三酯正是血管硬化的罪魁祸首。

9. 肥胖：由于苹果能降低血脂，饭前吃又能增加饱腹感、减少进食量，所以能起到减肥的作用。

10. 皮肤不佳：苹果能通便排毒，经常吃还可以养颜美容，使肌肤白嫩。

11. 心神不宁、失眠、多梦、健忘：苹果2个（洗净、削皮、去核、切碎），核桃仁60克，红茶10克，红糖适量。先将苹果、核桃仁一起放入砂锅，加水大火烧开，改用小火煎煮30分钟，然后倒入红茶、红糖再稍煮片刻，代茶饮。

12. 水肿：苹果皮60克，玉米须、白茅根各30克，水煎取汁服，每日2次。

13. 性机能下降、性冷淡：意大利科学家研究显示，一向被视为低热量健康食物的苹果中含有提高性机能和性生活质量的催情素“根皮苷”（与性兴奋过程中起重要作用的雌激素“雌二醇”的功能十分相似），有可能成为一种“催情果”。研究人员将731名年龄在18到43岁之间的意大利女性分为每天不吃（或只吃不到1个）和每天吃1个（或1个以上）苹果两组，要求她们详细记录自己食用苹果的量和次数，并认真完成包括性生活频率和总体满意度在内的19项与性生活质量相关的性功能指数表格，结果发现吃苹果多的女性性功能指数较高。

14. 妊娠呕吐：一日三餐饭前吃苹果1～2个；新鲜苹果皮60克，大米30克（炒黄），同煮食，每日3次。

15. 骨骼、肌肉功能低下：营养学研究表明，苹果中含有增强骨质的矿物元素硼与锰，硼可以大幅度增加血液中雌激素和其他化合物的浓度，能有效预防钙质流失。绝经期妇女如果每天能适当多吃苹果，摄取较多的硼，有利于钙的吸收和利用，钙质流失率就可以减少近 50%，从而防治骨质疏松。苹果皮也有一定的滋补强壮肌肉的作用，能防止中老年人过早出现肌肉萎缩现象。

16. 癌症：国外科学家的研究充分表明，黄酮类物质是一种高效抗氧化剂，它不但是最好的血管清理剂，而且是癌症的克星，苹果中的多酚能够抑制癌细胞的增殖。假如人们多吃苹果，患肺癌的几率能减少 46%，得其他癌症的几率也能减少 20%；苹果中的原花青素能预防结肠癌。

【小食谱】

苹果蜂蜜茶：苹果 1 个（洗净、切碎），蜂蜜 50 克，绿茶 10 克。先将绿茶放入茶杯用沸水冲泡，加入苹果粒搅拌均匀，浸泡 5 ~ 10 分钟，再加蜂蜜调味，代茶频饮。适宜于脾胃不和、便秘、肌肤枯槁、毛发不荣、贫血等。

苹果、赤豆炖鲤鱼：苹果 50 克（去皮、切丁），赤小豆 30 克，陈皮 5 克（去皮、切丁），佛手 3 克（去皮、切丁），鲤鱼 650 克（宰杀、去内脏、洗净），大葱 5 克（切段），生姜（切片）、盐各 3 克。将苹果、赤小豆、陈皮、佛手柑塞入鱼腹内，纳入炖锅并添加高汤、姜、葱、盐，蒸至熟烂服食。利水消肿，适用于小便频数、肝胆病水肿等病症。

注意事项

1. 因苹果味酸，多食腹胀，故胃酸过多、脾胃虚寒者不宜食用。

2. 苹果含有丰富的糖类和钾盐，不利于心肾，食用过多会损伤心、肾健康，像冠心病、心肌梗死、肾炎及糖尿病患者都不能多食。

3. 最后还是要说说吃苹果究竟是削皮还是不削皮的老话题。苹果最营养的部分就是皮，而且大部分膳食纤维也在皮，削皮显然会丢失很多营养成分。不削皮呢？苹果上农药残存量高，且较难洗净，又有可能吃下农药。依我之见，最好的方法还是在温热水下反复多清洗几遍，然后连皮吃。吃完后还要记得及时刷牙，免生龋齿。

附：蛇果

蛇果原产于美国，又名“红元帅”“红香蕉”，在洋水果中比较常见，是世界主要栽培品种之一。虽然叫作“蛇果”，但与蛇一点关系都没有，而是属于苹果一类，又有红蛇果、青蛇果和金蛇果等品种。

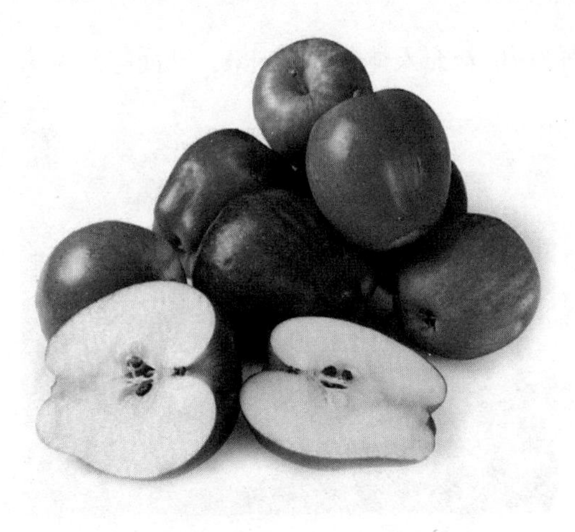

蛇果的营养成分同苹果基本相同，但果胶和钾的含量比普通苹果要高得多，居水果类之首。蛇果是苹果中抗氧化、抗衰老、抗肿瘤活性最强的品种，在国外被誉为“安神之果”（促进睡眠）、“记忆之果”（促进记忆）和“健脑之果”（防治健忘和老年痴呆），减肥、美容的作用也比普通苹果更强。所以，在欧美国家，有“一天吃一个蛇果，你就不用看医生”的说法。

（二）健脾涩肠小海棠

海棠果，即海棠树的果实，又名“海红”“化红”“花红”“楸子”“大八棱”。外形很像小个苹果，味道以酸甜为主，果实还可以酿酒，做蜜饯、果酱和果丹皮。

【营养及药用价值】

海棠性平，味甘、微酸；入脾（经）、胃（经）；含有大量糖类，微量蛋白质和脂肪、维生素A、B族维生素、维生素C、维生素E、胡萝卜素、有机酸、膳食纤维以及钙、磷、钾、钠、镁、铁、锌、锰等物质。有生津止渴、健脾开胃、涩肠止泻的功效，主要用于热病口渴、消化不良、食积腹胀、肠炎泄泻或痢疾等。

据明代医学家李时珍《本草纲目》记载，海棠的果实、花、根均可入药，能祛风除湿、平肝舒筋，主治风湿疼痛、脚气水肿、吐泻引起的转筋以及尿道感染、不孕等症。

1. 热病口渴：生吃海棠果能帮助补充人体的细胞内液，从而起到生津止渴的作用。也可以将海棠果切开、去核、晒干，加蔗糖，温开水冲饮。

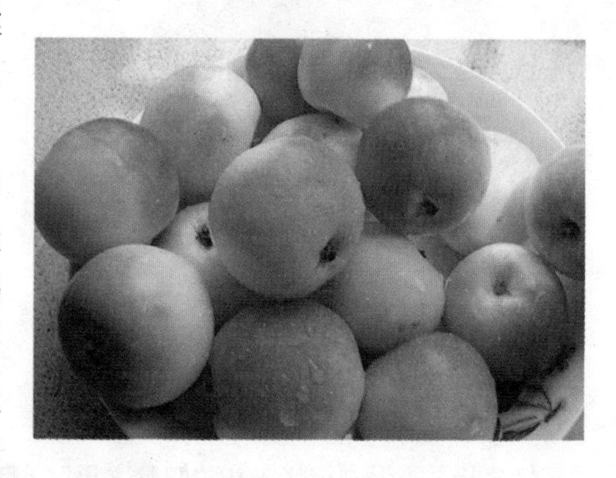

2. 消化不良：海棠果中维生素、有机酸及桉质含量较为丰富，生吃能促进胃肠对饮食物的消化，故可用于食积腹胀、消化不良、食欲不振等。也可以将海棠果切开、去核、晒干，加蔗糖，温开水冲饮。

3. 腹泻：海棠味甘、微酸，甘能缓中，酸能收涩，具有收敛止泻、和中止泻的功效，能够治疗大便稀溏或泄泻下痢。可以取鲜海棠果（去核、切片）、鲜荠菜各 30 克，生姜 3 片，葱白 2 根，食盐少许，共煮食，每日 2 次。

注意事项

海棠味酸，胃溃疡及胃酸过多患者忌食。

（三）梨子——润肺止咳的“百果之宗”

梨子，又名“快果”“玉乳”“蜜父”，果肉肥嫩多汁、香甜可口，曾经被誉为“百果之宗”，故又有“果宗”之称。我国最有名的梨子当数天津鸭梨、山东莱阳梨、天山雪梨、安徽砀山酥梨。

【营养及药用价值】

梨子性寒，味甘、微酸；归肺（经）、胃（经）；含有十分丰富的糖、维生素B、维生素C、胡萝卜素、膳食纤维以及钙、磷、铁等矿物质。具有清热降火、生津止渴、养阴润肺、止咳化痰、润肠通便、醒酒解毒等作用，主要用于肺热咳嗽、阴虚燥咳、干咳无痰或少痰、咽干喉痛、声音嘶哑、消化不良、大便燥结、疮疡、烫烧伤、醉酒等病症。最适合秋冬季气候干燥季节和内火偏旺的人食用。

1. 肺热咳嗽、痰黄而黏、肺炎、肺脓疡：梨子1个（洗净、连皮切碎），加入冰糖30～50克炖服，每日2次；梨子适量，捣烂，浓煎取汁，加冰糖熬成膏（雪梨膏），每次以开水冲服1汤匙，每日2次；梨子、白萝卜各1个，捣烂成泥，加红糖少许，每日早晚各服1次；秋梨（削皮、去核、切碎），莲藕（洗净、切碎）各等量，绞汁代茶饮；梨子1个，葱白（连须）7个，白糖10克，水煎服食；梨子1个（削皮、去核），装入胡椒数粒，水煎服食；梨子1个（削皮、去核、切块），贝母9克（研末），冰糖30克（或将川贝、冰糖纳入去核的梨中），蒸熟吃；梨子1个，瓜蒌皮1个（炕干研末），蒸熟，每日分2～4次食用；生梨250克（洗净、连皮切块、去核），鱼腥草60克（小火煎煮30分钟，过滤取汁），加入适量白糖，继续煮至梨烂熟食用；梨2个（削皮、去核、切块），川贝10克（研末），猪肺1具（洗净、切块），煮汤，加适量冰糖调味食用（适合老年人热咳无痰）。

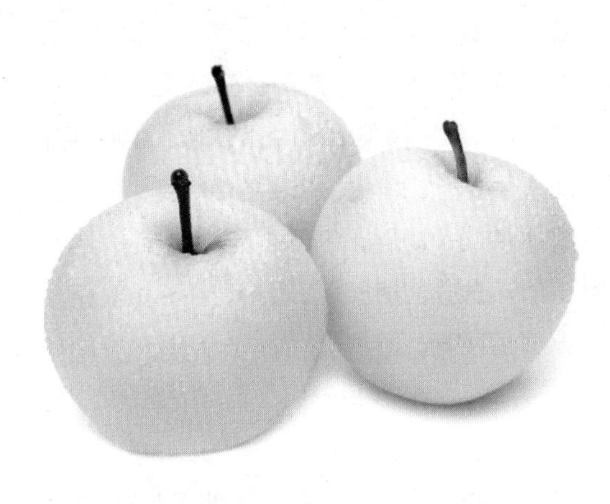

2. 肺虚燥咳、干咳无痰或痰不易出：梨子1个（去皮核、切碎），银耳6克，贝母3克，经常炖食；梨子4个（去皮、切片、榨汁），冬菇

200克（洗净、切片），加冰糖炖煮至熟，每天早晚分2次连汤同食；梨子1个（削皮、去核），北杏仁10克（捣烂、放入梨中），白砂糖或冰糖30～50克，蒸熟食用；鲜梨2个（去皮、去核），贝母粉10克，燕窝5克（水浸泡），白糖20克，放入剖开的梨中，合紧置于碗内蒸熟，每天早、晚分食；梨子1个，切一个三角口，挖出梨核，放入适量蜂蜜，再把三角小块盖好，开口向上放入碗内蒸1刻钟，取出趁热服食，每日1次；梨子2个，绿豆100克，煲汤，吃梨饮汤，早晚各1次，坚持服用可不复发。

3. 慢性支气管炎：梨子1个，北杏仁10克，白砂糖30～40克，加入少量水，隔水炖1小时，食梨饮汤，每日2～3次。

4. 肺结核久咳、咯血：鲜梨汁、人乳各100毫升，混合蒸热饮用，每日2次；梨2个（削皮、去核、切块），川贝10克（研末），猪肺1具（洗净、切块），煮汤，加适量冰糖调味食用；梨子6个（削皮、去核），糯米（蒸成饭）、冬瓜条（切碎）、冰糖各100克（后三者拌匀、分装梨中），蒸50分钟食用，每次吃1个，每日早晚各1次；鸭梨1000克，白萝卜1000克，切碎、绞汁，煎熬浓缩如膏状，加入生姜汁、炼乳、蜂蜜各200克，搅匀，煮沸待冷（五汁膏），每次用温开水冲服1汤匙，每日2次。

5. 小儿发热、咳嗽：鸭梨3个（洗净、切碎），大米50～100克，梨子煎煮半小时，取汁，加入大米煮成稀粥，趁热食用。

6. 百日咳：梨子1个（洗净、去核），放入贝母末3克（或麻黄1克、橘红6克），盖紧，放入蒸锅中蒸熟，去药渣，吃梨喝汤，每日2次。

7. 咳嗽兼喘：生梨1个（洗净），戳几个小孔，每孔内塞入花椒1粒，隔水炖熟，待冷却后去掉花椒，食梨饮汁。史载：唐代贞观年间，郑国公魏征之母外出赏菊感受风寒，咳喘不止，拒服苦药。魏征是有名的大孝子，为母亲用鸭梨、贝母、桔梗、冬虫夏草、冰糖蒸膏（雪梨膏、梨膏糖）而愈。

8. 热病烦渴：梨子1个，切薄片，用凉开水浸泡半日后绞汁，1次服完，每日数次；梨子1个（削皮、去核），放入冰糖30～50克，蒸熟食用；秋梨（去皮、核），莲藕（切碎）各等量，绞汁代茶饮用；梨子1个（削皮、去核），北杏仁10克（捣烂后放入梨中），白砂糖或冰糖30～50克，蒸熟食用；梨子1个（去皮、核）、荸荠（去皮）、鲜藕（去节）、鲜芦根、鲜甘蔗（或鲜麦冬）各适量，切碎后绞汁（五汁饮）服用。

9. 消化不良、食欲不振：梨子3个（去核、连皮切块），小火煎煮半小时后加入大米50克，熬成稀粥，每日早晚各吃1次；梨子1个（洗净、削皮、切块），放入米醋中浸渍1周后食用，每日1次。

10. 习惯性便秘：每日空腹吃梨子1个；或梨子1个，麻仁30克，煎煮取汁，加入蜂蜜少许顿服，每日1～2次；梨子1个（削皮、去核），北杏仁10克（捣烂后放入梨中），白砂糖或冰糖30～50克，蒸熟食用。

11. 黄疸：梨子2个（削皮、去核、切片），浸入食醋中1个小时后服用，每日3次。

12. 糖尿病：梨子2个，白萝卜250克，绿豆200克，煮熟服食，每日2次；梨子500克（去皮、去核、切片），加水煮至七成熟，再加蜂蜜100～200克，小火煮至熟透，收汁装瓶中服食。

13. 脑血管意外后遗偏瘫：鲜梨汁100毫升，人乳100毫升，蒸热饮用，每日2次。

14. 疮疡：内服生梨汁或煮梨汤；外用梨皮适量（捣烂），青黛粉少许，混合拌匀，敷于疮面。

15. 烫烧伤：梨子切成薄片，贴于伤处，每天更换2～3次，能消炎止痛。

16. 食道癌：雪梨汁50毫升，人乳、蔗汁、芦根汁、竹沥各25毫升，童便30毫升，混匀频频饮服。

17. 急性扁桃体炎、咽喉肿痛：梨子3个，去皮捣汁，慢慢咽下；或加蜂蜜50克，调服或水煎服，每日2次。

18. 咽干喉燥、声音嘶哑、失音：梨子2～3个，榨汁饮服；梨子1个（削皮、去核、切碎），白砂糖或冰糖30～50克，蒸熟食用；秋梨、莲藕各等量，秋梨削皮、去核、捣碎，莲藕去节、刮皮、切碎，绞汁代茶饮；梨子（削皮、去核）、荸荠（去皮）、鲜藕（去节）、鲜芦根、甘蔗（或鲜麦冬）各适量，洗净切碎后绞汁（五汁饮）饮用。

19. 口腔、咽部癌症放疗后阴虚口渴：梨1个（洗净、切片），放碗中加凉开水浸泡半天，绞汁顿服，每日数次。

20. 醉酒：酒后吃梨 2 ~ 3 个；梨放入米醋中浸渍 1 周后食用。

【小食谱】

雪梨酒：雪梨 500 克（洗净、去皮核、切块），白酒 1000 毫升，蜂蜜 100 克，一起倒入干净的敞口玻璃瓶中，加盖密封，置于阴凉避光处。第 1 周每天摇匀 1 次，第 2 周开始每周摇匀 1 次，1 个月之后即可启封随意饮用（喜欢甜口味的人，可以添加适量白砂糖）。此饮可清热化痰、生津润燥，适用于夏季暑热导致的痰热咳嗽、烦渴、便秘等症。

注意事项

1. 梨子性寒凉，故风寒感冒、寒性咳嗽、脾胃虚寒、肾阳不足者以及产妇不宜食用。

2. 吃梨子后不宜马上喝水，否则容易腹泻。

3. 文献记载：梨子不可与猪肉同食，会损伤肾气，可供参考。

（四）桃肉养人，益寿延年

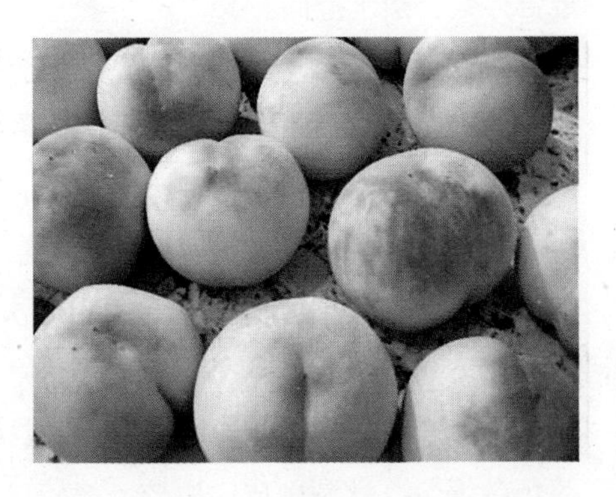

提起桃子，人们自然就会联想到《西游记》中孙悟空偷吃蟠桃并大闹蟠桃宴的故事。桃子同苹果一样，也是人们接触较早、较常见的水果之一，有毛桃、白桃、红桃、扁桃、油桃、水蜜桃等很多品种，以扁桃和江南水蜜桃最为驰名。我国民间素有“桃肉养人”的说法，更是把扁桃列为能够益寿延年的“寿桃”。

【营养及药用价值】

桃仁性温，味甘、苦；入心（经）、肺（经）、胃（经）、肝（经）、大肠（经）；营养成分十分丰富，含有足量的糖（主要是果糖、蔗糖、葡萄糖、木糖），少量脂肪和蛋白质，维生素A、维生素B、维生素C，有机酸、纤维素、胡萝卜素，钙、磷、铁的含量也很高。具有润肺止咳、滑肠通便、活血化瘀等作用，主要用于治疗咳嗽、气喘、肺结核、年老体弱、气血不足、体虚自汗、盗汗、高血压、脑血栓形成、便秘、慢性阑尾炎、膀胱炎、腹中包块、闭经、痛经、产后血闭腹痛、跌打损伤等病症。

桃子一身都是宝，其入药部分主要是桃仁和未成熟的干果（碧桃干）。桃仁破血祛瘀，主治各种瘀血证；碧桃干性温、味苦，有敛汗、止血的作用，用于治疗体虚自汗、盗汗和咯血等；而在树上经冬不落的桃子叫“瘪桃干”（又名“桃奴”“桃枭”），有生津、止汗、养胃、除烦等功用；桃树胶可治结石、乳糜尿、糖尿病；桃叶可发汗、杀虫；桃花可去痰、消积、利尿、通便。

中医学认为“桃为肺之果”，加之其含糖量、含铁量高，故肺病、低血糖以及缺铁性贫血患者最宜食用。

1. 咳嗽、气喘：桃仁45克（去皮、去尖、捣烂），粳米100克，加水1000毫升，煮粥常吃；或以桃仁、杏仁、白胡椒各6克，粳米10粒，共研细末，每晚以蛋清调敷手心（劳宫穴）和足心（涌泉穴）。

2. 肺结核：每日早、中、晚各吃鲜桃1个，坚持1个月，有较好的辅助治疗作用。

3. 食欲不振、消化不良：桃子含较多的有机酸和纤维素，能促进消化液的分泌，增加胃肠蠕动，从而增加食欲，有助于消化。

4. 脘腹疼痛：桃树根1把，水煎服，每日2次。

5. 久痢：桃花15朵，水煎服，每日3次。

6. 便秘：桃仁、大黄各10克，麻仁、李仁各15克，水煎服，每日2次。

7. 年老体弱、气血不足：鲜桃2000克（洗净、去核、切块），与白糖500克混合均匀，晒干，每日随意食用。

8. 体虚自汗、盗汗：碧桃干15克，水煎服，每日2次。

9. 吐血：碧桃干、白及、藕节炭各9克，水煎取汁服，每日2次。

10. 高血压、头痛：桃仁9克，决明子12克，水煎取汁服，每日2次。

11. 脑血栓形成、偏瘫：桃仁适量（去皮、去尖），放白酒中浸泡1周，取出晒干研末，以蜂蜜调和为丸（如梧桐子大），每次以黄酒送服15～20丸，每日2次。

12. 膀胱炎：桃仁15克，滑石30克，共为细末，开水冲服，每日2次。

13. 水肿：桃的钾离子含量高于钠，这种矿物质比例结构对水肿患者十分有利。

14. 腹中包块：桃仁、大黄各10克，水蛭5克，虻虫2.5克，水煎取汁服，每日2次。

15. 慢性阑尾炎：桃仁、丹皮、瓜蒌仁各20克，薏苡仁50克，水煎取汁服，每日2次。

16. 跌打损伤：桃仁、红花、当归、生地黄、川芎、酒制大黄、山甲珠各10克，水煎取汁服；桃仁、大黄、生栀子、降香各适量，共研细末，加醋调敷患处，每日2次。

17. 气滞血瘀之痛经、闭经：桃仁、红花、川芎各10克，当归、熟地黄、白芍各15克，水煎取汁服，每日2次。

18. 外阴炎、阴痒、阴道滴虫病：鲜桃叶120克，煎水冲洗阴道，每日1～2次；桃仁5～7粒，捣烂，消毒纱布包好，塞入阴道，每日换1次，连续数次。

19. 产后腹痛：桃仁9克，丹皮5克，红花3克，水煎取汁服，每日2次。

20. 骨质疏松症：鲜桃200克（榨汁），牛奶250毫升，白砂糖10克，拌匀饮用，常服。

21. 皮肤不佳：鲜桃汁、牛奶、白砂糖各适量，拌匀饮用；鲜桃2个，去皮核，捣烂取汁，与适量淘米水混合，擦洗面部，有增加皮肤光泽、消除皱纹的作用。

22. 后项部痈肿（对口疮）、手足癣、蜘蛛伤：鲜嫩桃叶，捣烂敷患处，每日换药2～3次。

23. 烫伤、烧伤：鲜嫩桃叶，捣烂敷患处，干后即换；鲜嫩桃叶、石榴皮各适量，共捣烂，调生桐油搽患处，干后即换；桃树皮烧炭存性，研末，调茶油敷患处，有消炎止痛生肌作用。

24. 鼻内疮疖：鲜嫩桃叶，捣烂塞患处，每日换2～3次。

注意事项

1. 桃子性温，多食令人生热上火、生疮疖。李时珍说："生桃多食令人膨胀及生疮疖，有损无益。"故凡内热偏盛、易生疮疖（包括痤疮）的人不宜多吃（但是吃果脯无妨）。

2. 吃桃子后不宜马上喝冷水，否则容易引起腹痛、泄泻。

3. 桃子含糖量高，糖尿病患者不宜服用。

4. 便秘因津液亏耗者、血虚痛经、闭经、产后血虚腹痛者及孕妇不宜服用桃仁。

5. 新鲜桃子不易保存，极易腐败变质。俗话说："宁吃鲜桃一口，不吃烂桃一筐。"

6. 根据食疗文献所记，桃子忌与甲鱼同食，可供参考。

7. 桃仁含有苦杏仁苷，有毒，须谨慎食用；同时含有挥发油和大量的脂肪油，泻多补少，也不宜多吃。吃多了，可以导致中毒，轻则头疼、头晕、肢软乏力、恶心，重则呕吐、腹痛、腹泻、视力模糊、心跳加速，严重者神志不清、心跳停止。

（五）杨桃——久负盛名的"杂果之王"

杨桃属热带、亚热带久负盛名的佳果之一，又名"阳桃"、"羊桃"、"五棱子"（外观是五棱或六棱型）、"星梨"（横向切开呈五星状），药物学称"五敛子"。杨桃果皮呈蜡质，光滑鲜艳，外型美观、独特，未成熟时呈翠绿色或淡绿色，成熟后变为黄绿色至鲜黄色。皮薄如膜、果脆汁多、甜酸可口。还有一种经过改良的优良品种红杨桃，果大肥硕，外形鲜靓、色泽浅红、肉质鲜嫩、风味独特、芳香清甜，被誉为"杂果之王"。

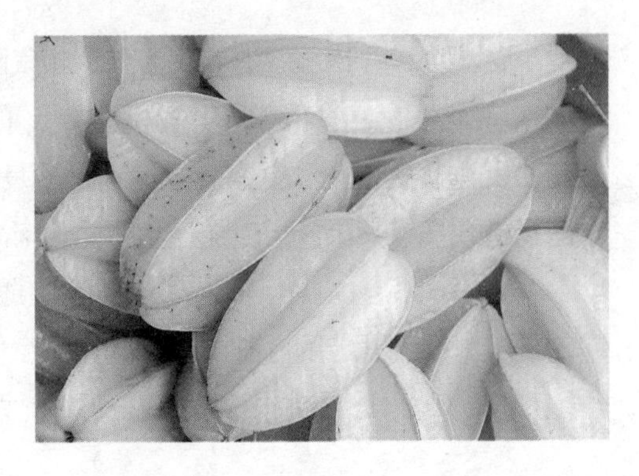

杨桃有甜、酸杨桃两种。甜杨桃既可生吃，也能制成果汁、果脯、果酱、罐头。生吃时先将其清洗干净，用刀削掉棱边（只需削掉较薄的棱即可，不用把整个棱都削掉，那样的话整个杨桃就没剩多少肉质了），再用刀横切成薄薄的五角星片食用。茶余酒后吃几片杨桃，会令人感到口爽神怡，留有一股清香。酸杨桃俗称“三稔”，酸中带涩，不适合鲜吃，基本上只能制作蜜饯、果脯或作为烹调配料、盐渍当菜吃。有些地区的人在吃杨桃时还会用一些“独特”的方法，比如说海南人习惯蘸上少许的盐、辣椒油或辣椒面；三亚人则常用酸杨桃配鲜鱼同煮，这种甜中带酸的鱼汤没有鱼腥味。

【营养及药用价值】

杨桃性寒，味甘、酸；归肺（经）、胃（经）；含有大量的糖分（果糖、蔗糖、葡萄糖）、脂肪、蛋白质、维生素A、B族维生素、维生素C、果酸（草酸、苹果酸、柠檬酸、枸橼酸）、纤维素以及钙、钾、镁等元素，是一种营养成分比较全面的水果。具有生津止渴、清热除烦、止咳化痰、健脾开胃、软化血管、降脂减肥、帮助消化、解酒等药用价值，主要用于治疗肺热咳嗽、口渴心烦、咽干喉燥、维生素C缺乏症、肝病、小便赤热、涩痛不利（泌尿系统结石）、皮肤病、口腔炎、牙痛、酒精中毒等，是肺胃积热、患有心血管疾病和肥胖者的最佳清火水果。

1. 风热感冒、发烧、面红目赤、全身肌肉及骨节酸疼：频频食用杨桃，可使热降痛减、呼吸调畅，不适状况相继消除。

2. 咳嗽痰多（浓痰）：杨桃2个（洗净、切块），菠萝1/4块（去皮、切片），混合榨汁饮服。有养阴润肺、顺气降逆、止咳化痰作用。

3. 消化不良、食欲下降：杨桃含有大量果酸、纤维素，能提高胃液的酸度，促进食物消化、提高食欲。消化不良、腹胀气逆、恶心欲呕，只要吃些杨桃或多饮其果汁，伴随症状便能逐渐减轻。

4. 胃肠积热、口臭、便秘、尿黄：宜适量多吃杨桃或多饮果汁，杨桃中的果酸和纤维素能解内脏积热、清胃肠宿便。

5. 慢性头痛：杨桃根50克，豆腐120克，同炖服，每日1次。

6. 高血压、高血脂、动脉硬化、高血糖：杨桃能减少机体对脂肪的吸收，有降低血压、血脂及胆固醇的作用。1 次可以吃 1 ～ 2 个，每日 2 次。

7. 肥胖：杨桃、柠檬、苹果、猕猴桃各 1 个，均去皮、切块，用榨汁机榨汁饮服，有助于分解体脂肪，改善肥胖体型。

8. 肝脾肿大：杨桃 5 个，绞烂榨汁，兑温开水服用，每日 2 次；杨桃 1000 克，捣烂绞汁，小火煎至膏状，停火冷却后拌入白糖 500 克，装瓶备用。每次用开水冲服 10 克，每日 3 次。

9. 小便热涩不利、水肿：鲜杨桃 2 ～ 3 个，切碎、捣烂，兑凉开水服用，每日 2 次。在巴西，杨桃也被作为利尿剂，有利尿消肿的作用。

10. 泌尿系结石：杨桃 5 个（切碎），蜂蜜 30 毫升，加适量清水，煎汤服用，每日 2 次。

11. 跌打肿痛、痈疽肿毒：鲜杨桃叶，捣烂敷患处，干后即换。

12. 多种出血：杨桃有止血功能，特别是痔疮出血，疗效显著。可用鲜杨桃 3 个，切碎捣烂，用凉开水冲服。每日 2 ～ 3 次。

13. 荨麻疹、皮肤过敏、红肿、瘙痒：可以直接饮服杨桃果汁；也可以取杨桃适量，洗净、切片后蘸细盐吃 5 ～ 6 片；或者将杨桃洗净、切片，加水煮开后改小火煮 20 分钟，取汁擦患处。对多种皮肤病都有祛风止痒作用，一般 2 个小时内皮肤红肿痒痛就会消退。

14. 白带：杨桃根适量（切段），红枣、猪瘦肉各适量，同煮食。

15. 口腔溃疡、口角炎、咽喉炎、声音沙哑、风火牙痛：杨桃含有大量的糖、有机酸及维生素 B、维生素 C、胡萝卜素、挥发性成分等，能消炎止痛。可将杨桃 2 个切片蘸盐吃或榨汁加少许食盐饮用，每日 2 次效果极佳。适合经常演讲、歌唱者用于保护嗓音、保养声带。

16. 面部色素沉积：杨桃里面含有特别多的果酸，能抑制黑色素的沉淀，有效祛除或淡化黑斑、黑色素，并且有保湿的作用，可以让肌肤变得光泽、滋润、弹性好，对改善干性或油性肌肤组织也有显著的功效。可以将杨桃捣烂敷脸，每次 10 ～ 15 分钟。

17. 醉酒：杨桃适量，榨汁 300 ～ 500 毫升，加醋 15 ～ 20 毫升，顿服。

18. 疲劳：杨桃中糖类、水分、维生素 C 及有机酸含量丰富，能迅速补充人体的水分，使体内的热毒随小便排出体外，消除疲劳感。可用杨桃1～2个（削去五棱硬边及核，切块），牛奶250mL，白糖少许，鸡蛋2个（打散）。先将杨桃、牛奶、白糖同放锅里用小火煮至糖溶化，熄火待凉，捞出杨桃，过滤取汁；再将鸡蛋倒入奶液中，拌匀、滤去泡沫，最后加入杨桃，用大火蒸至凝固，即可服食，尤其适用于经常熬夜者。

注意事项

杨桃性寒，虚寒体质、肺寒咳喘、脾肾阳虚、胃寒腹泻者不宜食用。

（六）宣肺降气、止咳平喘的杏仁

在过去水果品种不多的年代，杏子同桃子齐名，也是人们常吃的美味佳果。记得小时候，吃完了杏肉，就将杏核敲碎，取出杏仁，等收集多了，就蹦蹦跳跳地拿到药材公司去卖，换点小钱再买学习用品，不亦乐乎！

【营养及药用价值】

杏子性温，味甘、酸（杏仁味苦、辛）；入肺（经）、大肠（经）；含有较多的糖、蛋白质、维生素A、维生素B、维生素C、胡萝卜素和钙、磷、铁等矿物质。其药用部分主要是杏仁，有苦杏仁和甜杏仁两种，此二者除含有杏子本身的营养成分以外，还有大量的脂肪和维生素P、维生素B_{17}。甜杏仁偏于补虚润燥，苦杏仁长于泻实宣散，具有苦泻降气、宣肺化痰、止咳平喘、润肠通便、活血化瘀止痛、解毒杀虫的作用，主要用于多种咳嗽、哮喘、胃痛、肠炎、痢疾、便秘、痔疮、跌打损伤、烫伤烧伤、疮疖、无名肿毒、蛲虫、女阴瘙痒等病症。适

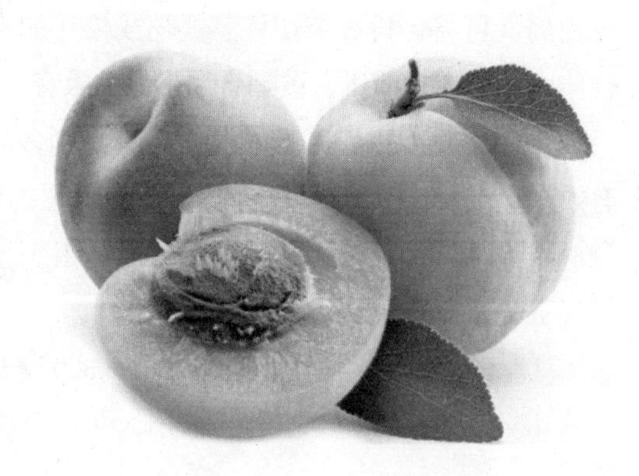

合中老年人、养颜女性、便秘及三高患者食用。

1. 咳嗽

（1）风寒咳嗽：杏肉（或苦杏仁）20 克，白萝卜 50 克，生姜 3 片，水煎服；或上药炖熟后捣烂成膏，每日 3 次服之。

（2）风热咳嗽：每隔 2 小时嚼服 1 个杏仁，连服 2 次即可；甜杏仁、桑叶、菊花、桔梗、牛蒡子各 9 克，水煎取汁服，每日 2 次。

（3）内热咳嗽：甜杏仁 15 克，麻黄 10 克，甘草 9 克，瓜蒌、桑白皮、生石膏各 50 克，水煎取汁服，每日 2 次。

（4）燥热咳嗽：甜杏仁、桃仁、贝母、麦冬、桑叶、当归、黛蛤粉各 9 克，水煎取汁服，每日 2 次。

（5）肺气虚咳喘：甜杏仁 20 克（开水泡软、去皮、砸碎），大米 100 克，煮粥，开锅后放入冰糖 10 克，熬稠后服食。

（6）肺阴虚干咳少痰、口渴咽痒：甜杏仁炒熟，每日早晚嚼食 10 粒；或加砂糖一同捣烂，开水冲服，每日 2 次；杏仁 10 克，北沙参 15 克，瘦猪肉 50 克，共煎煮，吃肉喝汤，每日 2 次。

2. 哮喘：杏仁（寒性哮喘用苦杏仁，热性哮喘用甜杏仁）、麻黄各 15 克，甘草 6 克，豆腐 250 克。前三味药用布包好，同豆腐共煮 1 小时，去药渣，吃豆腐饮汤，每日 2 次。

3. 老慢支咳喘：苦杏仁（寒性哮喘）、冰糖等量，混合捣烂，制成杏仁糖，每日早、晚各服 9 克；甜杏仁（热性哮喘）炒熟，每日早晚各服 10 粒。

4. 胃寒疼痛：苦杏仁、胡椒、大枣各 5 ~ 7 粒，共捣烂，黄酒冲服。

5. 便秘：杏仁（寒秘用苦杏仁，热秘用甜杏仁）、麻仁、桃仁、当归、生地、枳壳、瓜蒌、郁李仁各 15 克，共捣烂，加蜂蜜适量为丸，每日早、晚各服 6 克。

6. 肠炎、痢疾：青杏适量，去核，捣汁，过滤取汁，文火浓煎成膏状，每次服 10 克，每日 2 次；杏树叶 60 克，水煎服，每日 2 次。

7. 痔疮出血：甜杏仁 50 克（去皮、尖），捣烂取汁，加水 1000 毫升，煎至 500 毫升，加入大米 50 克煮粥吃，每日 2 次。

8. 肥胖：现代药理研究，杏仁的表皮有与类黄酮相似的营养成分，能与维生素 E 相结合，产生一种具有降低胆固醇效果的物质，可用于高脂血症和单纯性肥胖病。

9. 跌打损伤：杏仁、桃仁、红花各 6 克，大黄、甘草各 3 克，水煎取汁服，每日 2 次；杏仁、大黄各等量，混合捣烂，加蜂蜜少许，敷于患处，干后即换。

10. 烫伤、烧伤：杏仁炭、地榆炭各 30 克，共研细末，加麻油调敷患处，干后即换。

11. 疮疖：杏仁适量，捣烂或研末，用香油调搽；杏仁 100 克（去皮），捣烂如泥，加轻粉 5 克，麻油适量，调匀敷于患处，每日 2 次。

12. 黄水疮：杏仁适量，焙焦、研细末，香油调搽患处，每日 2 ~ 3 次。

13. 无名肿毒：杏仁、白萝卜各 50 克，蒸熟后捣烂如泥，敷于患处，每日数次。

14. 狗咬伤：先用冷水把伤口洗净，将甜杏仁去皮尖，嚼烂敷伤口；甜杏仁、雄黄各等量，捣烂如泥，敷于伤处，干后即换。

15. 女阴瘙痒：杏仁适量（烧存性），研细，以棉花包裹纳入阴道，每日 1 ~ 2 次。

16. 蛲虫病：生杏仁 12 克，捣烂，加麻油少许，制成栓剂，每晚临睡时纳入肛门内，连用 3 天。

17. 癌症：现代研究表明，常吃杏子还有一定的抗癌作用。杏子是维生素 B_{17} 含量最丰富的坚果，而维生素 B_{17} 是极为有效的抗癌物质，对癌细胞有杀灭作用。

注意事项

1. 苦杏仁有毒，故不宜生吃（炒或煮后可以减轻毒性）；熟吃也不宜过多，否则可能损目坏齿、落眉脱发、损伤筋骨以及诱发宿疾、腹泻、疖肿等。

2. 苦杏仁温肺，不宜用于阴虚咳喘；苦杏仁、甜杏仁均不适合大便溏泄者食用。

（七）橘子一身都是宝

橘子是柑橘类水果的代表，以浙江黄岩大个蜜橘和江西南丰小个蜜橘最为驰名。甜中带酸，是孕妇非常喜欢吃的食品。除了鲜吃以外，也可以加工成果汁、果酒、果酱、果冻、罐头等食用。闽南人还常常将大个的橘子作为水果中的吉祥物摆放在居室、厅堂乃至新屋、洞房之中，取其“大吉”之意。

【营养及药用价值】

橘肉性温，味甘、酸；归心（经）、肺（经）、脾（经）、胃（经）、肝（经）；营养丰富全面，含有糖、脂肪、蛋白质三大营养素，维生素A、维生素B、维生素C（橘皮的含量超过果肉）、维生素D、维生素E、维生素P，胡萝卜素、氨基酸、柠檬酸、植物纤维以及钙、磷、铁、钾等矿物质，具有生津止渴、润肺止咳、健胃止泻、理气消滞、行气通络等作用，主要用于感冒、咳喘、血管硬化、消化不良、食欲不振、脘腹胀闷不适、恶心呕吐呃逆、肠炎泻痢、疝气、睾丸肿痛、乳腺炎、冻伤、烫伤烧伤、醉酒、鱼虾中毒、口臭、晕车、部分癌症等。

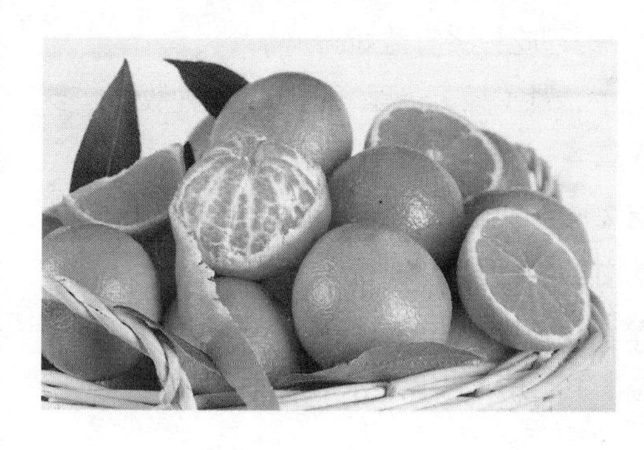

橘子一身都是宝，既是营养丰富的美味佳果，又有极高的药用价值。除了橘肉以外，橘皮、橘红（陈皮最外一层金黄色薄皮）、橘白（陈皮内面一层淡白色薄皮）、橘络（橘瓣外面的筋丝）、橘核都是药。

橘皮，成熟者称“陈皮”，未成熟者称“青皮”。陈皮性温，味苦、辛，入肺（经）、脾（经），含有足量维生素C和香精油，能止咳化痰、理气健胃、抗老化。《本草备要》记载：陈皮配补药则补，配泻药则泻，配升药则升，配降药则降，与参、芪之类补药同用，可免除胸腹满闷。橘子皮还可以做成糖橘片、糖橘丝、糖橘丁、橘皮酱等美味可口的食品。橘子皮洗净、晒干后与茶叶一样存放，单独或同茶叶一起冲饮，其味清香，而且还醒脑提神、理气化痰。青皮性温，味苦、辛；入肝（经）、胆（经）；疏肝破气、散结化滞，药力大于陈皮。

橘红性燥、味苦，肺（经）、脾（经），燥湿化痰之力强于陈皮。

橘白性平偏温，味苦、辛，入脾（经）、胃（经），通络化痰、顺气和胃、化湿和胃，但无橘红燥烈之弊。

橘络性平、味苦，入肺（经）、肝（经），含有一种名叫“芦丁”的成分，能使血管保持正常的弹性和密度，降低血管的脆性和渗透性，可防止毛细血管渗血、高血压病人发生脑溢血以及糖尿病患者发生视网膜出血。平时身体有出血性倾向和脑动脉硬化的中老年人吃橘子的时候最好不要撕掉橘瓣之间的白色橘络，连同橘络一起吃掉更有益处。

橘核性平、味苦，入肝（经）、肾（经），理气止痛、消肿散结，多用于乳房结核、疝气、睾丸肿痛等。

食疗临床实践表明：每日吃 2 ~ 4 个橘子，能够抗感冒，降低胆固醇，预防或化解肾结石，降低结肠癌风险。

1. 感冒：每天吃 3 ~ 4 个橘子；橘皮、生姜、红糖各适量，水煎服或泡茶饮服；鲜橘皮 30 克（陈皮减半），防风 15 克，水煎取汁，加白糖适量，温服代茶。

2. 咳嗽：橘子 2 个，连皮煎水，和蜜调服，每日 2 次；橘子皮 10 克左右，切碎，开水冲泡代茶饮（可加少许白糖）；橘子皮 6 克，水煎取汁，加少许姜末、红糖，趁热服下；橘子 1 个（连皮切块），苏叶、生姜各 9 克，水煎，加蜂蜜少许，吃橘肉饮汤；橘络、桔梗、前胡各 10 克，水煎，加红糖口服；橘子皮、玉米须各适量，水煎取汁服；橘红 10 克，川贝 3 克，炙枇杷叶 15 克，水煎服；老年人用陈皮 9 克，核桃 1 个，生姜 3 片，水煎服；痰多者以橘饼 2 个，生姜 3 片，水煎服；橘子皮适量，洗净、晒干，浸于白酒中 2 ~ 3 周开始少量饮服，每日 1 ~ 2 次。

3. 百日咳：橘饼、冬瓜糖各 15 克，切碎，煮食。每日 2 次，连服 1 周以上。

4. 哮喘：橘皮、神曲、生姜各等份，焙干为末，蒸饼和丸如梧桐子大，每晚睡前以米汤送服 30 ～ 50 丸，连服。

5. 高血压：橘皮不拘多少，切丝，晾干后做枕头用，有疏肝降压之效。

6. 血管硬化和维生素 C 缺乏症：橘皮所含的维生素 P，具有降低毛细血管脆性的作用，可防止毛细血管破裂和渗血，强化维生素 C 对坏血病的治疗效果。常用橘子皮泡茶喝大有裨益。

7. 胸胁疼痛：青皮、橘络、香附各 10 克，水煎取汁服，每日 2 次。

8. 冠心病：橘子 1 个，枳实、生姜各 15 克，丹参 10 克，水煎取汁服；橘皮 500 克，生姜 250 克，枳实 150 克，水煎取汁服；橘红适量，水煎代茶常饮。

9. 胸闷、呕逆：鲜橘子生食，每次 1 ～ 2 个，每日 3 次。

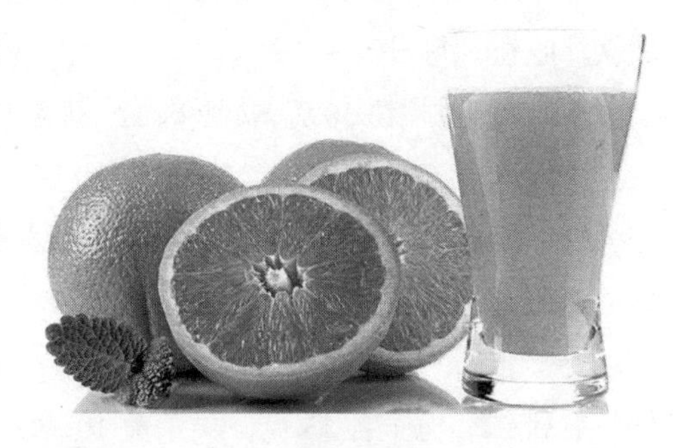

10. 胃阴不足、口干渴：鲜橘子 3 个，去核、绞汁，用温开水稀释后饮，每日 2 次。

11. 积食（消化不良）：青皮、神曲各 6 克，水煎取汁服，每日 2 次；陈皮 50 克，浸泡于黄酒中 3 天，每日三餐后温服。

12. 食欲不振：煮粥时放入几片橘子皮，吃起来芳香爽口，还可开胃、促进食欲；橘皮（洗净、切丝、晒干）、红茶叶各适量，开水冲泡代茶饮；陈皮、焦三仙（焦麦芽、焦山楂、焦神曲）、鸡内金各 6 克，水煎取汁服，每日 2 次。

13. 恶心呕吐：橘子 1 个（连皮切块），生姜 15 克，木香 10 克，水煎取汁服；橘皮 10 克，枇杷叶 15 克（布包），水煎取汁服；橘皮 9 克，大米 1 把，水煎，加姜汁少许冲服；橘皮、生姜各 6 克，水煎取汁服（胃寒明显者可加川椒 5 ～ 6 克）。

14. 脾胃不和、消化不良、食欲不振、呃逆不止：橘皮 10 克（洗净、晾干、切碎），五味子 6 克，沉香（洗净、晾干、碾末）、绿茶各 3 克，开水冲泡代茶饮。

15. 妊娠气郁、情绪不佳、肝气犯胃引起的脘腹满闷、胀痛不适：新鲜橘皮20克（洗净、刮去内层白膜，切丝），嫩姜10克（洗净、切丝），茶叶5克，红糖适量。生姜放入砂锅，加250毫升清水，大火煮开后转小火煮5分钟左右，再加入橘皮煮1分钟，取汁冲泡茶叶，加红糖调味，频频饮服。可舒肝解郁、行气止痛。

16. 胃寒腹痛：陈皮6克，乌药、高良姜各3克，水煎取汁服；橘络、生姜各6克，水煎取汁加红糖口服，每日2次。

17. 慢性胃炎：陈皮30克，炒后研为细末，每取6克，加白糖适量，饭前温开水冲服，每日2～3次。

18. 急性肠炎泄泻：橘饼2个（切薄片），水煎服或滚开水冲泡，温后饮汁吃饼。每日3～5次。

19. 痢疾：橘饼30克，龙眼肉、冰糖各15克，水煎温服。每日2～3次。

20. 急性胰腺炎辅助治疗：橘皮30克，甘草10克，水煎取汁代茶饮。

21. 腰痛：橘核、杜仲各100克，研为细末，每取10克，以淡盐水加白酒送服，每日2次。

22. 疝气、睾丸肿痛：橘核、桂圆核、荔枝核各10克，水煎取汁常服；橘核、桃仁、栀子各15克，吴茱萸10克，水煎取汁常服；橘核、小茴香各等份，炒黄后研为细末，每取5～10克，每晚临睡前温黄酒送服。

23. 产后尿闭：橘红适量，焙干为末，饭前以温酒送服6克，每日2次。

24. 急性乳腺炎：青皮30克，甘草6克，水煎取汁服3～5天；青皮、蒲公英各50克，水煎取汁服；鲜橘核20克，以少量白酒炒干，水煎取汁服；橘核200克，焙干研为细末，加食醋调成糊状，涂敷患处，每日2次；青皮、鲜橘叶、鹿角霜各15克，水煎，加入黄酒少许，取汁温服，每日2次。

25. 乳房结核：青皮、橘核、鲜橘叶各15克，以水和黄酒煎取汁服，每日2次。

26. 冻疮：干橘子皮适量，烤焦、研为细末，用食用油调和，涂抹患处，每日数次。

27. 烫伤、烧伤：烂橘子（可放有色玻璃瓶中保存，越陈越好）涂敷患处，每日数次。

28. 面色暗沉：橘子富含维生素C，能减慢或阻断黑色素的合成，增白皮肤。

29. 头发毛躁：长期坚持用橘子皮煎水洗头，能令头发光滑柔软，容易梳理。

30. 酒糟鼻：橘核3克，焙干为末，加核桃肉1枚研入，以黄酒调敷患处，干后即换。

31. 口臭：橘皮30克，水煎代茶；鲜橘皮1块口含或不停地嚼。

32. 鱼刺卡喉：口含鲜橘皮1块，频频吞咽。

33. 口腔问题：将干燥的橘子皮磨成粉末，与牙膏混合刷牙，能洁净牙齿；吃过酸橘后，即刻用剩余的橘子皮开水冲泡代茶饮，即可防止牙齿发酸。

34. 睡觉磨牙：口含橘皮1块入睡（最好不要吐出，如果感觉不适再吐出）。

35. 醉酒：大量生食橘子；鲜橘子汁1～2杯，顿服；鲜橘皮30克，食盐少许，水煎顿服。

36. 鱼虾毒：橘皮适量，浓煎大量饮服。

37. 晕车：乘车前1小时左右，将新鲜橘子向内对折，然后对准鼻孔用两手指挤压，皮中便会喷射出带有芳香气味的油雾，可吸入10余次，治疗晕车有效。行驶途中也可按照此法随时吸闻。

38. 衰老：橘子属碱性食品，能使血液保持中性或弱碱性，维护酸碱平衡。维生素E也能抗氧化、抗衰老（日本人吃橘子大都连皮嚼食）。

39. 癌症：橘子含有大量胡萝卜素，有一定的抗癌作用；橘皮中也含有对抗癌症的纯天然化合物。

（1）胆囊癌、胰腺癌：浓缩橘子汁200毫升，浓缩乌龙茶汁250毫升，柠檬2片，冰块适量。将冷却的茶汁和橘子汁混合，加入冰块和柠檬片，分2～3次饮服。

（2）乳癌初起：橘子1个，焙焦、研为细末，黄酒冲服；青皮20克，以水和黄酒煎服，每日2～3次。

（3）肠癌：鲜橘皮12克（或陈皮6克），水煎服；陈皮适量，以白酒煮后焙干，研为细末，每次以米汤或温酒送服10克，每日2次。

（4）皮肤癌：每日吃1～2个橘子，有一定的预防效果。

注意事项

1. 橘子不宜空腹吃，尤其是橘子与柠檬不可同时空腹吃。因二者含有大量的糖分、果酸、有机酸、山楂酸、枸橼酸，空腹时吃会使胃酸增加，对胃黏膜造成不良刺激，使胃胀满、嗳气、反酸，甚至消化道溃疡穿孔（以下柑橘类均同）。

2. 橘子一次不要吃得太多。过多的柑橘类水果会导致“橘子病”（胡萝卜素血症），出现手足乃至全身皮肤变黄，精神欠佳，严重的还可能出现恶心、呕吐、烦躁等症状。一般不需要治疗，只需停吃此类食物就可以好转（以下柑橘类均同）。

3. 橘子性温、甘酸，性温易上火，容易引发口舌生疮、牙周炎；甘酸易生痰湿，故痰湿内盛者不宜多食（以下柑橘类均同）。

4. 陈皮苦燥辛散，温能助热上火，故虚热燥渴、舌红少津者忌用。

5. 青皮性烈耗气，故气虚多汗者忌用。

6. 文献记载：橘子忌与萝卜、槟榔、兔肉同食，可供参考（以下柑橘类均同）。

7. 吃橘子或喝橘子汁前后 1 小时左右不宜喝牛奶，因为牛奶中的蛋白质碰到果酸会凝固，影响吸收消化。

8. 现代研究表明，含维生素 C 较多的橘子不宜与黄瓜、南瓜、胡萝卜等含有维生素 C 分解酶的食物同吃，分解酶可使橘子中维生素 C 大量破坏。这样就吃得不合理、不科学了，既减少了这些食物本身的营养价值，又降低了这些食物的药理作用（以下柑橘类均同）。

（八）金橘虽小作用大

金橘是柑橘类水果之最小者，因其只有枣大，故又称“金柑”“金枣”“枣橘”，既能食用，又可以作为室内外观赏花木，象征着丰收、吉祥、富贵。生吃以霜冻之后最好，连皮带肉（去核）一起吃，也可加糖腌制成橘饼食用。

【营养及药用价值】

金橘性温，味甘、辛、微酸；入肺（经）、胃（经）；含糖、维生素 C、维生素 P、纤维素以及挥发油等。具有止咳化痰、和胃止痛、降逆止呕的作用，主要用于咳嗽痰多、胃寒疼痛、腹胀、呕吐、梅核气等病症。

1. 肺寒咳嗽：金橘 3 ~ 5 个（拍破、去核），生姜 10 克，开水浸泡代茶饮。

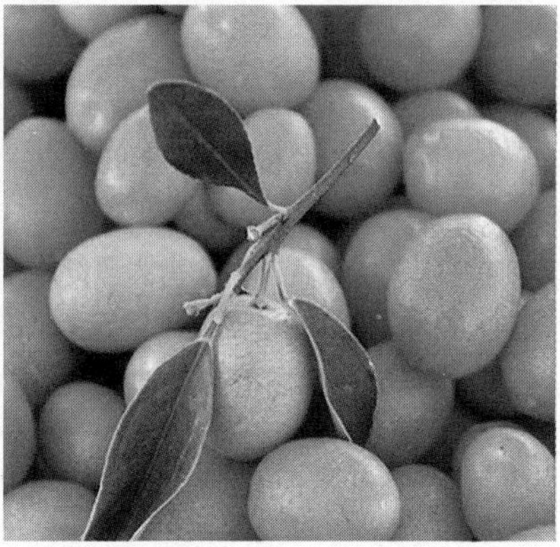

2. 肺热咳嗽：金橘（拍破、去核）、萝卜各适量，绞汁，代茶饮服。

3. 咳嗽痰多：金橘 5 个（去核、捣烂），冰糖适量，加水炖服。每日 2 次。

4. 百日咳：金橘 10 克（打碎），生姜、天竺黄各 6 克，水煎服，每日 2 次。

5. 胃寒疼痛、腹胀：金橘 10 个，空腹食之；腌制金橘 2 ~ 3 个（拍破），开水冲泡代茶饮。

6. 噎食：金橘皮 20 克，焙干为末，水煎取汁热服，每日 2 次。

7. 呕吐：金橘皮、生姜、灶心土（另包）各 9 克，水煎取汁服。

8. 气郁引起的食欲不振、胃气不和、嗳气呕逆：鲜金橘 100 克（洗净、切开、榨汁），红茶 1 撮，柠檬汁、蜂蜜各适量。红茶放进茶杯加 200 毫升沸水冲泡，略置片刻去掉茶叶，把金橘、柠檬、蜂蜜果汁倒入红茶中调匀饮用。可疏肝解郁、健脾养胃。

9. 肝郁气滞引起的胸闷胀痛、胃痛胃胀：新鲜金橘 500 克（洗净、剖开），蜂蜜（或白糖）150 克，白酒 1000 毫升。金橘放入干净的敞口玻璃瓶中，倒入白酒、蜂蜜（或白糖），密封置于阴凉避光处 1 个月（每天摇匀）。每日晚餐时少量慢饮（过快易伤喉咙），每次 20 ~ 30 毫升为宜。

10. 暑热湿邪导致的头晕头痛、食欲不振、恶心呕吐：鲜金橘 5 个（洗净、切片），鲜柠檬 1 个（洗净、切片），绿茶 5 克，蜂蜜、冰块各适量。用 4 个金橘同柠檬一起榨汁；绿茶用 350 毫升沸水冲泡，静置 10 分钟后去掉茶叶，放凉；最后将金橘柠檬汁、茶水和剩下的金橘片、蜂蜜、冰块一起混合倒入大容器中，频频代茶饮服。可清热化湿、解暑止呕。

11. 烦躁胸闷、健忘、失眠：方药、方法均同 6。

12. 梅核气：糖腌金橘饼 3 个，开水冲泡代茶常饮。

另外，据现代研究，经常食用金橘对高血压、血管硬化、冠心病、急件肝炎、胆囊炎、胆石症、疝气、脱肛、子宫脱垂等病症也有一定的治疗作用。

注意事项

1. 金橘性温，多吃上火，体内热盛如口舌生疮、口臭、大便干结、小便黄赤者不宜食用。

2. 金橘中含有大量纤维素，纤维中的醛糖酸残基能够与动物肝脏中的铁、铜、锌等微量元素形成混合物而降低人体对这些元素的吸收。所以，金橘不宜与动物肝脏同食。

（九）柑橘中的寒凉派——芦柑

芦柑与橘子是同类水果，其外形、味道、归经、营养成分以及入药部分均大致相同。不同的是芦柑果实比橘子稍大，皮松易剥，果肉性寒凉，具有生津止渴、增进食欲、帮助消化、清热泻火、理气健胃、促进食欲、利尿消肿、散结止痛、醒酒除烦的作用，主要用于消化不良、食欲不振、胃肠热盛便秘、高血脂、肥胖、腰痛、小便不利、水肿、疝气、中耳炎、咽喉肿痛、酒精中毒等病症。

1. 支气管哮喘：鲜柑树叶 1500 克（洗净），水煮，加入红糖 250 克，制成糖浆 1000 毫升，每服 20 毫升，每日 3 次。

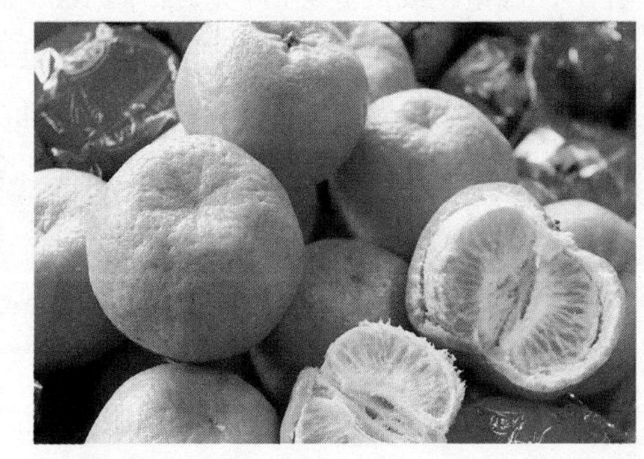

2. 消化不良、食欲不振：芦柑皮胡萝卜素含量较多，可作为芳香调味剂、健胃剂，帮助消化，促进食欲。

3. 胃火亢盛、心烦口渴：直接吃 1 ~ 2 个芦柑，或芦柑肉绞汁同蜂蜜一起服，每日 2 次。

4. 胃肠热盛便秘：广柑汁、橘子汁各 100 毫升，白砂糖 150 克，绿茶 15 克。绿茶加 800 毫升开水冲泡，加盖焖 5 分钟后取汁；将果汁兑入茶水中，再加入白砂糖搅匀饮服。有通调腑气、泻热通便作用。

5. 便秘、高血脂、单纯性肥胖：芦柑内侧薄皮含有膳食纤维及果胶，可以促进排便、降低血脂和胆固醇。

6. 动脉硬化：芦柑可以降低沉积在动脉血管中的胆固醇，有助于使动脉粥样硬化发生逆转。

7. 腰痛：柑子核、杜仲各等份，焙干，研为细末，每取 10 克，以淡盐水加酒送服，每日 2 次。

8. 下焦湿热、小便不利、水肿：柑子 2 个，直接食或绞汁同鲜芦根 50 克煎水兑服，每日 2 次；芦柑皮、冬瓜皮各适量，水煎代茶饮。

9. 疝气：芦柑核、小茴香各等份，共炒焦研末，每取 10 克，每晚临睡前以温黄酒送服。

10. 慢性中耳炎：芦柑外皮适量，焙干为末，灯心草 1 把（烧灰），冰片少许，共混合拌匀，每次取少许吹入耳中（吹药前先用药棉将内耳揩拭干净），每日 2 ~ 3 次。

11. 咽喉疼痛：每次吃芦柑 2 ~ 3 个，每日 2 次；或柑皮适量，水煎代茶。

12. 色素沉积：芦柑富含维生素 C，经常食用有养颜美容效果。

13. 疲劳：芦柑富含柠檬酸等，经常食用能够消除疲劳。

14. 醉酒：速吃芦柑 3 ~ 4 个；柑子汁同蜂蜜混合顿服；芦柑皮适量，焙干为末，每取 3 克，淡盐水送下。

注意事项

1. 芦柑果肉性寒凉，多食易伤及阳气，且易生痰湿或导致腹泻，故阳虚寒性体质、痰湿内盛体质、风寒咳嗽、脾虚腹泻者不宜食。

2. 芦柑皮性温而燥，肺热燥咳、舌红少津者不宜食用。

（十）橙子——维生素 C 的仓库

橙子又名“柑子”“黄果”“广柑”“广橘”，外观颜色鲜艳，整齐漂亮，味道酸甜适度，香气宜人，是深受人们喜爱的水果，它营养丰富而全面，老幼皆宜。其种类很多，最受青睐的主要有脐橙、血橙、冰糖橙和美国新奇士橙。在现代生活中，橙子原汁既是人们餐桌上的常见饮品，也是走亲访友、探望病人的礼品之一。

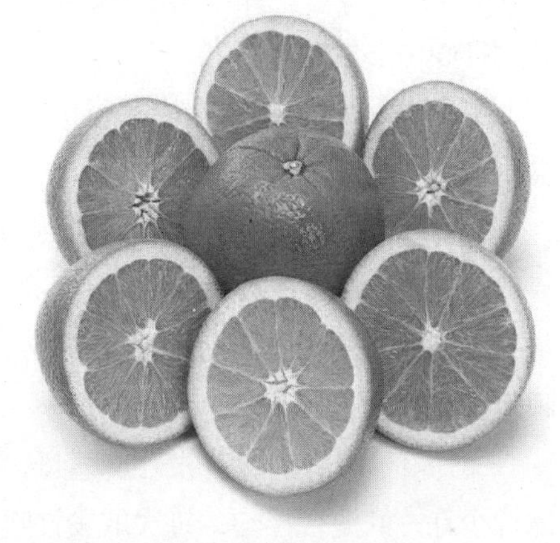

橙子与橘子也是同类水果，其外形、味道、归经、营养成分以及入药部位均大致相同，橙子皮、橙子核的药用价值也与橘皮、橘核类似。但不同的是橙子果肉同芦柑一样性寒凉，具有生津止渴、清热泻火、养阴润肺、止咳化痰、健脾温胃、帮助消化、增进食欲、促进排便、养颜美容、降脂减肥、利尿消肿、散结止痛、醒酒除烦、消除疲劳等诸多医疗作用，主要用于治疗胃肠热盛便秘、高血脂、肥胖、腰痛、小便不利、水肿、疝气、咽喉肿痛、酒精中毒等病症。饭后吃个橙子或饮一杯橙汁，有解油腻、消积食、解酒止渴的作用。

1. 伤风、感冒、咳嗽：橙子皮性温，味甘、苦，具有宽胸降气、止咳化痰的功效。科学实验表明，橙皮油对慢性气管炎有效，并且易为病人接受；果肉所含的那可汀，具有同可待因相似的镇咳作用，并且无中枢抑制现象，无成瘾性。橙子皮还可以强化免疫系统，使流感、伤风等病症不能乘虚而入，故而是防治风寒感冒、肺寒咳嗽的理想良药。

2. 感冒后咳嗽不止、痰多色白：鲜橙皮 20 克（干品减半），冰糖适量，加水炖服，每日 2 次，连饮 5 日。

3. 风热感冒、胸痛、咳喘、痰黄黏稠或腥臭，甚则咯血、舌苔黄腻：用凉性的橙子果肉，清热解表、宽胸理气、清热降逆。可用鲜甜橙汁 200

毫升加入白糖适量，每日 2 次饮服。

4. 消化不良、食欲不振：橙子皮中胡萝卜素含量较多，可作为芳香调味剂、健胃剂，帮助消化，促进食欲。

5. 肝胃不和、恶呕少食、口干少津：橙子瓤 2 个，切细，加适量盐、蜂蜜煎熟食；也可将橙子连皮加糖制成橙饼泡服。

6. 胃肠痉挛性疼痛、呕吐、腹泻：甜橙皮煎剂具有抑制胃肠道平滑肌痉挛的功效，可以止痛、止呕、止泻。

7. 便秘：橙子果肉及内皮所含的纤维素以及皮中的果胶都能增进和加速肠道蠕动，有利于清肠通便，排除体内有害物质，防止胃肠胀气和便秘。对于胃肠热盛便秘，可吃橙子 1 个，每日 2 ~ 3 次；橙汁、橘子汁各 100 毫升，白砂糖 150 克，绿茶 15 克，绿茶加 800 毫升开水冲泡，加盖焖 5 分钟后取汁，将果汁兑入茶水中，再加入白砂糖搅匀饮服。有通调腑气、泻热通便作用。

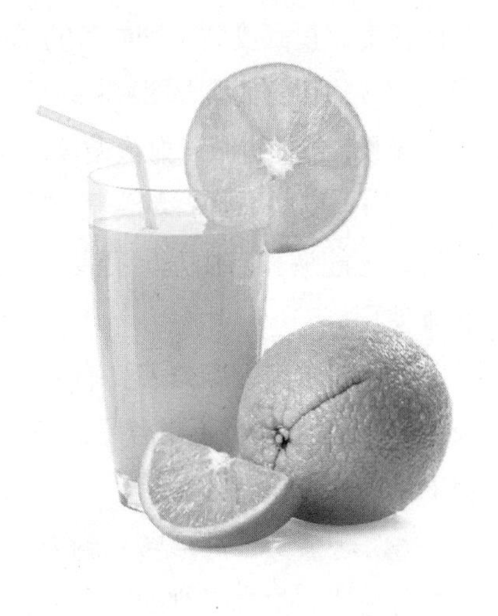

8. 高血压、高血脂、动脉硬化、冠心病、单纯性肥胖：橙子可促进排便，能使粪脂质和胆固醇尽快排出体外，并且还能减少外源性胆固醇的吸收，减少胆固醇在动脉血管中的沉积，有助于使动脉硬化发生逆转，故具有软化血管、降压、降脂、减肥作用。橙子含糖的同时热量又低，是代替正餐或糖果、蛋糕等甜品的最佳选择，嗜甜而又想减肥者可以多吃橙子来满足对甜食的渴望。

橙汁内含有柠檬酸和类黄酮，可以促使“好胆固醇”——高密度脂蛋白（HDL）增加，并将“坏胆固醇”——低密度脂蛋白（LDL）排出体外。食疗观察结果表明：一个人每日喝 3 杯橙汁，即可增加身体内高密度脂蛋白的含量，从而降低患心脏病的可能。

9. 毛细血管出血：橙皮苷能增加毛细血管的弹性，降低毛细血管的脆性，防止微血管出血。

10. 皮肤不佳：橙子富含维生素C和纤维素，多食有助排便，减少体内毒素，减少皱纹，养颜美容，增加皮肤弹性，保持皮肤湿润、细嫩。

（1）“橘皮”组织：取1/4清洗干净的橙皮，用橄榄油浸湿，摩擦“橘皮”组织部位（边摩擦边用力挤出汁液），结束时用清水和卫生纸擦净皮肤。

（2）死皮：橙皮含有类黄酮和维生素C，将鲜橙带皮切片，装入纱布，直接在手肘、膝盖、脚跟等皮肤粗糙的部位摩擦，磨去死皮。能促进皮肤新陈代谢，提高皮肤毛细血管的抵抗力。

（3）眼袋、黑眼圈：将橙瓣切成薄片当眼膜使用，用手指轻轻地按压以助吸收，能促进眼部血液循环，有效补充眼部水分，发挥长时间滋润功效。

（4）皮肤干燥：泡澡时加入少量新熬好的橙皮汤能带来沁人心脾的芬芳，还能调和自由基，有助于保持皮肤润泽、柔嫩，尤其适合在干燥的秋季使用。

11. 胆囊炎、胆结石：有人通过对一万三千多名女士进行调查发现，女性摄入维生素C不足容易罹患胆囊炎或胆结石。而经常吃橙子对减少胆结石的发病率确有效验。

12. 视疲劳、脑疲劳：脑力工作者常吃橙子，有助于维持大脑活力，集中注意力，提高思维的敏锐度，且能缓解视力疲劳。

13. 紧张、失眠、蚊虫：澳大利亚营养学家对橙子的气味进行研究后证实，橙子发出的气味有助于缓解人们的心理压力，尤其有利于女士克服紧张情绪；用细布包裹橙皮制成香包，放在枕头旁不仅有催眠功效，还能驱蚊；放入厨房、冰箱或卫生间，则能除去异味，保持空气清新。

14. 风湿病：将风干的橙籽放入锅中焙炒（勿焦），去其油分，打成粉末，每次饭后开水冲服3～5克，常服有效。

15. 肾虚腰痛：橙子核、杜仲各等份，焙干，研为细末，每取10克，以淡盐水加酒送服，每日2次。

16. 小便不利、水肿：橙子皮、冬瓜皮各适量，水煎代茶饮。

17. 甲状腺肿大（喉结两侧肿大、局部不红不热、按之坚实或有囊性感）：常吃橙子清热化痰、解郁散结。

18. 炎症后康复：橙子果肉中含量丰富的维生素 C、维生素 P 和有机酸，对人体新陈代谢有明显的调节作用，能增加机体抵抗力。1 个中等大小的橙子即可提供人一天所需的维生素 C，提高身体抵抗细菌侵害的能力。可用橙子 2 个（去皮、榨汁），胡萝卜 3 个（洗净、榨汁），合而饮服（如果觉得汁太甜，可以加入一些薄荷叶）。此饮具有强效的抗氧化作用，胡萝卜汁平衡橙子中的酸，促进炎症的消除和细胞再生。

19. 急性乳腺炎早期：鲜橙 2 个（去核），连皮切片，压出汁液，加米酒少许饮服，每日 2 次，连服 3 天；甜橙 1 个（去皮、核），绞汁，加入温开水适量和黄酒 1 匙服用，每日 2 次。

20. 痔疮肿痛：橙子 1 个，鲜吃；另用隔年风干的橙子数个，置铁桶内烧烟熏患处，每天 2 ~ 3 次。

21. 疝气：橙子核、小茴香各等份，共炒焦研末，每晚临睡前以温黄酒送服 10 克。

22. 慢性中耳炎：橙子外皮适量，焙干为末，灯心草 1 把（烧灰），冰片少许，共混合拌匀，每次取少许吹入耳中（吹药前先用药棉将内耳揩拭干净），每日 2 ~ 3 次。

23. 咽喉疼痛：每次吃橙子 2 ~ 3 个，每日 2 次；或橙子皮适量，水煎代茶。

24. 机体疲劳：橙子富含柠檬酸等，经常食用能消除疲劳；运动后饮用盐味橙汁，高达 85％的水分和含量丰富的果糖，既能迅速解渴提神，又能恢复和补充体力；橙子 100 克（洗净、剥皮、榨汁），蜜糖 1 汤匙，苏打汽水 100 毫升，冰块适量。橙汁放搅拌机中加蜜糖后搅拌，再加适量的冰，搅拌 20 分钟，最后缓慢注入苏打水，每日随意饮服。

25. 癌症：橙子的维生素 C 和抗氧化物质的含量很高，能增强人体免疫力，清除体内对健康有害的脂溶性物质自由基，有一定的抑制肿瘤细胞生长的作用，是名实相符的养生保健抗氧化剂。

26. 醉酒：速吃橙子 3 ~ 4 个；橙子皮适量，焙干为末，每取 3 克，淡盐水送下；橙子 1500 克（洗净、切开去核、连皮切成片），生姜 250 克（洗净、去皮、切片），檀香末 25 克，炙甘草末 10 克，橙子和生姜捣烂如泥，加入檀香末、甘草末，混合做饼，再焙干研成细末，加盐少许，每服 3 ~ 5 克，开水送服。对酒醉不醒者有较好的醒酒作用。

27. 鱼腥、鱼蟹毒：橙子味酸芳香，酸能杀菌，又除鱼腥。做鱼蟹菜肴，有较好的调味和解毒作用，使菜肴更加芳香，鲜美可口。

28. 其他：服药期间吃一些橙子或饮橙汁，可使肌体对药物的吸收量增加，从而使药效更明显。

注意事项

1. 橙汁榨好后应立即饮用，否则空气中的氧会使其维生素 C 的含量迅速降低。

2. 橙子果肉性寒凉，多食伤及阳气，且易生痰湿或导致腹泻，故阳虚寒性体质、痰湿内盛体质、风寒咳嗽、脾虚腹泻者不宜食。

3. 橙子皮性温而燥，肺热燥咳、咽干口燥、舌红少津者不宜。

4. 吃完橙子要及时漱口、刷牙，以免损害牙齿。

5. 最好不要用橙皮泡水饮用，因橙皮上一般会有保鲜剂，非常难用水洗干净。

6. 橙子含有叶红素，多吃可能会患叶红素皮肤病、腹痛、腹泻，或损伤骨骼。

（十一）柠檬——孕妇最爱的“宜母子”

柠檬，也是橘柑类水果，一般不生吃，多制成味道酸甜的清凉饮料或蜜制成糖果、糕点食用。因其味极酸，孕妇最宜食，故别称“宜母子”。

【营养及药用价值】

柠檬性平偏凉，味酸、微苦；入肺（经）、胃（经）、肝（经）；主要含有柠檬酸、苹果酸、糖、维生素 A、维生素 B、维生素 C、维生素 D、橙皮苷、柚皮苷、挥发油以及钙、磷、铁等成分。具有生津止渴、止咳化痰、健脾消食、降压、利水通淋、理气止痛以及洁肤美容、提高视力和暗适应能力等作用。主要用于暑热烦渴、咳嗽痰多、消化不良、高血压、泌尿系结石、疝气、皮肤色素沉着、粉刺等病症。

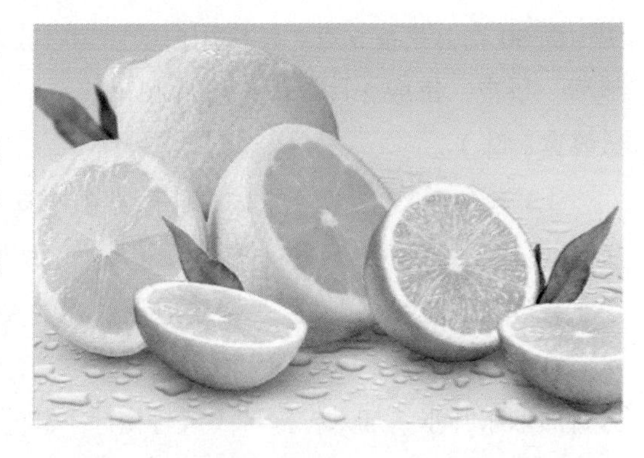

1. 暑热烦渴、中暑恶呕：浓柠檬汁 30 毫升，开水稀释以后代茶饮；柠檬汁与甘蔗汁各等份，混合同饮 2 ~ 3 次；鲜柠檬适量，绞汁，小火煎煮成膏状，冷却后加入白糖粉收膏，每次用开水冲服 10 克，每日 2 次。

2. 热咳痰多：柠檬 2 个，切碎，加冰糖适量，蒸熟食用，每日 2 次；柠檬 100 克，桔梗 12 克，胖大海 10 枚，甘草 9 克，水煎取汁服，每日 1 ~ 3 次。

3. 消化不良、食欲不振：盐制柠檬适量，拌稀米粥中常吃。

4. 急性胃肠炎、呕吐、呃逆、食后饱胀、腹泻：柠檬适量，煮熟、去皮、晒干，装入瓷罐中，用盐适量腌制（贮藏日久者更佳），每次用 1 个，开水冲泡代茶饮。有清热消炎、和胃下气、降逆止呕作用。

5. 高血压：柠檬 2 个，荸荠 10 只，水煎取汁服，每日 1 次；柠檬 1 个，荸荠 6 个，山楂、海带各 20 克，水煎取汁服，每日 1 ~ 2 次。

6. 泌尿系结石：柠檬汁适量，开水冲泡代茶饮。常服有效。

7. 疝气：柠檬核、樱桃核各 50 克，醋炒焦后研为细末，每次以开水冲服 6 克，每日 2 次。

8. 妊娠食少、呕吐：鲜柠檬 500 克（去皮、核、切块），放进砂锅加白糖 250 克腌渍 1 天，待糖浸透，以文火熬至汁液将干，待冷再拌白糖少许，随意食用。

9. 先兆流产腹痛、胎漏下血：鲜柠檬肉适量，绞汁，小火煎煮成膏状，冷却后加入白糖粉收膏。开水冲服，每次 10 克，每日 2 次。

10. 粉刺、雀斑、色素沉着：以柠檬制成的香脂、润肤霜搽擦。每日 2 次。

11. 劳累过度：柠檬果核 6 克，研为细末，调入米酒中服下，卧床休息。

12. 火邪上炎、口干舌燥、咽喉肿痛、口气过重：柠檬 2 个，荸荠 10 个，水煎取汁服，每日 1 ~ 2 次；新鲜柠檬 2 ~ 3 个（洗净、连皮切成薄片），绵白糖50克，花茶5克。柠檬用白糖拌匀后放入密闭的容器密封，置冰箱腌渍一昼夜，每取2片糖渍柠檬片和花茶一起用热开水冲泡饮服（可加适量蜂蜜调味）。

13. 秋冬受风寒、面色灰暗、咽干喉燥、咳嗽痰多、食欲不振、胃部冷痛、腹泻或便秘、皮肤粗糙：鲜柠檬1个（洗净、切片或榨汁），大麦20克（洗净），红茶、冰糖各10克，蜂蜜适量。大麦放入砂锅中，加1000毫升清水煮开10分钟，放入冰糖煮化后离火过滤取汁，趁热冲泡红茶，加盖焖3～5分钟后取茶叶水，加入柠檬片（或柠檬汁）和蜂蜜饮用。

注意事项

因本品味极酸，故胃溃疡、胃酸过多者忌食。

（十二）柑橘中的“老大”——柚子

柚子为柑橘类水果中个头最大者，色金黄发亮，又名“胡柑”“文旦”“香栾”，尤其以广西的沙田柚、湖南的安江柚、福建的文旦柚、台湾的晚白柚最为驰名，粒大、瓤甜，品质优良。

【营养及药用价值】

柚子，性寒，味甘、酸；归肺（经）、肝（经）、脾（经）、胃（经）；富含糖、脂肪、蛋白质、维生素B、维生素C、果胶、柚皮苷、胡萝卜素以及钙、磷、铁等矿物质。有止咳平喘、润肺化痰、健脾消食、清肠通便、解酒除烦、消瘀散结的医疗作用，主要用于肺热咳喘、消化不良、食欲不振、妊娠呕吐、脘腹疼痛、高血压、

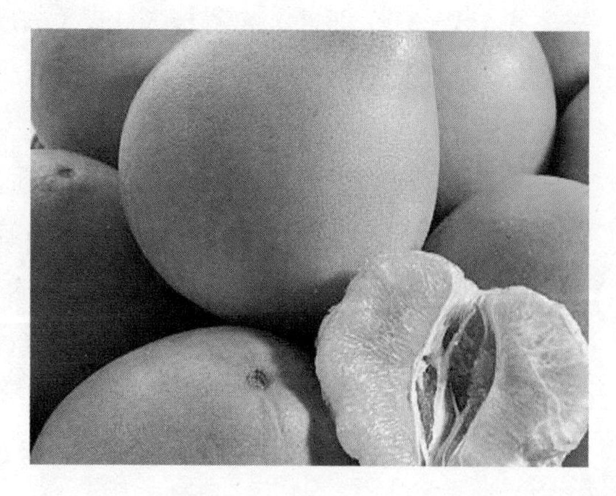

高血脂、冠心病、关节痛、皮肤痒、冻伤、疝气、醉酒等，是孕妇、发育期儿童和“三高”患者的理想保健佳品，长期食用还有美容润肤的功效。

柚子皮和柚子核也都能入药：柚子皮又名“广橘红”“化橘红”，性温，味苦、辛，金黄色外皮含有胡萝卜素，是维生素A的主要来源。

有理气化痰、健脾消食、散寒燥湿、去油解腻的功能。柚子核性温、味苦，有温经散寒、理气止痛的作用。

1. 伤风感冒：柚子中含有非常丰富的维生素C和柚子酸，对一般感冒和神经痛有特别的效果。

2. 肺热咳嗽：柚子果肉适量，切碎，放砂锅中，加黄酒浸泡1夜，次日煮烂，加蜂蜜代茶饮；柚子果肉、梨子各100克，共同煮烂，加蜂蜜或冰糖调服；痰多、咽痒者以柚子皮9克，冰糖适量，加水炖煮取汁口服。

3. 肺燥咳嗽：柚子肉100克，白菜干40克，黄芪20克，猪瘦肉50克，同煮汤服食，每日1～2次；柚子肉4瓣，黄芪12克，猪肺50克，同煮汤，捞去黄芪，饮汤吃肺，每日2次。

4. 咳嗽痰多：鲜柚肉500克（去核、切块），蜂蜜250克，白酒适量。柚子和白酒同放于瓷罐中密封浸泡一夜，倒入锅中煎至水干时，加入蜂蜜，拌匀食用。每次3克，每日3次。有燥湿化痰作用。

5. 久咳不愈：柚子核20～30粒，冰糖适量，水煎服，每日3次。

6. 哮喘：每日吃柚子果肉100～200克，连服1周；柚子外皮适量，切碎，加饴糖或蜂蜜蒸至烂熟，每日早晚用温黄酒送服1匙。

7. 支气管肺癌咳喘：柚子2个，雄鸡1只（约1000克，宰杀、去毛及内脏），米酒、生姜、葱、味精、食盐各适量。将柚子肉放入鸡腹内，放入搪瓷锅中，加各种佐料，隔水炖熟即成。每周服1次，连服。

8. 消化不良、脘腹胀气：柚子连皮煎汤，加糖调味服食；柚子皮2个，烧炭为末，饭后用米汤送服10克；柚子皮15克，山楂、鸡内金各10克，砂仁5克，水煎服，每日2次。

9. 食欲不振：鲜柚肉500克，去核切块，白酒适量，同放于瓷罐中密封浸泡一夜，倒入铝锅中煎至水干时，加入蜂蜜250克，拌匀食用，每次3克，每日3次。

10. 急性胃肠炎：老柚子皮 10 克，细茶叶 6 克，姜 2 片，水煎服。

11. 食欲不振、虚寒性胃痛、口淡、痰涎清稀、瘦弱：沙田柚花 3 ~ 5 克，猪肚 200 克，煮汤，家食盐调味服食。

12. 脘腹疼痛：胃热疼痛吃柚子；胃寒疼痛用经霜后的柚子皮 1 个（切碎），童子母鸡 1 只（宰杀后去内脏），加黄酒、红糖适量，蒸至烂熟，1 ~ 2 天内吃完。

13. 胃阴虚、心烦口渴：服用适量柚子肉即可。

14. 妊娠食少、口淡、呕吐：柚子皮适量，水煎取汁服，每日 3 次；柚子皮 50 克，灶心土 30 克（布包），水煎取汁服，每日 2 次。

15. 产后腹痛：柚子皮适量，水煎取汁服，每日 3 次。

16. 腹泻：柚子叶适量，晒干或焙干、研细末，每服 6 ~ 10 克，每日 3 次。

17. 肝气郁结、胸胁满闷胀痛、食欲不振：新鲜柚皮 1 个，烤至黄棕色，用清水浸泡 1 天，切片，加水煮至将熟时，加入小葱 2 根（切碎），用油盐调味食用。

18. 黄疸：风干的柚子 2 个，烧灰，研为细末，每次饭后服 5 ~ 10 克；柚皮 2 个，烧炭为末，每次饭后用米汤送服 10 克；柚子叶 100 克，白糖 30 克，水煎取汁服，每日 1 次。

19. 高血压、高血脂、冠心病：每日吃柚子果肉 4 ~ 6 瓣。坚持数月，有较好的辅助治疗作用。

20. 脑溢血、脑血栓：柚子中含有类于维生素 P 的橙皮苷，能降低血液的黏稠度，增强血管的弹性，预防脑溢血、脑血栓功效显著。

21. 糖尿病、肥胖症：新鲜柚子 1 个，绞汁饮服，每日 1 次。

22. 关节疼痛：鲜柚子皮、生姜各适量，共捣烂涂敷患处，干后即换。

23. 疝气：柚子核、小茴香、荔枝核各 15 克，水、酒混合煎水取汁服。每日 2 次。

24. 冻疮：柚子皮 50 克，水煎取汁，浸泡患处，每日数次。

25. 皮肤瘙痒：未成熟的酸柚子 1 个，连皮带肉切碎，水煎取汁，一部分口服，一部分外洗患处。每日 3 次。

26. 丝虫病象皮腿：柚子皮 1 个，水煎熏洗患肢，每日 2 次。

27. 急、慢性中耳炎：鲜柚叶适量，捣烂取汁，滴入耳内，每日 2 ~ 3 次。

28. 口角炎、口腔溃疡：多吃柚子可以降火消炎。吃火锅容易上火，对于口角炎、口腔溃疡的人来说，火锅无疑是雪上加霜，不仅加重症状，还能增加复发机会，长期反复，还会导致口腔或食道癌变。吃火锅除了容易上之火外，浓汤中还含有较高的“卟啉”成分，经过消化、分解后在肝脏代谢生成尿酸，可能引痛风。在吃了油腻而又麻辣的火锅后吃个柚子，就能滋阴去火，成为“火锅后遗症”的解药。

29. 醉酒：酒后吃柚子，可缓解醉酒状态。

注意事项

柚子的禁忌与芦柑大致相同。

（十三）佛手瓜——奇妙的超级保健果

佛手瓜，也属于橘柑类水果的一种，果形奇特，果端伸长如人手指，或紧握似拳，或两掌合十，有佛教祝福之意，故得此名。又名“佛手柑”“五指柑”“九爪木”“寿瓜”“福寿瓜”“梨瓜”“菜肴梨”“合手瓜”“拳头瓜”“万年瓜”“安南瓜”等。鲜瓜可以当水果生吃，口感有点类似黄瓜，肉质细嫩，清脆多汁，味美爽口。也可以用来做菜、切片、切丝、荤炒、素炒、凉拌、做汤、

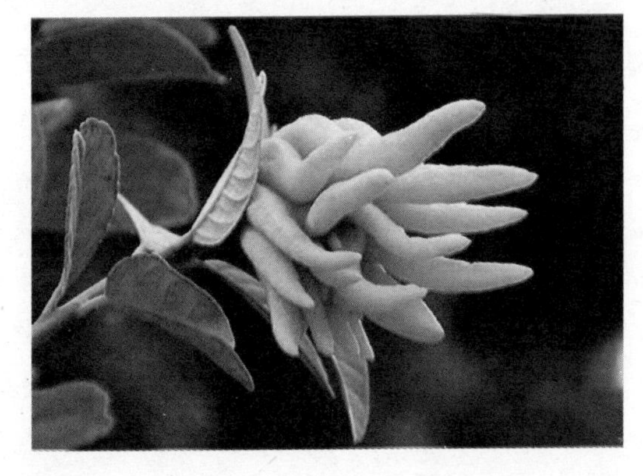

蒸制、烘烤、油炸、涮火锅、做饺子馅等，还可加工成腌制品或罐头。除果实外，嫩叶和新梢也可作为蔬菜食用，根茎亦可食用，食用方法和风味与土豆相似。

【营养及药用价值】

佛手瓜性平、偏凉，味辛甘、微苦酸；归肺（经）、肝（经）、脾（经）、胃（经）；含有较多的水分、蛋白质，少量的糖和脂肪，维生素C、维生素B_2，胡萝卜素、有机酸、挥发油、粗纤维、氨基酸以及钙、钾、钠、磷、铁、镁、锌、硒、锰、铜等。佛手瓜的蛋白质和钙、钾的含量较高，其苗还含有丰富的硒，是很多蔬菜不能比拟的。高蛋白、低脂肪、低热量是其特性，有祛风清热、止咳化痰、疏肝理气、健脾开胃、降逆止呕的功效，主要用于风热感冒、咳嗽痰多、头痛、咽干、脾胃湿热、黄疸、肝炎、消化不良、胸闷气胀、肝气犯胃之胃痛、嗳气、呕吐等症。佛手瓜除果实外，其果、花、叶、根、茎均可入药：根茎可治男子下消、肢体酸软；叶、花可泡茶，有消气作用。

1. 咳嗽痰多：佛手瓜30克（切碎），冰糖15克，隔水炖半小时后服食；佛手瓜10克，生姜6克，水煎取汁，加白砂糖温服；佛手瓜（切碎）、姜半夏各6克，水煎取汁，加红砂糖温服。

2. 消化不良：佛手瓜30克，切片，水煎服，每日2次。

3. 反胃、嗳气、呃逆：鲜佛手瓜果皮适量（切碎），糖少许，拌匀后一同嚼服。

4. 胃痛：胃寒疼痛取佛手瓜30克（洗净、清水润透、切片、晾干），浸入500毫升白酒中，密封7～10天（每天振荡2～3次），每服30～50毫升；脾胃虚寒疼痛取佛手瓜干15克，大米30克（炒香），水煎服；肝气犯胃疼痛取鲜佛手20～30克（干品减半），开水冲泡代茶饮；佛手瓜10克（切碎），青皮9克，川楝子6克，水煎取汁服；气滞血瘀疼痛取佛手瓜（切碎）、延胡索各6克，水煎取汁服；佛手瓜、香附、延胡索各20克，五灵脂25克，甘松15克，水煎取汁服，每日1剂，半月可愈。

5. 慢性胃炎、黄疸、肝炎：佛手瓜肉20克（洗净、切碎、煎汤取汁）；粳米100克，煮成粥后加佛手瓜汁和白糖（或冰糖）稍煮即食。每日2次，连服数日。

6. 传染性肝炎：佛手瓜干10～30克（切碎），败酱草适量（按年龄计算，

10 岁以内每 1 岁用 1 克，10 岁以上每 2 岁加 1 克），水煎取汁，加白糖，1 日 3 次分服。连服 10 天以上。

7. 肝郁气滞、胸胁胀痛、食欲不振：佛手瓜 10 克，玫瑰花 5 克，开水冲泡代茶饮；佛手瓜、生姜各 10 克，红糖适量，煎水或开水冲泡代茶；干佛手瓜 3000 克（洗净、清水泡、切成 1 厘米见方的小块、稍微晾晒降低水气至表面微皱），白酒 2000 毫升，一起放入敞口玻璃瓶或干净的瓷坛中，密封置于阴凉避光处，第 1 周每天摇匀 1 次，第 2 周起每周摇匀 1 次，1 个月后开封澄出酒液，每次服 10 ~ 15 毫升，每日 1 ~ 2 次。

8. 高血压、心脏病：佛手瓜是低钠食品，而且热量很低，经常吃有扩张血管、降低血压、利尿消肿功能，能预防心脑血管方面的疾病，是高血压、心脏病患者的理想保健蔬菜。

9. 智力发展迟缓或衰退：佛手瓜含有丰富的氨基酸，且种类齐全、配比合理，以谷氨酸的含量最高，具有健脑作用；锌对儿童智力发育、男性性功能、老年人视力也都有较大影响，常吃能健脑益智，有助于提高思维和记忆能力。

10. 水肿、小便不利：佛手瓜 1 ~ 2 个（去籽、切块），生姜 1 小块（切片），鸡爪 6 ~ 8 个（剁去爪尖），红枣 6 个（洗净）。先将鸡爪、红枣放瓦罐中用小火煲一个半小时，再放入佛手瓜以及盐、味精、白糖、胡椒粉等同煲 20 分钟即成。

11. 痛风：佛手瓜适量，切丝，在热油锅内煸炒，加少许食盐，待快熟时调入味精即可佐餐服食，常吃。

12. 妊娠呕吐：佛手瓜 10 克（切碎），黄芩 9 克，竹茹 6 克，水煎取汁服。每日 2 次。

13. 痛经：鲜佛手瓜 30 克（切碎），当归、生姜各 6 克，米酒 20 克，水煎取汁服；佛手瓜 15 克，苏梗 10 克，粳米 60 克，白糖适量，先将粳米煮粥，再将佛手、苏梗水煎取汁，兑入粳米粥内，再煮片刻，加入白糖即可，每日 2 次。

14. 白带：佛手瓜 30 克（切片），猪小肠适量（洗净、切段），水煎服，日 1 次。

15. 黄褐斑：佛手瓜50克，嫩笋或鲜笋尖100克，生姜3片，水煮透后加食盐调匀，冷腌24小时后佐餐服食，连用3～6个月。

16. 癌症：佛手中的硒元素是人体不可缺少的微量元素，具有较强的抗氧化作用，可以保护细胞膜的结构和功能免遭损害，有一定的防癌抗癌作用。

17. 醉酒：鲜佛手30克（切碎），水煎顿服。

注意事项

1. 佛手瓜性凉，凡阳虚体质、肺脾两虚、脾胃虚寒、肾阳不足以及病后虚弱者不宜。

2. 多食耗气，故气虚之人、气无郁滞者不宜。

（十四）每日吃香蕉，医生不用找

香蕉又名“甘蕉”“蕉子”“蕉果”，是我国南方四大果品之一，气味清香，生熟皆可食用。

【营养及药用价值】

香蕉性寒、味甘；归脾（经）、胃（经）、大肠（经）；含有丰富的糖（蔗糖、果糖、葡萄糖）、蛋白质、脂肪、淀粉、维生素A、维生素B_6、维生素C、维生素P、维生素E、果胶、纤维素以及钾、磷、铁、镁等矿物质。具有润肺止咳、清热滑肠、消炎降压的功能，主要用于肺热咳嗽、高血压病、冠心病、便秘、痔疮、疖肿、烫伤、手足皲裂等病症。

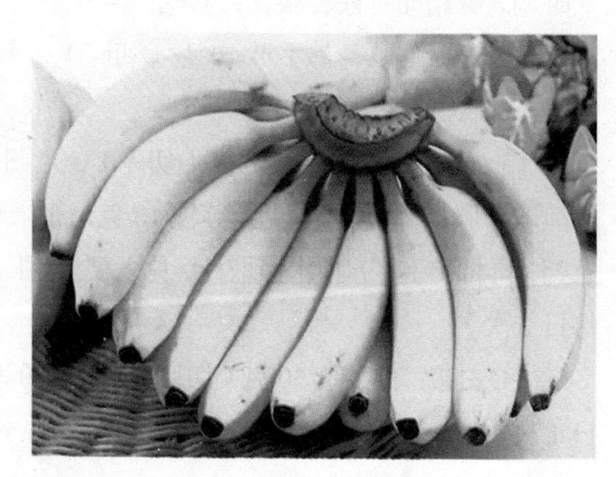

“每日吃香蕉，医生不用找”，是流行于欧美的养生谚语。香蕉是含糖、含镁都很高的水果，早上起床后

无精打采，吃少量香蕉可保持血糖水平；吃2根香蕉，可以提供足够能量维持90分钟剧烈运动。所以，很多世界知名的运动员都以香蕉为首选水果。

1. 燥热：香蕉可以用作降低身、心的热度，在泰国，孕妇为了使婴儿出生时有较为凉快的环境，临盆时就会吃香蕉。

2. 肺炎咳嗽：鲜香蕉根120克，捣烂、绞汁、煮熟，加食盐少许饮服，每日2～3次。

3. 肺燥咳嗽、咳嗽日久：香蕉2～4根（去皮、切段），冰糖5克，煮食或装碗上锅蒸15分钟后食用，每日1～2次，连服数日。

4. 胃热烦渴：香蕉3根，玉米须60克，干西瓜皮60克（鲜品200克），水煎，加冰糖调味食用。

5. 胃肠溃疡出血：西药保泰松是一种很容易诱发胃肠溃疡出血的药物，如果在服用保泰松之后吃些香蕉，即能刺激胃肠黏膜细胞的繁殖生长，生长更多的黏膜保护胃肠道，不发生溃疡病和出血。

6. 乙肝：根据美国、德国的研究成果，香蕉中含有乙肝抗原，对乙肝的辅助治疗起很好的作用。

7. 小儿腹泻：将香蕉放于火炉上，烤热后趁热吃下，每次1～2根，每日2次。

8. 痢疾：香蕉花30克，捣烂，加蜜糖，开水冲服，每日3～4次。

9. 便秘：香蕉的纤维素含量很高，可以帮助恢复胃肠道的正常活动，消除便秘，无需服用轻泻剂。可用香蕉2根（去皮、切段），冰糖适量，煮食；或香蕉皮（最好是那种熟透、发黑的）适量煮水喝；香蕉200克（切成小块），蜂蜜25克，绿茶5克，食盐少许，开水冲泡代茶饮。

10. 痔疮、便血：每日晨空腹起吃2根香蕉，可润肠通便止血；或香蕉2根（切段），冰糖适量，连皮炖熟吃，每日1～2次，连服数日。

11. 结肠癌：香蕉1～2根，去皮，加冰糖适量，隔水炖服。每日2次，长期坚持。

12. 高血压：高血压患者体内的钠含量往往高于钾的含量，对心血管系统的健康不利。而香蕉的钾含量高于钠盐含量，钾可以帮助人体排出这些多余的盐分，让身体达到钾钠平衡。常吃香蕉能维持体内的钾钠平衡和酸碱平衡，保护心肌的功能。可以每日吃香蕉 3 ~ 5 根；或香蕉皮（连果柄）30 克（晒干），水煎代茶；香蕉 500 克，黑芝麻 25 克（略炒），用香蕉蘸炒半生的黑芝麻嚼吃，一天分 3 次吃完；香蕉 3 根，玉米须、西瓜皮各 60 克（鲜品 200 克），水煎，加冰糖调味食用。

13. 高血脂：香蕉连柄连皮 50 克，洗净、切碎，开水冲泡代茶饮，每日 1 ~ 2 次，连续半月左右。

14. 冠心病、心绞痛：每日吃香蕉 4 根；香蕉 50 克，捣烂，加入等量茶水，再放少量蜂蜜，制成香蕉茶，频饮。

15. 脑溢血（中风）：长期吃香蕉或经常用香蕉花水煎服，能减少中风的发生率，由此所致死亡的几率能减少 40%。

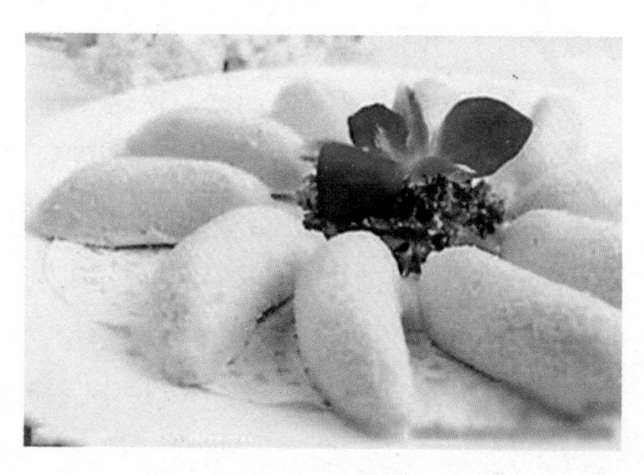

16. 贫血：香蕉铁质含量高，能刺激血液产生更多的血红蛋白。

17. 神经衰弱、眩晕：香蕉 200 克（切成小块），蜂蜜 25 克，绿茶 5 克，食盐少许。开水冲泡代茶饮。

18. 中老年脑力劳动者气血两虚、疲乏、头昏、心神不安、失眠、多梦、记忆力减退：在国外，香蕉被称为是“包着果皮的安眠药”（镁能放松情绪和肌肉，促进睡眠）。可取香蕉 2 根（去皮、捣烂），绞股蓝 30 克（洗净、晾干、剪碎），红茶 10 克。将茶叶开水冲泡 2 次（取汁、混合），放入香蕉泥，充分搅拌均匀后代茶饮用。

19. 精力不足：香蕉含丰富的钾，能提高学生的专注力，对提高学习效果大有帮助。

20. 紧张、心理压力大：香蕉的维生素 B 含量高，能舒缓神经系统；而氨基酸能转化成血清促进素，稳定情绪；钾可以调节心律，使之正常化，从而将氧气顺利送到大脑，并调节身体的水分。当感受到压力紧张时，新陈代谢就会加快，钾的水平下降，钾含量高的香蕉正好做补充。

21. 抑郁症：常吃香蕉，能使脑细胞中5-羟色胺的浓度增加，使心情舒畅、活泼开朗，缓解抑郁症患者的症状。

22. 肥胖：香蕉1～2根（切成1～2厘米的薄片），黑糖或红糖（颜色越深越好）、食醋各适量。将糖和醋放进一个密封的罐子里，搅匀，再放入香蕉片，密封24小时。每日三餐饭前饮用3汤匙香蕉醋（如果觉得味重不适应可加冷开水少许），顺便吃腌渍过的香蕉（胃肠不好的人饭后10分钟食用，或加在食物如牛奶、豆浆、蔬果汁、炖煮的蔬菜中服食）。此法曾风靡日韩的减肥界，吃1个月可瘦8～10斤，这对"喝水也胖"的人无疑是个福音。

23. 皮肤不佳：常吃香蕉或用香蕉内皮擦脸，可使人精力充沛、眼睛明亮、皮肤柔嫩光滑、不干不燥。

24. 疮疖痈肿：鲜香蕉根茎或叶适量，捣烂绞汁，涂敷患处。

25. 烫伤：香蕉去皮，捣烂挤汁，涂患处。每日2次。

26. 冻疮、手足皲裂、脚气：香蕉皮内侧擦手足，每日数次；香蕉（皮发黑者尤佳）1个，置火炉旁烤热，擦摩患处，每日数次。

27. 丹毒：香蕉连皮捣烂榨汁，外敷患处。每日3次。

28. 扁平疣：用指甲或小刀刮取香蕉白色的内皮层，放在一般外用的橡皮贴布上，紧贴在患处，每天换2次。

29. 皮肤瘙痒：香蕉皮中含有蕉皮素，有抑制皮肤细菌和真菌的作用，可医治由细菌和真菌感染引起的疮疡痈肿、皮肤瘙痒和脚气病。既可以用香蕉皮水煎外洗，也可以用新鲜的香蕉内皮外擦患处，还可以将香蕉肉捣烂敷患处（如果加少许姜汁则疗效更好），每日2次。

30. 牛皮癣、脚癣：用香蕉内皮擦患部，每日3～5次，1～2天即可止痒，连续擦1～2个月，皮肤可变光滑。

31. 蚊虫叮咬：用香蕉内皮轻擦患处，可消炎消肿止痛。

32. 眼睛红肿、干涩、疲劳：香蕉中含有大量的胡萝卜素（维生素A），人缺乏维生素A或者长时间用电脑，眼睛就会感到疼痛、干涩、疲劳、少神。香蕉2根，1次食下；以香蕉内皮敷眼，每日2次，有助炎症消退，缓解眼睛干涩、疲劳。

33. 烟瘾：香蕉含有足量的钾、镁和维生素 B_6、维生素 B_{12}，可以抵消抽烟者没有尼古丁刺激的烦躁不安。

34. 醉酒：香蕉 3 ~ 4 根，一次吃下；香蕉 2 根（捣烂），加牛奶、蜂蜜适量，混合服用，可以即时解酒。

注意事项

1. 香蕉性寒、滑利，故阳气不足、脾胃素虚、便溏或腹泻者慎用。

2. 香蕉和哈密瓜均富含较高的钾盐和钠盐，故肾功能不良、尿少时忌食，尤其是不能同时吃。否则会使病人的血钠、血钾浓度增加，加重肾脏的负荷，加剧高血压和肾炎水肿的症状。

3. 香蕉不宜与土豆同吃，否则容易导致面部生斑。

4. 香蕉中的糖和镁，对心血管系统有一定抑制作用，可引起一时性短暂的肌肉麻痹、感觉麻木、嗜睡乏力等，故心功能不全者不宜食用；为了安全，也不适宜正在骑车和驾驶汽车的人员食用。

（十五）家有菠萝，满堂奇香

菠萝又名“凤梨”，闽南和台湾人称之为“旺来瑞果”，视其为蔬果中的吉祥之物和美化环境的装饰品，有“家有一菠萝，满堂生奇香”之说。

【营养及药用价值】

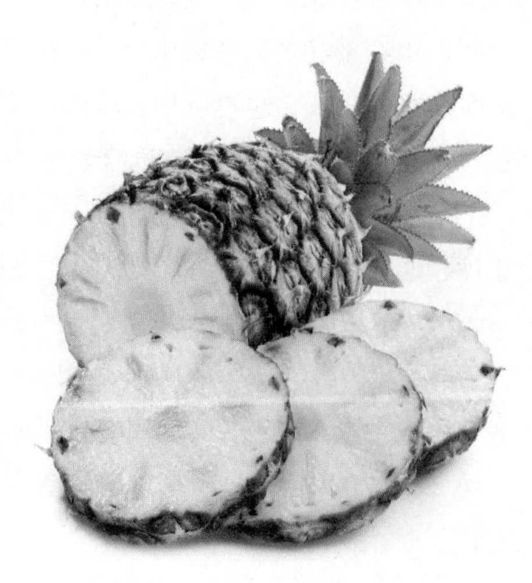

菠萝性平，味甘、酸、微涩；归肺（经）、脾（经）、胃（经）、大肠（经）；含糖、脂肪、蛋白质及蛋白质分解酵素、维生素 A、B 族维生素、维生素 C（尤其以维生素 C 含量最高）、维生素 E、淀粉、有机酸、膳食纤维以及钙、磷、铁等矿物质。具有清热消暑、生津止渴、帮助消化、促进食欲、健脾止泻、

化湿消肿、降压降脂的功效，主要用于中暑、支气管炎、消化不良、食欲不振、肠炎泻痢、高血压、肝阳上亢、头昏眼花、高血脂、脂肪肝、酒精肝、小便不利、水肿、糖尿病等。

1. 暑热、烦渴：菠萝 1 个，捣烂挤汁，凉开水送服。

2. 支气管炎：菠萝 120 克，蜂蜜、枇杷叶各 30 克，水煎服食，每日 1 次；菠萝肉 100 克（盐水稍泡、洗净、切片），茅根 50 克（洗净、切段），水煎取汁，加入蜂蜜饮服。

3. 咳嗽痰多（浓痰）：菠萝 1 个（去皮、切片），杨桃 2 个（洗净、切块），混合榨汁饮服。有养阴润肺、顺气降逆、止咳化痰作用。

4. 虚热烦渴、消化不良：菠萝肉 250 克，洗净，绞汁，加冷开水 1 杯，精盐适量，拌匀，分 2 次服用。

5. 食欲不振、消化不良：菠萝有饭前开胃促食欲、饭后理肠助消化的优势，其诱人的香味具有刺激唾液分泌及促进食欲的功效。所含的蛋白质分解酵素可以分解蛋白质，帮助消化。因此，将菠萝同肉类食品搭配起来（如广东名菜菠萝咕噜肉）食用，不仅味道更加鲜美，酸甜可口，肉质滑嫩，而且还容易消化，不给人增加过多的脂肪，对于长期食用过多肉类及油腻食物的现代人来说，是一种很合适的水果。可以适当多吃菠萝，或者将菠萝捣烂挤汁口服，每次 1 杯，每日 3 次。

6. 肠炎腹泻：菠萝肉适量，捣烂挤汁频服；菠萝叶 30 克，水煎取汁服，每日 2 ~ 3 次。

7. 痢疾：菠萝 100 克，生吃。每日 2 次。

8. 高血脂、冠心病、脑血栓：菠萝中含有稀释血液浓度、净化血液、溶化血栓的酵素，高血脂、冠心病患者适当多吃菠萝，能减少脑血栓形成的几率。

9. 高血压：吃菠萝或常饮菠萝汁对血压有双向调节作用，既能防治高血压，又能提升低血压。

（1）低血压眩晕、肢软无力：菠萝肉 250 克（洗净、切片），鸡脯肉 100 克（洗净、切片），先将鸡肉加盐炒至半熟，再放菠萝同炒，加适量水，加盖焖至熟透，放少许味精、胡椒粉，炒匀食用。

（2）高血压肝阳上亢、头昏目眩：鲜菠萝块（或菠萝罐头）30 克，菠萝果汁10克，鲜柠檬皮丝、花茶各6克。先将花茶用开水冲泡，加盖焖15分钟左右后澄出茶汁，放凉备用；再把菠萝块、菠萝汁、柠檬皮丝混合倒入花茶汁中搅匀食用。如果感觉甜度不够可再加入蜂蜜调味。

10. 酒精肝、脂肪肝：方法同9（2）。

11. 小便不利、肾炎水肿：鲜菠萝汁500毫升，鲜茅根250克（洗净），白糖500克。先将茅根加水煎煮30分钟，去渣后浓缩至将干锅时加入菠萝汁，再煮至黏稠，拌入白糖混匀、晒干、压碎，装瓶。每次服10克，每日3次。

12. 咽喉炎、扁桃体炎：口含一小口菠萝汁，或将一小片菠萝含贴在咽喉处，过一会儿将有较多唾液分泌，连同菠萝片或菠萝汁吐掉。连用几次，就能将咽喉部坏死组织及脓肿细胞溶解掉，丝毫不损害正常的健康组织。

注意事项

1. 菠萝含有一种生物苷和菠萝蛋白酶等使人过敏的物质，过敏体质的人吃后会出现过敏反应（俗称“菠萝病”），表现为口舌和四肢痒麻、皮肤潮红、血压升高、头晕、头痛、恶心、呕吐、腹痛、腹泻，甚至休克、呼吸困难等。故过敏体质和有高血压的人不宜吃。

2. 菠萝蛋白酶能刺激口腔黏膜，吃菠萝（尤其是新鲜菠萝）前，应将削皮后的菠萝挖去果钉、切块，放在开水中煮30分钟，或在盐水中浸泡30分钟，再用冷开水浸泡去咸味后食用，如此则能避免或减少对口腔黏膜的刺激，也能使有机酸分解在盐水里，避免过敏反应。

3. 菠萝中草酸含量比较多，过量食用对胃肠不利，故胃病患者不宜多吃。

（十六）也是维C之王——刺梨

刺梨，又名“刺石榴”“维仙果”“送春归”，需要去掉芒刺及内核食用，也可加工成果汁、果酱、果酒、果脯、糖果、糕点等食用。

【营养及药用价值】

刺梨性平，味甘、酸、微涩，入脾（经）、胃（经）、肾（经）；含有糖、脂肪、蛋白质、维生素A、B族维生素、维生素C、氨基酸、矿物质，尤其是维生素C、维生素P的含量高于其他水果，被誉为“真正的维C之王”。具有清热消暑、生津止渴、健胃消食、降压通脉、排毒养颜、抗衰老、延长青春期之功效，主要用于暑热烦渴、消化不良、食积饱胀、维生素C缺乏症、高血压、动脉硬化、冠心病以及早衰、美容养颜等，常服也可强身健体、预防癌症。

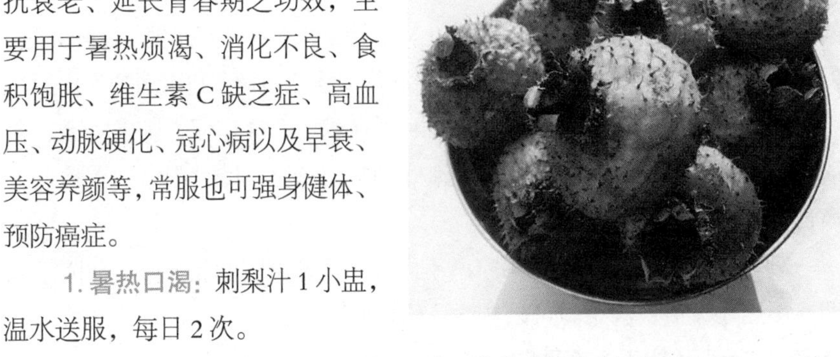

1. 暑热口渴：刺梨汁1小盅，温水送服，每日2次。

2. 消化不良、食积饱胀：刺梨200克，捣碎，温开水冲服，每日1～2次。

3. 高血压病：新鲜刺梨数个，洗净榨汁，每次口服20毫升，每日2次。

4. 冠心病：常服刺梨汁，或每日吃刺梨2～4个。

5. 维生素C缺乏症：刺梨60克，每日食用2次。

注意事项

因刺梨味酸涩，有收敛作用，故便秘者不宜食用。

（十七）水果明珠、抗氧化巨星——葡萄（附：提子）

葡萄品种甚多，圆形的名“草龙珠”，长形者称“马奶葡萄”，白色者名“水晶葡萄”，黑色者叫“紫葡萄”。为高糖果品，素有“果中之珍”的美称，被列为世界上四大水果之首。原产西域，据说是西汉时代张骞出使西域由丝绸之路带入我国的，至今已有两千年的历史。我国最著名的葡萄品种当数闻名中外的新疆无核葡萄、河北白牛奶葡萄、山东的龙眼和四川的绿葡萄等。

【营养及药用价值】

葡萄性平，味甘、酸；入肺（经）、脾（经）、胃（经）、肝（经）、肾（经）；富含葡萄糖、脂肪、蛋白质、维生素A、B族维生素、维生素C、维生素D、维生素P、胡萝卜素、花青素、卵磷脂、十几种人体所需的氨基酸以及钾、钙、磷、铁。具有生津止渴、补益气血、升高血糖、健脾养胃、促进食欲、帮助消化、降逆止呕、滋养肝肾、强壮筋骨、利尿消肿等作用，主要用于暑热烦渴、气血虚弱、贫血、低血糖、心悸盗汗、肺虚咳嗽、食欲不振、消化不良、慢性胃炎、呕吐、泻痢、小便不利、水肿、风湿痹痛、声音嘶哑等症。

不同颜色的葡萄功能作用有所不同：白葡萄滋阴润肺补肺气，阴阳双调，慢性呼吸道疾病患者可以常吃；绿葡萄酒偏重于清热解毒；红葡萄含有“逆转酶”（皮里含量最多），养胃、活血化瘀、软化血管，防止血栓形成，心血管病人不妨多吃（最好连皮吃）；紫葡萄富含花青素，养颜美容抗衰老；黑葡萄滋养肾阴，聪耳明目乌发。

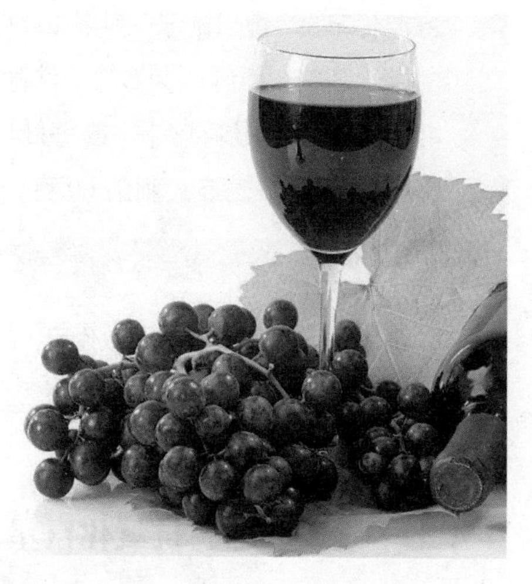

“吃葡萄不吐葡萄皮”，本来是一句男女老幼耳熟能详的绕口令，然而，从葡萄的药用价值上来说，吃葡萄还真的不要吐葡萄皮！因为葡萄皮和籽中含有大量原花青素，其抗氧化效能比维生素C高18倍，比维生素E高出50倍。具有防治高血压、调节血脂、保护心脑血管、抗自由基、抗肿瘤等多种作用。从营养食疗的角度看，葡萄皮和籽聚集了葡萄中的大部分营养及药理成分，所以，“吃葡萄不吐葡萄皮”的顺口溜应改为“吃葡萄不吐皮和籽”，将皮、籽嚼碎同食。如果觉得口感不太好，可把葡萄连皮带籽榨成葡萄汁饮用。

葡萄干是老少咸宜的美味休闲食品，其中的糖、铁和钙的含量高，是妇女、儿童和贫血及血小板减少患者的滋补佳品；对神经衰弱、过度疲劳者也有补益作用。

用葡萄酿成的葡萄酒和葡萄汁，既有巨大的经济价值，也是味美多效的营养保健饮品。其 pH 值很接近胃液，是消化食物最理想的饮料，特别是富含蛋白质的肉类和水产品食物需要葡萄酒来帮助消化，促进吸收，而且还能消除食后腹胀和饭后昏昏欲睡症状。此外还有软化血管、抗病毒的作用。

1. 暑热烦渴：葡萄汁、藕汁、蜂蜜各等份，混合顿服；鲜葡萄 500 克绞汁，小火熬至膏状，加入适量蜂蜜，每次服 100 ~ 200 毫升。

2. 消化不良、食欲不佳：葡萄中的果酸有助于消化，适当多吃些葡萄，能健脾和胃。可以在饭前适当吃些葡萄、喝点葡萄酒或葡萄汁饮料；葡萄干 10 克，饭前嚼服，每日 3 次。

3. 慢性胃炎、胃气虚弱、胃阴不足：每次饭前嚼食葡萄干 6 ~ 10 克；或口服红葡萄酒 10 ~ 20 毫升。

4. 呕吐：葡萄汁 30 毫升，姜汁少许，调匀口服。

5. 妊娠呕吐：干葡萄藤 10 ~ 15 克，水煎取汁服；野葡萄根 30 克，水煎取汁服。

6. 胎逆（孕妇胸腹胀满、喘息气促、坐卧不安）：葡萄 30 ~ 50 克（捣碎），水煎服，每日 2 次；葡萄叶、藤、根各一把，水煎取汁服。

7. 婴幼儿腹泻：葡萄叶适量（洗净），面粉、白糖各等份。葡萄叶水煎 2 次，分别取汁、混合续煎，浓缩成糊状，再加面粉、白糖，拌匀后制成软粒，烘干或晒干。1 岁以上每服 3 ~ 6 克，每日 2 ~ 3 次；1 岁以下者酌减。

8. 细菌性痢疾：白葡萄酒 30 毫升，蜂蜜、生姜汁各 25 毫升，茶叶 10 克。茶叶先煎 1 小时取汁 100 毫升，混合后 1 次服下，每日 2 ~ 3 次。

9. 慢性肝炎、黄疸型肝炎：新鲜葡萄根 50 克，水煎取汁常服。

10. 神经衰弱、过度疲劳、久病体虚、气血不足、头晕、心悸、肢体乏力：适量多吃葡萄或葡萄干（每次 30 克，早晚嚼食），每次饮服葡萄汁 100 ~ 200 毫升（或葡萄酒 20 毫升），每日 1 ~ 2 次。

11. 贫血、血小板减少：每天早晚各饮葡萄酒 20 毫升。

12. 低血糖：葡萄糖能很快地被人体吸收，当人体出现低血糖时，及时吃葡萄或饮用葡萄汁，能很快缓解症状。

13. 高血压：葡萄汁、芹菜汁各1杯（约30毫升），混合加开水温服，每日2次。

14. 冠心病：葡萄糖对心肌有营养作用，有助于冠心病患者的康复。

15. 心脑血管病：现代科学研究表明：吃葡萄能比阿司匹林更好地阻止血栓形成，并且能降低人体血清胆固醇水平，降低血小板的凝聚力，对预防心脑血管病有比较好的作用。

16. 泌尿系感染：鲜葡萄150克，鲜藕250克，共捣烂绞汁，加蜂蜜适量，温开水送服；葡萄汁、藕汁、鲜生地汁、蜂蜜各50毫升，混合口服，每日2～3次。

17. 小便不利、水肿：常吃葡萄干；或葡萄皮适量，焙干为末，开水冲服，每日2次；野葡萄根30克，水煎取汁服。

18. 初期慢性肾炎：葡萄干、桑葚、生薏苡仁各25克，大米200克，煮粥，早晚分2次热服，配合药物治疗可促进痊愈。

19. 营养不良性水肿：葡萄干30克，生姜皮10克，水煎常服。

20. 关节炎、风湿痛：葡萄根80～100克，水煎取汁服用，每日1剂。

21. 跌打损伤：葡萄根80克，白酒50毫升，水煎取汁，2/3口服，1/3擦洗受伤局部。每日1剂。

22. 胎动不安：葡萄干30克，大枣15克，水煎服，每日1～2次，连服1周。

23. 癌症：葡萄皮、葡萄籽能阻止癌细胞扩散，抑制癌细胞恶变，尤其是对皮肤癌，能使癌细胞减少60%～98%，还能破坏白血病细胞的复制能力。

24. 身体排异反应：葡萄汁可以减少器官移植手术患者的排异反应，促进早日康复。

25. 衰老：《神农本草经》记载：葡萄“令人肥健……久食轻身、不老、延年”。葡萄皮中含的类黄酮、花青素和白藜芦醇都是天然强力抗氧化剂，能清除体内自由基，祛斑美容，瘦者增肥，延缓衰老，益寿延年，让你青春长驻。

26. 咽喉炎、声带麻痹、声音嘶哑：葡萄汁、梨汁、甘蔗汁各100毫升，混合，开水稀释，慢慢咽下，每日2～3次，即可治愈。

注意事项

1. 葡萄含糖量高，容易增肥并升高血糖，也容易引起蛀牙，故糖尿病、痰湿较盛的肥胖者、牙病者不宜食，少年儿童不宜多食。

2. 葡萄性偏凉，肺寒咳嗽、脾肾两虚怕冷、脾胃虚寒胃痛腹泻者不宜。

3. 吃葡萄后不能立刻喝水。葡萄润肠通便，吃葡萄后立刻喝水，胃还来不及消化、吸收，水就将胃酸冲淡了，葡萄与水、胃酸急剧氧化、发酵，会加速肠道蠕动，有可能引起腹痛、腹泻。

4. 葡萄最好不要与牛奶同吃。葡萄含有大量维生素C，牛奶的有些成分会与维生素C发生反应，对胃有伤害，会引起呕吐或腹泻。

5. 葡萄不宜与海鲜同吃。海鲜是高钙、高蛋白食品，葡萄含有鞣酸，遇到海鲜中的钙质和蛋白质会凝固沉淀，形成不容易消化的物质。同时吃容易出现呕吐、腹胀、腹痛、腹泻等症状。

附：提子

在很多人眼里，葡萄就是提子，提子就是葡萄，其实不然。葡萄是圆形、质软、汁多，皮薄容易剥但不好吃，价格便宜；提子是葡萄的变种，椭圆形、质硬、汁少，皮厚不易剥但清脆能吃，价格比较贵。提子又称“美国葡萄”“美国提子”，以其个大、果肉清脆、甜酸适口、品质佳、耐挤压、便于贮运等优点被称为“葡萄之王”。虽然价格不菲，但在市场上以其“贵族身份”而备受青睐。也有人认为，提子只不过是香港、广东、海南、上海等地对葡萄的别称，“提子”即广东语“葡萄”的意思。绿色葡萄叫“青提”，红色葡萄叫“红提”，黑色葡萄叫“黑提”。但是无论哪

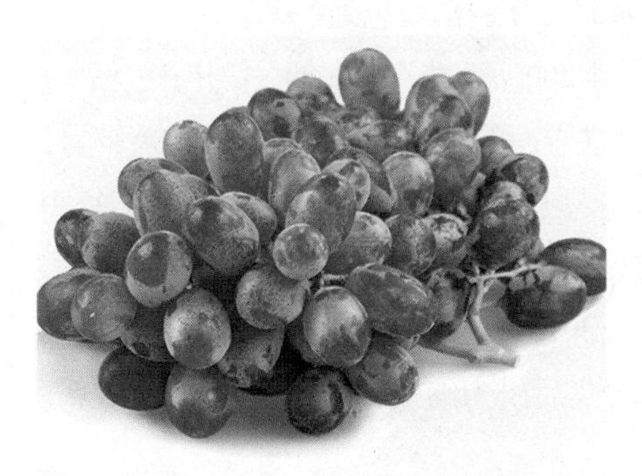

种说法，提子和葡萄的营养及药用价值都是基本相同的，在此不必赘述。

（十八）春果第一枝——樱桃（附：车厘子）

春夏之交，当桃、李还刚刚在枝头孕育胚胎之际，有一种水果已经“先百果而熟”，抢先上市了，那就是有“春果第一枝”美誉的鲜红诱人的樱桃。既可以生吃鲜果，也可以制成果汁、果酱、果脯、果酒、罐头等食用。

【营养及药用价值】

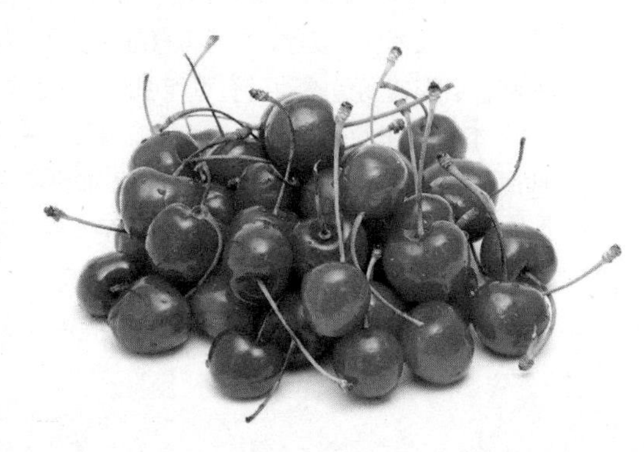

樱桃性温，味甘、酸；归脾(经)、胃(经)、肝(经)、肾（经）；含糖、脂肪、蛋白质、维生素A、维生素B、维生素C、胡萝卜素以及钙、磷、铁等物质，尤其是铁的含量最高，居各种水果之首。具有补益气血、祛风除湿、化痰散结、理气止痛的作用，主要用于贫血、甲状腺肿、肢体麻木、风湿疼痛、疝气、冻疮、烫伤、烧伤、汗斑等病症。

1. 贫血：樱桃含铁量极高，居各种水果之首，故特别适宜于缺铁性贫血患者食用，有促进血红蛋白再生的功效。

2. 甲状腺肿：樱桃核适量，加米醋磨汁，常涂患处。

3. 肢体麻木、风湿腰腿痛：鲜樱桃200克（洗净、去柄、切开、去核），白酒1000毫升，白砂糖适量。一起倒进干净的瓷坛或玻璃瓶中，加盖密封，置于阴凉避光处，每3天摇匀1次，浸泡20 ~ 30天后开始饮用，每次30毫升；并可随时取少量酒涂擦疼痛部位。每日2次。

4. 疝气：樱桃核60克，醋炒后研为细末，每次开水送服15克，每日2次；樱桃核、柠檬核各50克，醋炒焦后研为细末，每次以开水冲服6克，每日2次。

5. 冻疮、烫伤、烧伤：直接将樱桃肉捣烂敷于疮面或捣烂取汁涂抹患处；新鲜樱桃若干，装入瓷坛内，加盖密封，埋入地下 10 天左右，化水后涂擦患处；取八成熟樱桃若干，装入瓷坛内，倒入 75% 酒精，将樱桃浸没，加盖密封，埋入背阴处土中，冬季取出涂擦患处；或以浸泡后的樱桃肉贴敷患处，每日数次。

6. 汗斑：樱桃汁涂患处，每日数次。

注意事项

1. 因本品性温，属热性食品，故热性病、上火者以及虚火旺盛者不宜吃；特别是小儿，过食樱桃极易生热，尤以肺热为主，会流鼻血。

2. 樱桃的含糖量也不少，糖尿病患者忌食。

3. 樱桃核内仁含有杏仁苷，有小毒，不可食。

附：车厘子

车厘子其实就是出产于美国、加拿大等美洲国家个大、皮厚、色深红的大樱桃，是广东、香港、台湾等地根据英语单词 Cherry 的音译。其性味、归经、功能作用、适应证以及注意事项基本与樱桃相同。最适合贫血、体质虚弱、消化不良、风湿腰腿痛者食用。经常吃车厘子还有养颜美容效果，使皮肤红润嫩白，去皱消斑。

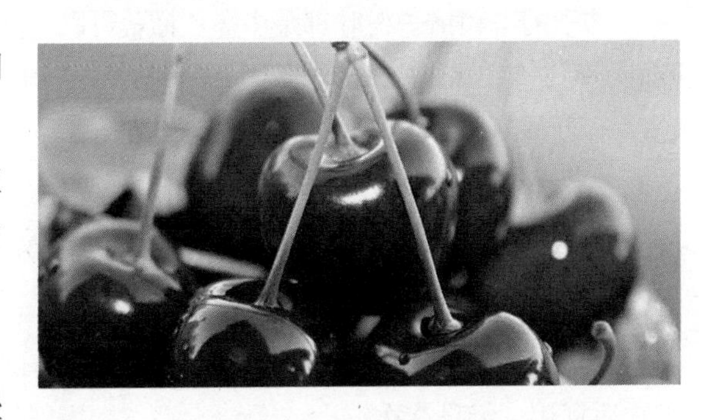

（十九）柿子的功与过

柿子经脱涩红熟后方能食用，味甜、滑腻爽口、营养丰富，历来都是人们喜欢吃的秋季佳果。除了生吃以外，还可制成柿干、柿饼、柿糕、柿馅、酿酒、制醋，或与米粉、面粉等混合做成柿面食用。

【营养及药用价值】

柿子性寒，味甘、涩；归肺（经）、脾（经）、胃（经）、大肠（经）；富含果糖、蔗糖、葡萄糖、脂肪、蛋白质、维生素 B、维生素 C、胡萝卜素以及钙、磷、铁、碘等物质。

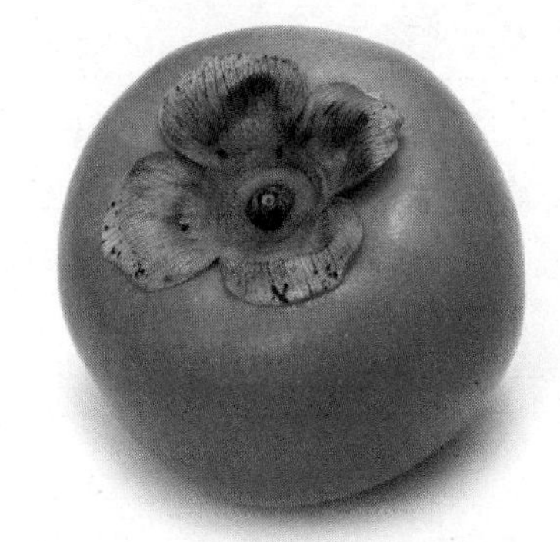

具有润肺止咳、调理胃肠、降逆止呕、清热消炎、凉血止血等多种医疗作用，主要用于多种咳嗽、食欲不振、呕吐、呃逆、腹泻、痢疾、便秘、高血压、尿道炎、痔疮、冻疮、皮肤溃疡、带状疱疹、口舌生疮、咽喉疼痛以及多种出血性病症。

柿子的蒂和柿子树叶都是中药：柿蒂可以平降胃气，治疗嗳气、恶心、呕吐、呃逆等。柿叶有抗菌消炎、止血降压等作用。

1. 咳嗽：肺热燥咳者以柿饼霜 5 ～ 10 克，温开水化服，每日 2 次；干咳无痰者用柿饼 2 个（去蒂），川贝末 9 克（纳入柿饼中），蒸熟后 1 次服完，每日 2 次；久咳不愈者，取柿饼 3 个，水煎，加蜂蜜冲服，每日 2 次；善饮酒者，可以用柿子泡酒，随量饮服。

2. 慢性支气管炎：柿饼 3 个（去蒂），加清水和冰糖适量，蒸至柿饼绵软后食用，每日 2 次。

3. 干咳咯血：柿饼 3 枚，去蒂切小块，大米 100 克，同煮粥，用冰糖或白糖调味食用。

4. 百日咳：柿饼 1 个，生姜末 6 克（夹在柿饼中）焙熟，去姜吃柿饼，每日 2 次；柿饼 15 克，罗汉果 1 个，水煎服，每日 2 ～ 3 次。

5. 肺脓疡：柿饼霜、白及各 30 克，共研细末，每取 3 克，以鱼腥草 30 克，仙鹤草15克煎汤冲服。每日2次。

6. 食欲不振 柿饼1500克，蜂蜜250克，酥油500克，文火共煎煮十余沸，捞出柿饼，每日空腹吃3～5个。

7. 反胃呕吐：柿饼一两个，捣成泥状，开水送服或蒸熟连食数日；柿饼2个，切碎，拌米中蒸熟后吃；柿饼2个，生姜9克，共捣烂后以开水送服，每日2次；柿饼适量，烧存性，研为细末，每次以开水冲服6克，每日3次；柿蒂30克，冰糖60克，水煎服；柿蒂20克，灶心土30克（另包），水煎服。

8. 呃逆：柿蒂6个，水煎代茶；柿蒂7个，烧存性，研为细末，开水冲服；柿蒂、丁香各15克，生姜5片，水煎取汁服。

9. 腹痛、腹泻：柿饼2个，放饭上蒸熟食；柿蒂若干，烧成炭，研为细末，每次开水冲服2克（小儿减半），每日3次。

10. 痢疾初起：柿子若干，切片晒干，炒黄为末，每取5克以开水冲服，每日3次；小儿痢疾可将干柿末放入粳米粥中同食或用大干柿子50个，糯米500克，同磨成粉，再加枣泥拌和，做成柿糕，蒸熟每天服食。

11. 便秘：柿子去皮常吃，可滑肠通便。

12. 黄疸：柿饼1个，切开，皂矾1.5克（塞入柿饼之中），外以面粉包裹烧黄，研为细末，开水冲服。每日2次。

13. 高血压、中风先兆：柿饼3个，一次吃下，每日2次；柿饼3枚（去蒂），清水和冰糖适量，蒸至柿饼绵软后食用；青柿适量，捣烂取汁（柿漆），每次以米汤或牛奶调服20～30毫升，每日2次。

14. 血小板减少性紫癜：柿叶3克，花生衣少许，研末，用温开水送服，连服2个月。

15. 妊娠高血压：柿子适宜孕妇食用，尤其是妊娠高血压综合征的孕妇可以“一吃两得”。

16. 甲状腺肿大：新鲜青柿子含碘很高，能够防治地方性甲状腺肿大。可用青柿1000克，洗净、捣烂取汁，先以大火烧沸，后以文火煎熬浓缩至稠黏时，加入蜂蜜1倍，再煎至浓稠，每次以开水冲服30毫升。每日2次。

17. 咯血、吐血：未成熟之青黄柿子1个，用酒煮沸，吃柿子；大柿饼1个，青黛粉3克，柿饼在饭中蒸熟，剖开，掺入青黛，每晚睡前以薄荷煎汤服下；

每日3次。

18. 便血：柿饼3个，焙干为末，加红糖50克，空腹而食，每日2次；柿饼3枚（去蒂、切小块），大米100克，煮粥，用冰糖或白糖调味食用；柿蒂12克，烧存性，研为细末，每晚睡前以米汤成黄酒空腹调服；年久不愈者，取柿饼8个，灶心土60克，混合炒熟，每日早晚各吃柿饼4个。

19. 遗尿：柿蒂12克，水煎取汁服。每日2次。

20. 泌尿道感染、尿血：柿饼2个，烧炭存性研末，每次用陈米汤送服6克；柿子、黑豆、食盐各适量，水煎取汁服；干柿蒂适量，烧存性，研为细末，每次以米汤冲服10克；柿饼3枚（去蒂、切小块），大米100克，煮粥，用冰糖或白糖调味食用；柿饼2个，灯心草6克，水煎煮取汁，加白砂糖调味饮用，每日2次。

21. 水肿：柿饼1个，切开，皂矾1.5克（塞入柿饼之中），外以面粉包裹烧黄，研为细末，开水冲服。每日2次。

22. 功能性子宫出血：柿蒂5个，烧炭存性研末，黄酒冲服（忌食辣椒、酒等）。

23. 产后出血：柿饼2个，烧存性，研为细末，用黄酒调服。每日1次。

24. 痔疮：柿饼适量，切碎煮烂，当点心吃，每日数次；柿饼2个，放饭中蒸熟，餐前1次吃下；柿饼6个，地榆15克，水煎取汁服，每日3次。

25. 冻疮：柿子皮50克，烧存性，研为细末，以熟菜油调匀涂患处。每日数次。

26. 带状泡疮：柿子汁涂患处。每日数次。

27. 皮肤溃疡：柿子皮（连肉）贴敷患处。每日数次。

28. 小儿脐中流水：柿蒂焙干研末，搽患处。

29. 色素斑：每晚吃柿饼五六个。

30. 蛇咬伤：生柿子或柿饼捣烂敷伤口，干后即换。

31. 咽喉疼痛：柿饼3枚（去蒂），清水和冰糖适量，蒸至柿饼绵软后食用；柿饼霜3克，温开水化服；柿饼霜适量，吹于咽喉，每日3次。

32. 口舌生疮：柿饼霜3克，温开水化服；柿饼霜适量，吹于咽喉，每日3次。

注意事项

1. 柿子性寒，凡外感风寒、脾胃虚寒、肾阳不足、体弱多病、大病之后及妇人产后均不宜食。

2. 柿子含较多的单宁酸和胶质，容易与铁质结合，影响铁的吸收，故缺铁性贫血患者忌食，以免加重病情。

3. 柿子皮有涩味，吃多了会感到口涩舌麻，收敛作用很强，引起大便干燥。所以，吃柿子最好去皮，也不能吃没有成熟或没有经过去涩处理的柿子。

4. 柿子中的单宁酸和胶质还能刺激肠壁，引起平滑肌痉挛出现腹痛，柿子皮所含鞣酸还很容易与胃肠消化液中的胃酸、蛋白质结合而沉积，形成黏稠的团块（不消化的胃结石即“柿石”），轻者会胃痛、恶心、呕吐、腹泻; 重者还会发生胃溃疡、肠梗阻等。胃炎、消化不良、胃溃疡、胃切除、糖尿病患者不宜。

5. 吃柿子应该适可而止，不能过量，一餐 1 个为宜，正常情况下每天不能超过 2 个，过多则会胃肠不适、便秘，

6. 柿子不宜与酸性食物同吃，遇酸可以与蛋白质结合后产生沉淀，凝集成块。所以，也不宜空腹或饥饿时吃，避免与胃酸产生反应。

7. 柿子不宜与海鲜尤其是螃蟹同吃，海鲜是高钙、高蛋白食品，柿子含有鞣酸，鞣酸遇到海鲜中的钙质和蛋白质会凝固沉淀，形成不容易消化的物质，还容易引起呕吐、腹胀、腹痛、腹泻（柿子与螃蟹都是大寒食物，更容易导致胃寒、腹泻）。

8. 文献记载: 柿子绝对不能与鹅肉同食，会中毒死亡。可供参考。

（二十）石榴——上苍赐予人类的宝物

石榴，的确是上苍赐予人类的宝物，耀眼的红皮之内包含的果粒，犹如无数晶莹透亮的颗颗“珍珠”，紧紧相连。红润多汁，晶莹饱满，那么养眼， 那么神奇，那么充满诱惑！赏心悦目，微酸甘甜，你剥开它，究竟是一粒一粒地吃，还是一把一把地嚼，既是乐趣也是对人们耐心的一种考验。石榴本是耐看、耐品的水果，你若一大把塞入口中，那么它的滋味又有不同。

自古以来，石榴花喻示女性之美，石榴籽象征子孙兴旺，“拜倒在石榴裙下”也成为多情男人对风流女子崇拜、爱慕、倾倒的俗语。据说唐代天宝年间，杨贵妃很爱吃石榴，也非常喜欢欣赏石榴花，特别爱穿绣满石榴花的彩裙。唐明皇投其所好，在华清池西绣岭、王母祠等地广种石榴树。每当榴花竞放之际，这位风流天子即设酒宴于“炽红火热”的石榴花丛之中，饮酒作乐。贵妃饮酒后，双腮绯红，明皇也爱欣赏宠妃的妩媚醉态。

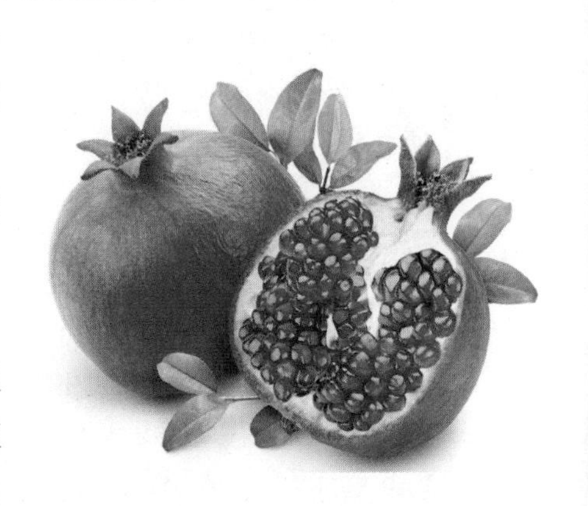

因唐明皇过分宠爱杨贵妃，常常不理朝政，大臣们不敢指责皇上，则迁怒于杨贵妃，对她拒不使礼。一天，唐明皇设宴召群臣共饮，并要杨贵妃献舞助兴。可贵妃端起酒杯送到明皇唇边，向皇上耳语道：“这些大臣们对臣妾不恭敬，不施礼，侧目而视，我不愿为他们献舞。”唐明皇闻之，感到宠妃受了委屈，立即下令：所有文官武将见了贵妃一律施礼，拒不跪拜者，以欺君之罪严惩。众臣无奈，凡见到杨贵妃身着石榴裙走来，无不纷纷下跪施礼。

【营养及药用价值】

石榴性温，其味有酸甜之分，酸者酸涩，甜者甘酸、微涩；归肺（经）、肾（经）、大肠（经）、小肠（经）；含糖、脂肪、蛋白质三大营养素，维生素B、维生素C，有机酸以及钙、磷、钾等物质。入药多用酸石榴的果肉、果皮、花和根（甜者仅用于口渴、咽痛），具有宣肺镇咳、涩肠止泻、解毒杀虫等作用，主要用于咳嗽、消化不良、久泻久痢、脱肛、白带、肠道寄生虫、牛皮癣以及多种炎症、出血症。

1. 老慢支、肺结核久咳、干咳无痰：每晚临睡前吃酸石榴 1 个；或石榴籽、梨子各 100 克，每晚睡前吃。

2. 肺脓疡、肺结核：白石榴花 7 朵，夏枯草 10 克，水煎或加少量黄酒取汁服，每日3次；白石榴花、夏枯草各30克，研末，每次用开水冲服6克，每日3次。

3. 口干口渴、消化不良、食欲不振：甜石榴或酸石榴1个，饭后连籽一起嚼烂吃下，每日2次；石榴1个，西米100克（浸泡2小时），加1000毫升水，煮成西米露，关火加入剥好的石榴或椰汁，晾凉（也可以放入冰箱冰镇一下）食用。

4. 腹泻：石榴皮30克，水煎加红糖适量饮服，每日2次；石榴皮15克，茯苓30克，水煎取汁，每日早晚加红糖调服；酸石榴皮5克，生山楂10克，共研细末，加红糖冲开水分2次服；石榴皮15克，高粱花6克，水煎取汁服，每日2次；石榴皮、茄子根各30克，共焙干为末，每天早晚各服5克；久泻不愈者，用石榴花适量，水煎取汁服，每日2～3次；或取石榴皮适量，焙干为末，每日早上空腹时取6克，加红糖以米汤送服。

5. 痢疾：酸石榴皮适量，水煎或加红糖取汁服；白石榴花20克，水煎取汁，饭前分3次服；酸石榴皮、山楂各30克，水煎取汁服，每日2次；酸石榴2个，连皮带籽捣烂取汁，加生姜、茶叶各适量，水煎取汁服；久痢不止者，陈石榴1个，焙干为末，另用1个酸石榴（连皮、籽捣烂）煎汤送服10克；酸石榴皮15克，小茴香10克，水煎取汁服，每日2次。

6. 脱肛：白石榴花20克，水煎取汁，饭前分3次服；石榴皮60克，明矾15克，水煎熏洗患处，每日1次。

7. 糖尿病：每餐饭前吃酸石榴1个，有辅助治疗作用。

8. 肠道寄生虫：石榴树根内层白皮15克（小儿减半），水煎调红糖服；酸石榴皮30克，水煎汁，冲玄明粉6克，空腹服下；干石榴皮20克（或鲜根内白皮15克，鲜品加倍），乌梅30克为基本方，蛔虫病加使君子10克，绦虫、丝虫病加槟榔20克，蛲虫病加南瓜子30克或槟榔20克，水煎取汁，饭前服下；1小时后再用开水冲服芒硝15克驱虫，连用3日。

9. 小便失禁：石榴100克，烧存性，研为细末，每取6克，以淡醋水冲服，每日2～3次。

10. 咯血、吐血：石榴花适量，水煎服，每日2～3次。

11. 鼻出血：酸石榴皮适量，水煎或加红糖服；酸石榴皮 45 克，白及 10 克，水煎取汁服，每日早晚各服 1 剂；石榴花适量，晒干研末，取粉吹鼻孔，每日数次。

12. 尿血：酸石榴皮适量，水煎或加红糖取汁服；酸石榴皮 45 克，白及 10 克，水煎取汁服，每日早晚各服 1 剂。

13. 功能性子宫出血：酸石榴皮若干，水煎冲蜜糖服，每日 2 ~ 3 次。

14. 肠热便血、痔疮下血：石榴 1 个（捣碎）或石榴皮 300 克，炒焦为末，每取 10 克加红糖以开水冲服；石榴花适量，冰糖 10 克，水煎取汁空腹服，每日 2 ~ 3 次。

15. 外伤出血：红石榴花研细末，撒于伤口。

16. 烫伤、烧伤：红石榴花若干，研细末，调香油搽患处；石榴皮适量，焙干为末，加入冰片少许，再以麻油调匀外敷，每日 2 ~ 3 次。

17. 牛皮癣：鲜石榴皮蘸明矾末，擦患处，每日 3 次；石榴皮适量，焙干为末，加 3 倍量的麻油，混合调匀，外涂患处。每日 2 次。

18. 黄水疮：石榴皮适量，煎汤冷洗患部，每日 2 ~ 3 次。

19. 稻田皮炎：石榴皮、地榆各 125 克，明矾 250 克，水煎取汁，下田前以药液涂擦手足（局部皮肤可染成黑色，但无毒副作用，日久可退去）。

20. 月经过多：白石榴皮一个，白莲蓬一个，水煎取汁服，每日 2 次。

21. 白带：石榴（连皮带籽）90 克，水煎取汁，加蜂蜜少许内服。每日 1 ~ 2 剂。

22. 小儿癫痫：大生石榴 1 个，切去顶端，去其内籽，填入全蝎 5 个，以黄泥封固，煅烧存性为末，每取 1.5 克以人乳调服。每日 2 次。

23. 中耳炎：干石榴皮适量，焙焦为细末，清洁耳腔后，吹药于耳内，每日 1 次；石榴花适量，晒干研末，加冰片少许，混合，每次取少许吹耳内，每日数次。

24. 咽喉疼痛、口舌生疮：石榴 2 个，取其肉（连籽），捣烂后加开水浸泡，凉冷后过滤取汁，频频含漱；酸石榴皮，烧存性研末，取适量吹患处。

注意事项

1. 本品性温，故实热积滞者不宜。

2. 石榴含有大量有机酸，多食能伤胃、损齿，使牙齿变黑，故不宜多食。

3. 石榴含有鞣酸，不宜与高钙、高蛋白的海鲜同吃，否则，海鲜中的钙质和蛋白质会凝固沉淀，形成不容易消化的物质，容易产生呕吐、腹胀、腹痛、腹泻等症状。

（二十一）枇杷 ——“集四时之气”的止咳佳果

枇杷与其他果树春夏开花、秋冬结果不同，它是秋冬开花、春夏成熟，可谓“独树一帜、集四时之气”的佳果。因其果实椭圆，形似中国古代乐器琵琶而得名，又称“金丸”“蜜丸”“卢枝”“芦橘”“黄金丸”“小金锤”，与樱桃、梅子并称为“果品三友”。安徽歙县的三潭、浙江余杭的塘栖、苏州吴县的洞庭西山、福建莆田的宝坑都是我国著名的枇杷产地，枇杷品种最为驰名。在徽州民间甚至有“天上王母蟠桃，地上三潭枇杷”的说法，被誉为“果之冠”，历史上常被作为贡品。

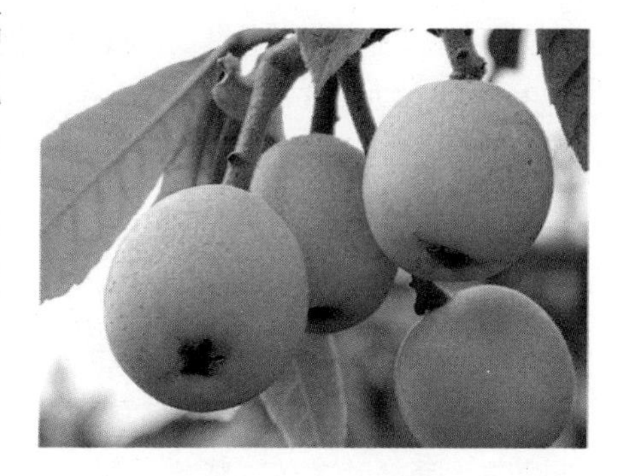

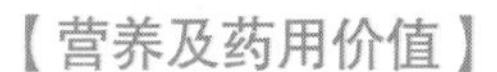

枇杷性平偏凉，味甘淡、微酸；归肺（经）、胃（经）；含有糖类、蛋白质、脂肪，丰富的胡萝卜素，维生素A、B族维生素、维生素C、氨基酸、苹果酸、柠檬酸、果胶、纤维素、苦杏仁苷以及钙、磷、铁、钾、镁、磷等。具有疏风宣肺、止咳化痰、生津止渴、宣通鼻窍、和胃降逆、防癌抗癌等作用，主要用于感冒、气管炎、肺热咳嗽、痰中带血、口干烦渴、呕逆少食、肺癌、胃癌等病症。

枇杷全身都是宝，果实、核、叶、花、根均可入药，但主要是枇杷叶入药，常见的止咳中成药川贝枇杷膏，就是以枇杷叶为主要原料加工而成的，果实、核、花、根为次。肺痿咳嗽、胸闷多痰、劳伤吐血以及维生素 C 缺乏症患者尤其适合食用。

1. 口干烦渴：鲜枇杷适量，洗净，生吃。

2. 感冒：生吃枇杷；或用枇杷叶 60 克（刷毛或另包，以下均同），水煎取汁服，每日分 2 次喝，连服 3 天。有预防感冒作用。

3. 各种咳嗽

（1）风寒咳嗽：枇杷中含有的苦杏仁苷，能够润肺、止咳、祛痰。可以用枇杷叶 30 克，款冬花 9 克，生甘草 6 克，水煎取汁服；炙枇杷叶 15 克，橘红 10 克，川贝 3 克，水煎取汁服；干枇杷叶 30g，芫荽菜、前胡各 15 ～ 18g，艾叶 5 片，水煎取汁，冲红糖，早晚顿服。

（2）咳嗽、喉中痰鸣：枇杷叶 20 克，陈皮、杏仁各 8 克，川贝 2 克，共研细末，每次用开水送服 5 ～ 10 克。

（3）肺热咳嗽、咳咯黄痰或肺燥咳嗽、干咳无痰：枇杷 10 个（去皮、核），冰糖 30 克，水煎服食；枇杷果 100g，剥开两半，果核捣碎，同果肉一起水煎服食（果肉润肺止咳、果核止咳化痰），或可再加生姜 3 片，混合水煎服；鲜枇杷叶 50 克，竹茹 20 克，陈皮 10 克，水煎取汁服；干枇杷叶、干桑叶各 9g，茅根 15g，水煎取汁服；枇杷叶、菊花、苦杏仁、桑白皮、牛蒡子各 9 克，水煎取汁服；枇杷叶 12g，桑白皮 15g，二者均经蜜炙后水煎取汁服；枇杷叶、桑白皮各 12g，黄芩 6g，水煎取汁服，每日早晚各 1 次。

（4）肺热久咳、身瘦、将成肺痨或慢性肺阴虚咳喘：每天吃四五个枇杷；枇杷叶、冬桑叶、车前草、天花粉各 15 ～ 20 克，水煎取汁服；枇杷叶、木通、款冬花、紫菀、杏仁、桑白皮各等份，大黄减半。混合，研为细末，炼蜜为丸如樱桃大，每晚饭后和睡前各含化 1 丸。

（5）百日咳：枇杷叶、桑白皮各 15g，地骨皮 9g，甘草 3g，水煎取汁服。

（6）肺癌热性咳嗽、咳吐脓痰、咯血：新鲜枇杷叶 15 克（鲜品 60 克），粳米 100 克，冰糖少许。先将枇杷叶刷尽叶背面的绒毛（或不刷毛用布包起来）切细后水煎过滤取浓汁，加粳米煮粥，加冰糖少许，佐膳服用。

4. 咳逆不止、饮食不下：枇杷叶 20 克，陈皮 20 克，甘草 15 克，生姜 6 克，水煎取汁服。

5. 消化不良、食欲不振：枇杷中所含的有机酸，能刺激消化腺分泌，可增进食欲、帮助消化吸收。

6. 多种呕吐、呃逆：枇杷叶有泄热下气、和胃降逆之功效。可将枇杷叶晒干、去毛，制成茶叶，经常饮用；枇杷叶 15 克（布包），橘皮 10 克，水煎取汁服；枇杷叶 15g，鲜竹茹 15g，灶心土 60g，水煎取汁服；枇杷叶 2 片，柿蒂 5 个，菖蒲 6g，桂竹青（桂树的内层皮）1 把，水煎取汁服。

7. 胃癌哕逆不止、饮食不入：枇杷叶 20 克，陈皮 25 克，炙甘草 15 克，生姜 3 片。水煎取汁服用，每日 2 次。

8. 小儿吐乳：枇杷叶（去毛，焙微黄）、母丁香各 1 克，捣为细末，母乳头上涂极少许，使婴儿吸之即止。

9. 黄疸：枇杷叶 60 克（刷净毛），水煎取汁分 2 次服；枇杷根 120 克，水煎取汁加入红糖适量温服，每日 1 次，连续 4 天。

10. 糖尿病：枇杷根 60 克，水煎取汁服，坚持常服。

11. 肥胖：健脾、利水、化痰是减肥的三大基本原则，枇杷同时具备了这三大作用，故是很理想的减肥果品。可用枇杷果肉 250 克，粳米 50 克（淘洗干净），冰糖适量。先用水煮冰糖，然后加入粳米煮粥，将熟时放入枇杷肉，再煮 10 分钟即可食用。

12. 慢性肾炎、膀胱炎及尿道炎、小便淋涩不利：枇杷叶 20 克，车前子 15 克，甘草 6 克，水煎取汁服。

13. 胡萝卜素低下：枇杷的胡萝卜素含量在水果中排第 3 位，胡萝卜素摄入人体消化吸收后能转化成维生素 A，能防止眼睛和皮肤干燥、粗糙，促进细胞发育和骨骼以及牙齿的健康成长，提高人体免疫，改善生殖功能，预防心脑血管病和肺、食道、胃、肝等癌症并发症等。

14. 回乳困难：枇杷叶 5 片，牛膝根 9 克，水煎取汁服，每日 2 次，连服 2 ~ 3 日。

15. 痔疮：枇杷叶适量（洗净、去毛、蜜涂、焙枯、研末），乌梅肉（焙枯），共为细末。每晚睡前清洁肛门局部，以药敷之。

16. 夏季小儿皮肤热疖如痱疹：枇杷叶煎汤作浴剂，每日 1 ~ 2 次。

17. 面上生疮：枇杷叶适量，去毛、焙干为末，每日饭后用茶水送服

5 ~ 6克。

18. 痤疮、酒糟鼻：枇杷叶200克（去毛），天花粉、黄芩（酒炒）各100克，甘草20克，共为末，黄酒为丸如桐子大，每日饭后和临睡前服5 ~ 6克。服药期间忌食辛辣、油炸之品。

19. 酒糟鼻：枇杷叶（去毛）、大栀子、苦参、苍术（米泔浸炒）各等份，研为细末，每次用酒调白开水冲服5克。

20. 鼻出血：枇杷叶5克，焙干为末，茶水调服。

21. 扁桃体炎、咽喉肿痛：鲜枇杷50克，洗净去皮，加冰糖5克，熬半小时后食用，有特效。

【小食谱】

枇杷膏：枇杷肉500克，冰糖600克。将冰糖放入开水中煮熬至化，加入枇杷肉继续煮至浓稠至膏状即成。

注意事项

1. 枇杷叶背面有很多白色的毛，入药前需要刷去或用布另包，否则会刺激咽喉，产生不适感。

2. 枇杷含糖量高，多食助湿生痰，故脾虚腹泻、糖尿病患者不宜。

3. 古代文献记载：枇杷勿同粟米、小麦同食，可供参考。

（二十二）李子滋阴润燥（附：布林）

李子又名“李实”“嘉庆子”“嘉应子”，属于新鲜浆果，吃起来非常清脆爽口。

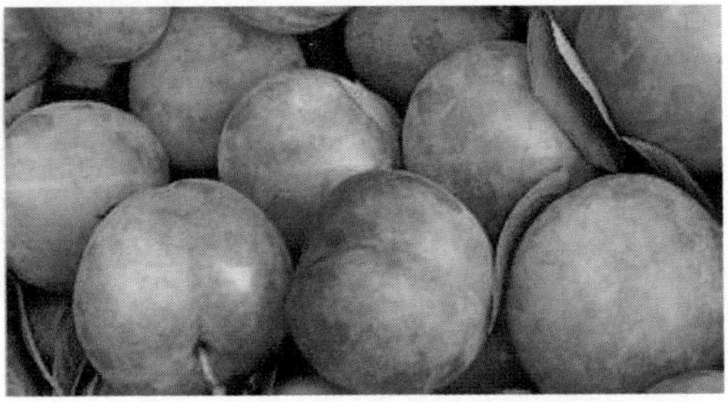

【营养及药用价值】

李子性平，味甘、酸；入肝（经）、肾（经）；含有糖、蛋白质、脂肪、果酸、氨基酸、维生素A、B族维生素、维生素C、胡萝卜素以及钙、磷、铁、钾、钠、镁等营养素。具有生津止渴、滋阴清热、润肺止咳、增进食欲、清肝除热、利水消肿的功效；主要用于阴虚内热、口渴咽干、骨蒸潮热、肺燥咳嗽、食欲不振、肝胆湿热、小便不利等病症。

1. 口渴、咽干：鲜李子适量，洗净生吃；李子果脯适量，频频含咽；或鲜果捣烂取汁，凉服；李子汁、葡萄汁、甜瓜汁各适量，混合调匀，冷开水冲服。

2. 虚劳、骨蒸潮热：鲜李子适量（去核），洗净现吃或捣烂绞汁，冷服，每次25毫升，每日3次。

3. 肺燥干咳无痰：李子适量，洗净生食；或加蜂蜜一起水煎熬膏服用，每次15毫升，每日2次。

4. 食欲不振：鲜李子、葡萄干各适量，饭前嚼食。

5. 痢疾：李树皮1把，水煎取汁服，每日3～4次。

6. 肝硬化腹水：鲜李子4～6个，洗净、生吃，每日2次。每次食量不宜过多。

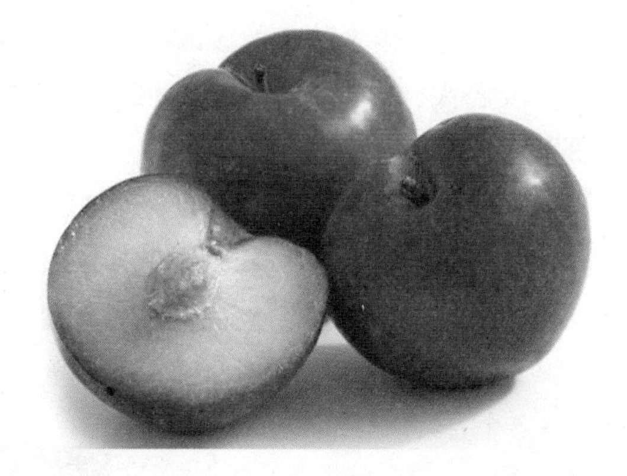

7. 糖尿病：鲜李子（去核）适量，洗净捣烂绞汁冷服，每次25毫升，每日3次。可辅助治疗糖尿病

8. 跌打肿痛：李核仁10～15克，水煎服。每日3次。

9. 月经过多、子宫出血：鲜李子2～3个，醋浸泡后加水煎服，每次30～50毫升，每日3～4次。

10. 汗斑、面黧黑：李子核仁适量，去皮，研为细末，加入鸡蛋清调和，每晚临睡前涂于面部，次晨洗去，连用1周以上；鲜李子汁100毫升，米酒250克，混合（谓之“驻色酒”），夏初服用，每次1小杯，能嫩肤、润肤、养颜。

11. 蝎子蜇伤：苦李仁适量，捣烂涂敷患处，干后即换。

注意事项

1. 多食本品易生痰湿，既伤脾胃，又损牙齿，故痰湿咳嗽、脾虚泄泻、溃疡病、胃肠炎、儿童及牙病患者不宜。

2. 味道苦涩的李子和置于水中漂浮的李子有毒，不能吃。

3. 李子核硬壳内的仁含有苦杏仁苷，有小毒。

4. 古代文献记载：李子不能同蜂蜜、鸡肉、鸭肉、鸡蛋、鸭蛋、麻雀肉一起食用。可供参考。

附：布林

布林属于李子的一种，外表紫黑色，吃起来口感厚实，果皮微酸，果肉甘甜。其营养成分和药用价值基本与李子相同，但高于普通李子。含有强力抗氧化剂花青素，能抗衰老，保青春，益寿延年。促进人体生产胶原质，维护和增强皮肤弹性。防病保健功能非常突出，黑布林宜与冰糖炖食，能养胃阴、清虚热、润咽喉、通腑气，热量低，吃了还不会长胖，是教师、演员、主持人、歌唱家以及阴虚火旺、胃酸缺乏、脘腹胀满、大便秘结患者的理想果品。

1. 阴虚内热、咽干喉燥、虚劳久咳：黑布林 20 个（洗净、核取出、捣汁），蜂蜜 25 毫升。先将果核在锅中煮沸至深红色，去核，加入蜂蜜，烧开片刻，起锅与布林果汁混合，置冰箱冷藏后饮用。

2. 肠燥便秘：黑布林干 400 克，蜂蜜 100 毫升，白酒 1500 毫升。浸泡2～3个月，过滤，每次服10毫升，每日 2 次。

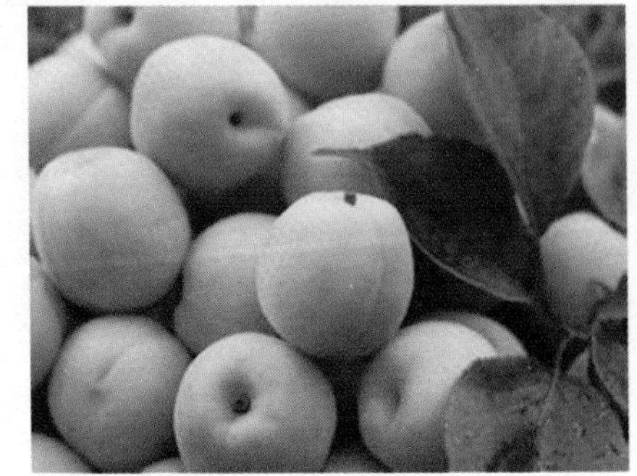

3. 肝硬化腹水：生吃布林对治疗肝硬化腹水大有裨益，可用黑布林 6 个（洗净、去核、切碎），大米 30 克，加清水适量煲粥，每日分 2 次服完。

4. 面斑：黑布林核 2 个（洗净、

去皮和核、研末），鸡蛋1个（取用蛋清），二者调匀，每晚睡前敷脸，次晨洗去，搽抹少许面霜。有养颜祛斑作用。

5. 脱发： 饭后经常少量吃黑布林，可以治疗脱发、头皮瘙痒、多屑等。

（二十三）从“望梅止渴”说起

梅子是一种很酸的水果，未成熟者称“青梅”，成熟者称“黄梅”，将青梅或黄梅用烟火熏烤成黑色者称“乌梅”，青梅用盐水夜浸日晒十天后会起白霜，称“白霜梅”。

东汉末年三国时代，曹操带着大队人马一路行军。时值盛夏，火辣辣的太阳挂在空中，散发着巨大的热量，方圆数十里都没有水，大地都快被烤焦了。头顶烈日，人困马乏，战士们一个个头昏眼花、大汗淋漓、口干舌燥，喉咙里好像着了火似的，许多人的嘴唇都干裂得出了血，每走一段路，就有人中暑而死。目睹这样的情景，曹操心里非常焦急。他策马奔向旁边一个山冈，极目远眺，希望能找到一个有水的地方。可是让他失望的是，龟裂的土地一望无际，没有一点水的踪迹。再回头看看将士们，个个有气无力，东倒西歪，怕是很难再走多远了。在这非常危急的关头，曹操突然灵机一动，急中生智，脑子里蹦出个好点子。只见他在山冈上抽出令旗指向前方，大声喊道：“前面不远的地方有好大一片梅林，结满了又大又酸又甜的梅子，大家再坚持一会儿，到那里马上就能吃到梅子解渴了！”将士们听了曹操的话，想起梅子的酸味，就好像真的吃到了梅子一样，个个腮帮子一酸，口里顿时生出了不少口水，精神也振作起来，鼓足力气加紧向前赶去。就这样，曹军终于走出了旱区，到了有水的地方。这就是史上有名的“望梅止渴”的故事。曹操利用人们对梅子酸味的条件反射，成功地克服和战胜了士兵在炎热的夏天行军没有水喝极度干渴的困难，走出了困境。

【营养及药用价值】

梅子性平、味酸；入肺（经）、肝（经）、脾（经）、胃（经）、大肠（经）；含糖、脂肪、蛋白质、维生素B、维生素C、胡萝卜素、柠檬酸以及钙、磷、铁等物质。具有生津止渴、敛肺止咳、涩肠止泻、敛汗止泻、解毒杀虫等多种作用，主要用于暑热烦渴、肺热咳嗽、胃痛、恶心呕吐、泄泻、痢疾、糖尿病、汗症、蛔虫、钩虫、疮疖、鸡眼、牛皮癣、多种出血症等。

1. 高热、烦渴、中暑：生吃梅子适量；乌梅、白糖各适量，加水煎煮，制成酸梅汤，凉后饮用；青梅若干，浸入50度白酒中密封1个月（青梅酒），是夏令家庭防治中暑的好饮料；乌梅、玉竹、石斛、天花粉各6克，水煎服。

2. 小儿高烧、抽搐、口鼻出热气伴大便干结：青梅5000克，煮至极烂，去核，过滤后再煎，浓缩成膏（青梅膏），搓成如黄豆大药丸（青梅丸）备用。先用植物油通便，取青梅丸1～3粒，开水溶化，白糖水调服，每日2～3次。

3. 老慢支久咳不止：乌梅肉250克，苏叶150克，甜杏仁、姜制半夏各40克，罂粟壳（去筋膜）、甘草各10克，混合后用蜂蜜炒焦，研为细末，每取10克以开水兑入阿胶1/2块冲服。每日2次。

4. 食欲不振、消化不良：青梅30克，黄酒100毫升，同蒸20分钟，吃青梅并温服10～30毫升。

5. 恶心呕吐：乌梅20克，冰糖15克，水煎服；青梅酒20毫升，同时吃酒泡青梅1个。

6. 胃痛：青梅酒（青梅若干，泡于高粱酒中密封1个月）适量，常饮；乌梅2个，大枣3枚，杏仁7粒，混合捣烂，开水送服；乌梅、延胡索各10克，白芍15克，蒲公英30克，水煎服，每日2次。

7. 肠道传染病：青梅丸（制作方法见2，小儿高烧抽搐中）3粒，开水溶化，饭后白糖水调服，每日2次。

8. 泄泻：乌梅6个，浓煎，饭前空腹饮用，每日2～3次；梅子30克，诃子15克，共研细末，以蜂蜜调和，1日分3次服；乌梅、诃子、党参、白术各10克，水煎取汁服，每日2次；梅子30克（炒炭），党参、茯苓、木香、肉蔻、苍术各20克，水煎取汁服。

9. 痢疾：乌梅20个，去核，浓煎取汁，每日饭前服用；乌梅100克

（去核），烧焦为末，每服 10 克，米汤送服；青梅 30 克，黄酒 100 毫升，同蒸 20 分钟，吃青梅并温服 10 ～ 30 毫升；乌梅 20 克（捣碎），香附 12 克，水煎取汁服，每日早晚各 1 次。

10. 胆囊炎、胆结石：乌梅、金钱草、海金沙、延胡索、鸡内金、炙甘草各 15 克，水煎取汁服。每日 2 次。

11. 蛔虫症（腹痛、吐蛔）：乌梅 30 克，白糖 20 克，浓煎取汁冷服；乌梅 30 克，浓煎取汁，加陈醋 20 毫升，腹痛发作时顿服；青梅 30 克，黄酒 100 毫升，同蒸 20 分钟，吃青梅并温服 10 ～ 30 毫升；乌梅 10 枚，川椒 6 克，苦楝皮 25 克，生姜 3 片，水煎取汁分 2 次服。

12. 钩虫病：乌梅 30 克，浓煎取汁，早上空腹时顿服，中午前再服 1 次。

13. 蛲虫：乌梅、槟榔、甘草各 15 克，水煎取汁服。每日 2 次。

14. 自汗、盗汗：乌梅 30 克，浮小麦 15 克，糯稻根 1 把，水煎取汁服；乌梅、黄芪、当归、麻黄根各 10 克，水煎取汁服，每日 2 次。

15. 糖尿病：乌梅肉 100 克，微炒为末，每取 10 克，水煎服，每晚睡前 1 次；乌梅、麦冬、丹皮、五味子、怀山药、天花粉、生地黄、熟地黄各 10 克，肉桂 2 克，水煎取汁服，每日 2 次。

16. 尿血、便血：乌梅 100 克，烧存性为末，醋调为丸（如梧桐子大），空腹时以米汤或酒冲服 50 丸，每日 2 ～ 3 次。

17. 风湿关节痛、扭挫伤、腰肌劳损、坐骨神经痛：青梅酒，适量内服，同时配合青梅酒擦抹痛处，每日数次。

18. 月经过多、子宫出血：乌梅 30 克，红糖适量，水煎取汁服，每日 2 次；或每次口服乌梅流浸膏 5 毫升，每日 3 次；青梅丸（制作方法见 2 小儿高烧抽搐中）10 克，开水溶化，饭后白糖水调服，每日 3 次；乌梅、当归、黄芩、白药、艾叶炭各 10 克，水煎取汁服，每日 2 次。

19. 疮疖：乌梅适量，烧存性，研为细末，麻油调涂患处，每日数次；乌梅 9 克，烘干为末，加冰片少许，先清洁疮面，外撒药粉，每日数次。

20. 疣、鸡眼、皮肤浅表血管瘤：青梅 5000 克，煮至极烂，去核，过滤后再煎，浓缩成膏（青梅膏），每晚睡前涂患处，外用胶布固定；乌梅 30 克，以浓盐水浸泡一天后去核，加醋适量，捣烂如泥，每晚睡前敷于患部，外用胶布固定，数日可除。

21. 牛皮癣：50% 的乌梅膏开水冲服，1 次 9 克，每日 3 次；青梅丸（制作方法见 2 小儿高烧抽搐中）10 克，开水溶化，饭后白糖水调服，每日 3 次。

22. 指趾溃疡：乌梅肉适量，加醋捣烂如泥，涂敷患处；乌梅粉适量，加 2 倍量的凡士林，混合调匀，涂敷患处，每日 1 次。

23. 刀枪外伤：乌梅肉适量，捣烂敷患处。止血、止痛效果良好。

24. 口臭：每日早、晚吃梅子 1 ～ 2 个；或常常口含梅制果脯。口气可除。

25. 鱼刺卡喉：梅子 10 ～ 20 个，浓煎，连梅子一起频频含服。

【小食谱】

酸梅汤：乌梅、山楂干各适量，冰糖（怕酸的可以多加）、甘草（少许）、玫瑰花（没有可以不加）。乌梅、山楂、甘草、玫瑰花洗净后用清水浸泡 15 分钟，放入砂锅或不锈钢锅内（因有山楂，不适合用铁锅），加适量清水大火煮沸，转中小火煮 20 分钟放入冰糖，融化后关火晾凉，过滤取汁，放入水壶或玻璃容器内冰镇即可。有清热解暑、生津止渴、润肺止咳、和胃健脾作用，但脾胃虚寒、胃酸过多及胃溃疡患者不宜，会刺激胃酸分泌。

注意事项

1. 本品味酸，多食损齿，且助痰生热，故凡胃酸过多、咳嗽痰多、胸闷气喘者和牙病患者、小儿均不宜食。
2. 硬壳内仁含有苦杏仁苷，有小毒。
3. 古代食疗文献记载：酸梅忌与猪油同食，可供参考。

（二十四）酸甜柔嫩、食药兼优的杨梅

杨梅未成熟时酸涩带苦，成熟以后色泽艳丽、紫红酸甜、汁多核小、煞是诱人。具有“子夜开花、天明凋谢”的特性，有“果中玛瑙”之誉。

提起杨梅，还有一段感人的爱情故事：相传两千多年前，越国大夫范蠡帮助越王勾践打败吴国后，带着西施悄悄离开了都城，决定隐居山野，

永不为政。当他们来到浙江余姚一带，觉得此地人烟稀少，山上有果树，山下有清泉，是个安身的好地方。于是他们就伐木为梁，割茅为瓦，搭建了小屋住下来。初到山野，他们来不及开垦种植，只得上山采摘野果充饥。由于当时正值夏至，山上虽有满山野果伸手可得，可惜这些野果涩得麻嘴，酸得掉牙，俩人吃得皱眉捧心，苦不堪言。无奈之下， 范蠡发疯似地摇着一棵棵果树，弄得满手是血。西施见状心疼得与范蠡抱头痛哭，血水泪珠染红了果树。可能是他们的虔诚感动了上苍，只见树上的果实一下子变得红艳艳、水灵灵的。他们再吃的时候，已是酸甜可口了。于是，他们把吃剩的残核种在地里，世世代代传了下来，变成了现在酸酸、甜甜、柔柔、嫩嫩的杨梅。

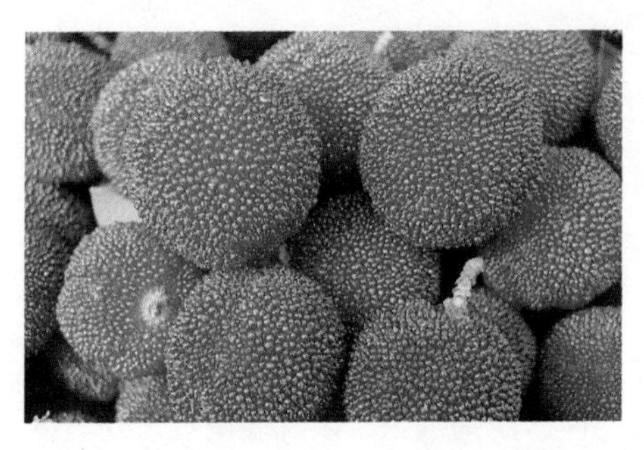

【营养及药用价值】

杨梅性平偏温，味甘、酸；入胃（经）、大肠（经）；含有大量水分、果糖、葡萄糖、果胶、有机酸、苹果酸、柠檬酸、维生素B、维生素C、纤维素以及钙、镁、铁、锰、锌、铜、钾、磷、钠、硒等物质。具有清热解暑、生津止渴、帮助消化、增加食欲、调理胃肠、温中止呕、消炎止痛的作用。主要用于暑热烦渴、头痛、急性胃肠炎吐泻、痢疾、烫伤烧伤等病症。

杨梅的果核、根、皮均可入药，果核可治脚气，根可止血理气，树皮泡酒可治跌打损伤、红肿疼痛等。

1. 头痛：干杨梅5～7个，焙干为末，头痛发作时取少许吹入鼻中取嚏；或饭后以薄荷汤送服6克，每日2～3次。

2. 盗汗：杨梅15个（捣烂），麻黄根10克，糯稻根15克，水煎取汁服。每晚临睡前1次。

3. 暑热烦渴、胃肠不和、急性胃肠炎、恶心呕吐、腹胀腹痛腹泻、痢疾：杨梅用白酒浸泡1个月后，盛夏时节吃杨梅或饮杨梅酒，会顿觉气舒神爽、消暑解腻；吐泻时取杨梅加生姜熬浓汤喝下即可止吐止泻；杨梅15克（去核、捣碎），煎汤饮服；干杨梅30克，炒炭存性，研为细末，每次用米汤送服3～6克；杨梅60克（洗净、打碎、去核），白糖适量，水煎取汁凉服；鲜杨梅500克，洗净浸泡于米酒中，3天后食杨梅，每次4粒，每日2次；鲜杨梅500克（洗净、打碎、去核），白糖50克，共捣烂放入瓷罐中，自然发酵1周，用纱布过滤取汁（杨梅甜酒），密闭保存，夏季佐餐，随量饮用；杨梅酒（鲜杨梅250克，加白酒至淹没杨梅为度，浸泡1月），每次服1杯；腌杨梅（杨梅、食盐、白糖各适量，腌制时间越久越佳），每次嚼服2～3粒或开水泡软代茶，频频饮服。

4. 腰扭伤：杨梅树皮适量，研末，每日早晚用开水或烧酒送服10克。

5. 颈淋巴结核：杨梅树皮15～30克，水煎取汁服，每日2～3次。

6. 烫伤、烧伤：杨梅6克，烧存性，研为细末，以麻油调敷伤处。每日2～3次。

7. 鼻息肉：杨梅（连核），冷米饭粒各适量，混合捣烂，涂抹患处。每日数次。

8. 牙龈炎、牙床溃疡：杨梅树皮6克，水煎取汁服；杨梅核适量，烧成灰，吹撒患处，每日数次。

9. 饮酒过量、酒后燥热、烦渴：一次性吃鲜杨梅100克左右。

【小食谱】

杨梅茶：杨梅蜜饯10颗，茉莉花茶10克，用1000毫升滚开水冲泡，加盖焖3～5分钟，待杨梅蜜饯完全泡开后随意饮用（喜欢甜口味者可适量添加白砂糖或蜂蜜调味）。滋阴润肺、生津止渴，适合上火或虚火导致的口渴、咽干口燥、食欲不振、神疲乏力。

杨梅酒：鲜杨梅500克（洗净、晾干），白酒1000毫升，蜂蜜100克。一起倒入广口大玻璃瓶，加盖密封置于阴凉避光处，第1周每天摇匀1次，第2周开始每周摇匀1次，3个月之后即可启封饮用，每次口服20～30毫升，每日2次。喜欢甜口味的人，可以根据个人喜好添加适量冰糖。杨梅酒只要保存良好，可以泡制更久时间，且时间越长越佳。清热解暑、生津止渴。适宜于夏季暑湿发热、汗出、烦渴、胸闷、头昏、头痛、身重、恶心呕吐等。

注意事项

1. 本品味酸，多食损齿、伤筋，并助痰湿，发热生疮，故痰湿内盛、血热火旺、体内郁热、好发疮疡者不宜食，免生痰湿、助热生疮。小儿也不宜多吃。

2. 硬壳内仁含有苦杏仁苷，有小毒。

（二十五）水果皇后——草莓

草莓又称“洋莓”，与山竹并称为“水果皇后”。既能生吃、糖腌，也可以加工成果脯、果酱、果酒、罐头，或者草莓酸奶、草莓雪泥、草莓雪糕。是一种色鲜味美、营养丰富、颇受人们喜爱的鲜食水果。每当草莓上市时节，那红艳艳的色彩，常常令路人垂涎欲滴……生吃草莓前，如果能撒上少许白糖稍微腌渍一下，或者将洗净的草莓捣碎，倒入鲜牛奶，搅拌均匀，稍加冰镇食用，味道就会更加鲜美！

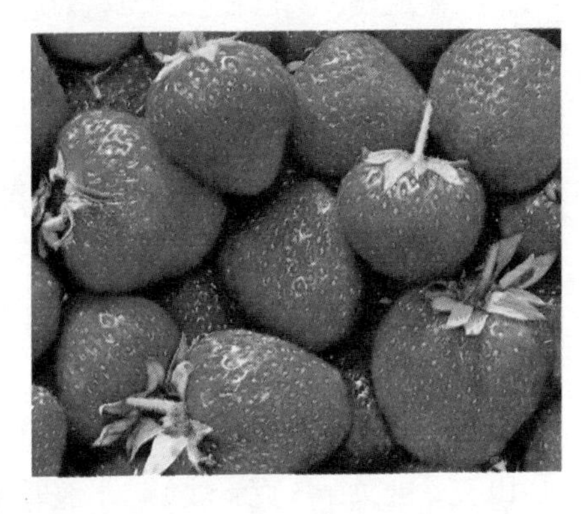

如果家中草莓较多，一时又吃不完，可以将其加工成草莓酱：将洗净的草莓切成小块放入锅中，加入 1/5 量的清水以文火烧煮，其间不停地用筷子搅动，待其成糊状时加入适量红砂糖，再熬 10 分钟左右，即可盛入大玻璃瓶中储存，佐餐食用。

【营养及药用价值】

草莓性平偏凉，味甘、酸；归肺（经）、脾（经）；含丰富的果糖、蔗糖、葡萄糖、柠檬酸、苹果酸、氨基酸、蛋白质、维生素 B、维生素 C、维生素 P（尤其是维生素 C 的含量很高）、胡萝卜素以及钙、磷、铁等物质。具有清肺化痰、促进消化、增强食欲、益气养血、清热除烦、润肠通便、利水通淋、解毒消炎、防癌抗癌等功用，主要用于暑热烦渴、肺热咳嗽、消化不良、食欲不振、气虚贫血、泻痢或便秘、皮肤疮疖、毒蛇咬伤以及部分癌肿等。

1. 暑热烦渴：草莓挤汁，加适量白糖或盐冲服。一次 40 毫升，每日 3 次。

2. 肺热咳嗽：草莓 30 克，雪梨 1 个，绞汁服，每日 3 次；鲜草莓汁、柠檬汁、生梨汁各 50 毫升，蜂蜜 15 毫升，混匀。每日 1 次服。

3. 消化不良、食欲不振：草莓 80 克，山楂 30 克，水煎取汁服。每日 2 次。

4. 气虚贫血：草莓 100 克，红枣 50 克，荔枝干 30 克，糯米 150 克，煮粥常食。

5. 暑热泄泻：鲜草莓 200 克，水煎取汁服，每日 1 ~ 2 次。

6. 痢疾：草莓 100 克，黄连 10 克，水煎取汁服，每日 1 次。

7. 大便秘结：草莓 50 克，麻油适量，捣烂调匀，睡前空腹食用，每日 1 次。

8. 高血压、高脂血症：草莓对心血管病的防治也有好处，可用草莓 50 克生食，每日 3 次；草莓 100 克，山楂 30 克，荷叶 15 克，冬瓜皮、冬瓜籽各 15 克，水煎取汁服，每日 1 次。

9. 泌尿系感染：干草莓 20 克（鲜品加倍），瞿麦、萹蓄各 12 克，车前子 10 克，水煎取汁服，每日 1 次。

10. 血尿：鲜草莓 100 克，海金沙 20 克，小蓟 15 克，瞿麦 12 克，水煎取汁服，每日 1 次。

11. 遗尿、遗精：干草莓 10 ~ 20 克（鲜品加倍），芡实 12 克，覆盆子 10 克，韭菜子 5 克（炒）。水煎取汁后加白糖少许，每日分 2 ~ 3 次服。

12. 小儿疳积：草莓 50 克，山楂、神曲各 20 克，陈皮 6 克，水煎取汁服，每日 1 次。

13. 皮肤疮疖、毒蛇咬伤：鲜草莓适量，捣烂加红糖，拌匀后外敷患处，每日 2 ~ 3 次。

14. 烫伤：鲜草莓 60 克，捣烂外敷患处，每日换药 2 次。

15. 口腔溃疡、舌体生疮：鲜草莓 100 克，捣汁含服；草莓、西瓜各 200 克，绞汁饮服，每日数次。

16. 癌症：新鲜草莓中含的一种鞣酸，有解毒、抗癌作用，能阻止癌细胞的形成，尤其明显的是有效预防前列腺癌。在抗癌水果中，草莓的作用十分明显。此外，草莓中还有一种胺类物质，对预防白血病、再生障碍性贫血等血液病也能起到很好的效果。白血病燥热便秘者，可用草莓80克（绞汁），蜂蜜50毫升，柠檬汁90毫升，混合加凉开水100毫升饮服，每日1～2次。

注意事项

1. 由于草莓没有硬厚的果皮，表面（尤其是突起的颗粒之间的凹陷处）很容易沾染细菌，生吃时一定要用清水冲洗干净，最好再用开水烫一下。

2. 草莓性寒，肺寒咳喘、脾胃虚寒肠鸣腹泻、肾阳不足小便频数者不宜食用。

（二十六）超级水果新贵——蓝莓

蓝莓，别称"蓝梅""都柿""甸果""越橘"，是一种水果新贵。深蓝色，状如成熟的大女贞子，味道甘甜，略带有一点酸涩。

【营养及药用价值】

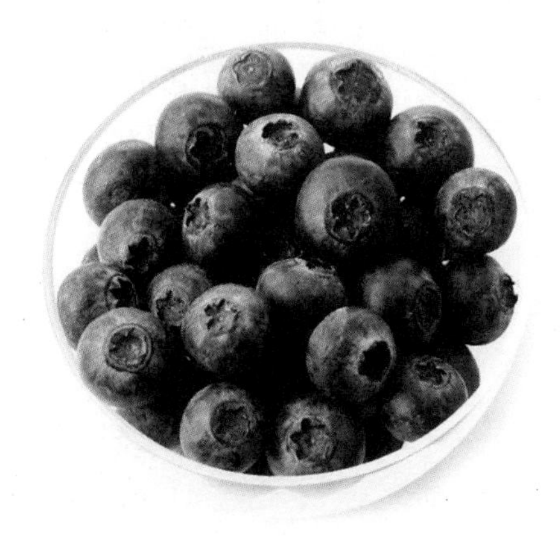

蓝莓性凉，味甘、酸，微涩；入心（经）、小肠（经）、大肠（经）；含有丰富的糖、脂肪、蛋白质、果胶、有机酸、氨基酸、维生素A、维生素B、维生素C、维生素E、胡萝卜素、花青素、膳食纤维以及钙、磷、镁、铁、锌、钾、铜、锰、锗等成分。正是由于蓝莓丰富的营养成分，构成了它高维生素、高花青素、高微量元素的特殊保健价值，具有抗氧化、增强免疫、软化血管、强心、防癌抗癌、延缓衰老、益寿延年等系列防病保健作用。

1. 感冒：蓝莓富含维生素C，对一般的伤风感冒、咽喉疼痛、腹泻有较好的改善作用。

2. 皮肤老化：蓝莓中蕴藏着大量紫色成分，那就是花青素。而花青素是最强的抗氧化物质，能提高免疫、嫩肤养颜、抗皮肤老化、减少老年斑，延缓衰老、益寿延年。

3. 动脉硬化、心血管疾病：蓝莓的果胶含量很高，能有效降低血脂和胆固醇，防止动脉硬化和肥胖病，增强心脏功能，促进心血管健康，预防心脏病，进而降低血栓及心脏病危险；花青素也能加固血管，使血管更具弹性，可改善血液循环；对于静脉功能不足者，原花青素能有效地减轻疼痛，消除水肿，控制夜间痉挛等症状。

4. 便秘：1 杯新鲜蓝莓含大约 4 克膳食纤维，占人膳食纤维日摄入量的 14%。能有效促进肠道蠕动，防治便秘。

5. 肥胖：蓝莓是低热量水果，又有润肠通便作用，不会导致发胖，所含多酚类物质还能分解腹部脂肪，有助于减小腹围，控制体重。

6 糖尿病：糖尿病患者吃蓝莓有助于调节血糖水平。每周吃 5 份蓝莓，就能降低血糖指数，坚持 2 个月可显著改善血糖调节能力。

7. 膀胱炎：蓝莓中的有效成分可防止细菌黏附于膀胱、尿道壁，防止膀胱炎和尿路感染。每天吃一把蓝莓就能达到一定的预防效果。

8. 发育迟缓：蓝莓中所含的微量元素锰，对骨骼发育起到至关重要的作用。有研究观察发现，喜欢吃蓝莓的儿童，其骨质密度远远高于不吃蓝莓的儿童。

9. 癌症：蓝莓中的花青素可遏制肿瘤细胞生长，每天吃半杯即可起到一定的抗癌功效。

10. 视疲劳：蓝莓中的花青素有保护眼睛、防止和消除视疲劳的作用，能活化视网膜，促进视网膜细胞中视紫质的再生，防止视网膜剥离，增进视力。研究发现，吃蓝莓可以使老年性黄斑变性降低近 40%。

注意事项

1. 本品性凉，肺寒咳喘、脾胃虚寒腹泻、肾阳不足者不宜。
2. 胆囊和肾脏病患者应少吃。

（二十七）滋养肝肾的桑葚果

桑葚，又名“桑果”“桑实”“桑枣”“桑宝”，是很多人儿时很喜欢摘吃的“免费”水果。因为那个时候房前屋后、田边地头甚至路边都长有一些桑树，一到春天，树上就结满了像青葡萄一样的小果，没多长时间果实由青变红，再由红变黑就能吃了。后来，很多人受封建迷信思想的影响，认为桑、丧同音，在房前屋后种桑树不吉利，几乎都被人们砍光了，想来实在是太可惜了！

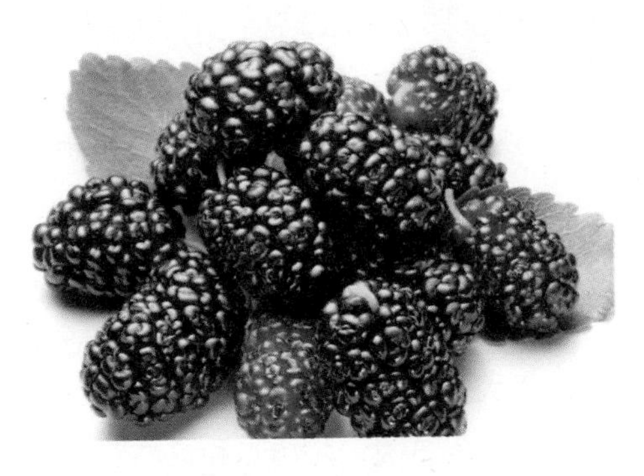

成熟的桑葚分黑、白、暗红三种，既能生吃，也可以制成饮料、蜜饯和果酱。入药以黑色为佳，既能入煎剂，也可熬膏或泡酒。

【营养及药用价值】

桑葚性寒，味甘、酸；归心（经）、肝（经）、肾（经）；含有果糖、葡萄糖、果胶、苹果酸、维生素A、B族维生素、维生素C、维生素D、维生素E、胡萝卜素、花青素、纤维素、十几种氨基酸以及钙、铁、锌、磷等成分。具有滋养肝肾、补血养精、生津润燥、养肝明目、润肠通便、利水消肿、醒酒安神、养颜美容、延缓衰老、益寿延年等作用，主要用于肝肾阴虚引起的须发早白、脱发、目涩耳鸣、视物昏花、咽干喉燥、腰膝酸软、消化不良、肠燥便秘、贫血、白血病、神经衰弱、脑栓塞、肾炎、遗精、糖尿病、风湿性关节炎、淋巴结核等病症。

1. 肝肾亏虚：桑葚果最突出的医疗作用就体现在滋养肝肾、养血填精方面，凡肝肾亏虚引起的头晕目眩、白发脱发、耳鸣、目涩、视物昏花、咽干喉燥、牙齿松动、腰膝酸软、遗精早泄、月经不调者，都宜多吃桑葚或以本品泡酒饮服。

（1）白发、脱发、未老先衰：鲜桑葚汁，小火煮至黏稠，加入蜂蜜适量，搅匀，熬膏，每日早晚温开水送服1～2匙；黑桑葚、黑芝麻各适量，拌匀嚼食或熬膏服食；黑桑葚60克，何首乌15克，女贞子、旱莲草各12克，水煎取汁服，每日1次；坚持服用，能使白发转黑，脱发再生。

（2）斑秃：鲜桑葚60克，去蒂，捣成糊状，外涂患处，每日1～2次。

（3）视物昏花、眼睛干涩：桑葚15克，枸杞子12克，白菊花9克，白糖1匙，水煎取汁服，每日1次；桑葚5000克，绞汁，与糯米3000克煮成的糯米饭拌匀，再下酒曲适量装罐，外用棉被保温，1周左右取酒服用，每次用开水冲服4匙。

（4）耳鸣耳聋：桑葚5000克，绞汁，与3000克糯米煮成的糯米饭拌匀，再下酒曲适量装罐，外用棉被保温，1周左右取酒服用。每次用开水冲服4匙。

（5）遗精、滑精：桑葚15克，煮水代茶频饮。

（6）闭经：桑葚、鸡血藤各15克，红花3克，加清水和黄酒煎服，每日2次。

2. 久咳不愈：白桑葚熬膏，每天早晚开水冲服2匙。

3. 肺结核：鲜桑葚60克，地骨皮、冰糖各15克，水煎取汁服，每日早晚各1次。

4. 消化不良：黑桑葚20克，饭后嚼服，每日3次。

5. 便秘：常吃桑葚，或桑葚15克，开水化服；桑葚汁15毫升加少许蜂蜜饮服；熟透的鲜桑葚60克，水煎，加白糖或冰糖调味服用；桑葚、麻仁、生何首乌各15克，水煎取汁，稍凉兑蜂蜜服，每日早晚各1次；桑葚子50克，肉苁蓉、黑芝麻各15克，炒枳实10克，水煎取汁服，每日1剂。

6. 贫血、眩晕：鲜桑葚60克，桂圆肉30克，炖烂食，每日2次；桑葚100克（干品减半），熟地黄、白芍各30克，水煎取汁服，每日2次。

7. 神经衰弱、失眠：常吃桑葚或以熟透的鲜桑葚60克，水煎取汁，加白糖或冰糖调味服用；干桑葚15克，绿茶5克，桑葚水煎，过滤取汁，趁热冲泡绿茶饮用；桑葚100克，酸枣仁25克（砸碎），水煎取汁，每日分2次服用；桑葚膏（桑葚汁适量，文火熬至一半，加入白糖、酥油、生姜等，熬膏），1次15～30毫升，每日2～3次。

8. 脑栓塞（中风半身不遂）：桑葚膏每次1汤匙，以黄酒化服。每日3次。

9. 自汗、盗汗：桑葚 30 克，五味子 15 克，水煎取汁服，每日 2 次。

10. 糖尿病：糖尿病患者忌吃甜食，但吃桑葚却有生津止渴的治疗作用。可用桑葚 30 克，生地黄、麦冬各 12 克，水煎取汁服，每日 2 次。

11. 风湿性关节病、麻木不仁：鲜黑桑葚 60 克，水煎服，每日 2 次；桑葚膏，每次 15 毫升，温水送服，每日 3 次；白桑葚 500 克，泡入 1000 毫升白酒中 1 周，过滤取汁，每日早晚各服 15 毫升。

12. 肾炎水肿：桑葚 40 克，冬瓜皮、玉米须各 15 克，水煎取汁服，早晚各服 1 次。

13. 颈淋巴结核：桑葚加白糖熬膏，每日早晚开水冲服 30 毫升。

14. 醉酒：黑桑葚 30 克，捣烂，加入凉开水适量，顿服。

15. 癌症：桑葚对人体有调节免疫作用，可以起到一定的抗癌效果。

16. 白血病：取桑葚膏 15 ~ 20 毫升，开水冲服，每日 2 次，长期服用。

【小食谱】

桑贞首乌旱莲茶：桑葚 15 克，女贞子、制何首乌各 12 克，旱莲草 10 克，红茶 6 克。诸药洗净、晾干、碾为粗末，连同茶叶放入杯中，沸水冲泡，加盖焖 20 分钟后饮用。滋补肝肾，适用于须发早白、头晕目眩、两目干涩、腰膝酸软。

桑葚蜜红茶：干桑葚 50 克（洗净），蜂蜜 20 克，红茶 10 克。先将桑葚、红茶一起放入砂锅，加清水大火煮沸，然后转小火继续煮 1 个小时，过滤取汁，待温热时兑入蜂蜜，调匀饮用。补益肝肾、滋阴润燥，适用于肝肾阴虚、须发早白、头晕眼花、咳嗽、便秘等。

桑麦大黄荆芥茶：桑葚、麦冬各 6 克，大黄、荆芥各 3 克，绿茶 5 克。诸药洗净、烘干、碾为粗末，用细纱布袋装好和绿茶放入茶杯内，加沸水冲泡，加盖焖 5 ~ 8 分钟后饮用。滋阴降火、清热除烦，适用于肝胆火盛、性欲亢进，常有梦遗、梦交，伴口干渴、舌红、心烦失眠、大便秘结、小便黄赤者。

桑枣黑豆乌龙茶：桑葚 30 克，黑豆 20 克，干红枣肉 10 克，乌龙茶 6 克，红糖适量。桑葚、黑豆、枣肉洗净，在清水中浸泡 2 ~ 3 小时，然后一起放进砂锅并加足量的水，大火烧开后转小火慢熬，直至枣香浓郁、豆子香糯软烂，然后倒入乌龙茶再煮 10 分钟，加红糖调味，每天晚饭后将汤汁与煮至软烂的食材一同吃掉。补益肝肾、养血润燥，适用于中老年人、女性及过度用眼、肝肾阴虚、阴血耗伤所致头目昏花、失眠健忘、惊悸不安、皮肤粗糙晦暗者。

桑蜜柠檬酒: 鲜桑葚 500 克(洗净、晾干)，白酒 1000 毫升，蜂蜜 100 克，鲜柠檬汁 30 克。一起倒入干净的敞口大玻璃瓶中（喜欢甜口味的人也可结合个人口味添加适量冰糖），加盖密封，置于阴凉避光处，第 1 周每天摇匀 1 次，第 2 周后每周摇匀 1 次，3 个月即可启封饮用，每次口服 20 ～ 30 毫升，每日 2 次。只要注意保存，可以泡制更久时间，且时间愈长治疗效果愈佳。补肝益肾、明目壮腰，适用于肺阴亏虚、肝血不足导致的干咳、视物模糊、腰膝酸软等。

注意事项

1. 本品性寒滑利，脾胃虚寒便溏或腹泻者不宜食用。
2. 过食本品易生痰湿，故湿邪阻中、恶心胸闷或痰湿蒙蔽脑窍而见眩晕者，不宜食用。
3. 成熟果实不耐储存，须尽快吃完。

（二十八）覆盆子——缩泉固精的金玉之品

覆盆子是一种球形聚合果实，如同草莓、桑葚，有红色、金色和黑色，密生灰白色柔毛。又名“覆盆莓”“野莓”“牛奶母”“悬钩子”。通常生于山区、半山区的荒山坡上的灌木丛、乱石堆、小溪旁，在油桐、油茶林下生长茂盛，尤以湖南省炎陵县山区最多。生吃最好是用盐水泡 15 分钟，洗涮干净后食用，色味甚至超过桑葚。还可以除了生吃以外，还可以加进

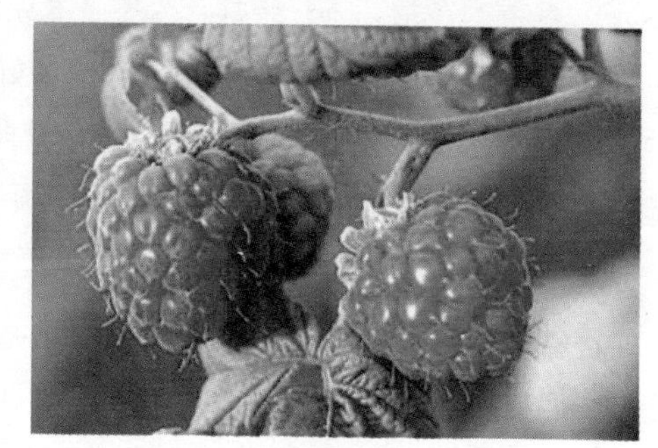

饼干、蛋糕、雪糕等点心中。

【营养及药用价值】

很多人只知道覆盆子色泽鲜艳、美观好吃，但却不知道它的药用食疗价值。明代《本草图解》中说：覆盆子“起阳治痿，固精摄溺，强肾而无燥热之偏，固精而无疑涩之害，金玉之品也”。覆盆子性平、偏温，味甘、酸；入肝（经）、肾（经）；富含糖类、不饱和脂肪酸、胡萝卜素、花青素、少量维生素 C 等。有补益肝肾、缩泉固精、补肾壮阳、滋阴润燥的作用，主要用于肝肾亏虚导致的两目干涩、视物昏花、遗尿或小便频数、遗精、滑精、阳痿、早泄等。治疗小便过多，常与益智仁、山萸肉、桑螵蛸、菟丝子同用；治疗遗精、阳痿，常与芡实、莲须、龙骨、枸杞子、五味子、山茱萸、菟丝子等同用。

健康人可以将覆盆子放进汤、粥中做成药膳，以强身健体、防病保健。可取粳米 100 克，覆盆子 20 克，蜂蜜适量。先将粳米淘洗干净、冷水浸泡半小时后捞出、沥干备用；覆盆子洗净、干净纱布包好、扎紧，放锅中煮沸约 15 分钟，过滤取汁，加入粳米，用旺火煮开后改小火煮至粥成，待温热后下入蜂蜜适量服食。

1. 上焦虚寒、下焦肾虚咳喘：覆盆子适量，绞汁水煎加少许蜂蜜饮服，或熬粥服食。

2. 肾虚白发、脱发：覆盆子干（洗净）、女贞子（洗净）、菟丝子（洗净）各 10 克，核桃仁 20 克（捣碎），猪瘦肉 500 克（洗净、切块），姜、盐各少许，煲肉汤常服。

3. 肝肾亏损、精血不足、视物昏花：可单用久服，也可与熟地黄、桑葚、枸杞子等配用。能保护和提高视力，对老年性眼病（如黄斑变性等病症）有显著作用。

4. 肾精不足：明代《摄生众妙方》中说：覆盆子“添精补髓，疏利肾气，不问下焦虚实寒热，服之自能平秘”。方用覆盆子 200 克（酒洗），枸杞子、菟丝子（酒蒸，捣烂）各 400 克，五味子（研碎）、车前子各 100 克。上药混合、焙干，共为细末，炼蜜为丸如梧桐子大。每天早上空腹用温开水或盐水（冬天用温酒）送服 90 丸，晚上临睡前再服 50 丸。

5. 性功能障碍、性冷淡：美国的研究资料表明，覆盆子中所含的活性成分能提高性神经的兴奋性，对于防治男性勃起功能障碍、性欲淡漠等均有显著作用，覆盆子油属于不饱和脂肪酸，可促进前列腺分泌激素。用于小便频数、遗尿、遗精、滑精、阳痿、早泄的治疗，可单用研末服用，也可与芡实、龙骨、牡蛎、山茱萸、沙苑子等补肾涩精药配伍；可取覆盆子 200 克，酒浸 1 周后焙干、研末，每天早晚用黄酒送服 10 克；覆盆子 10 克，干草莓 10 ～ 20 克（鲜品加倍），芡实 12 克，韭菜子 5 克（炒），水煎取汁后加白糖少许，每日分 2 ～ 3 次服。

6. 大脑损伤：覆盆子中所含的花青素抗氧化剂，能有效地防止自由基对大脑的损伤，改善大脑的血液及氧气供应，从而达到健脑益智的作用。

7. 癌症：覆盆子中的花色素苷具有一定的清除自由基、防癌治癌功效。

注意事项

肝胆实热者不宜食。

（二十九）天然维生素 C 片——猕猴桃

猕猴桃，又名“猕猴梨”“羊桃”“奇异果”，棕色，形似土豆，切开后果肉碧绿如翡翠，甘酸可口。本是南方山区野果，现在已移栽到全国各地。

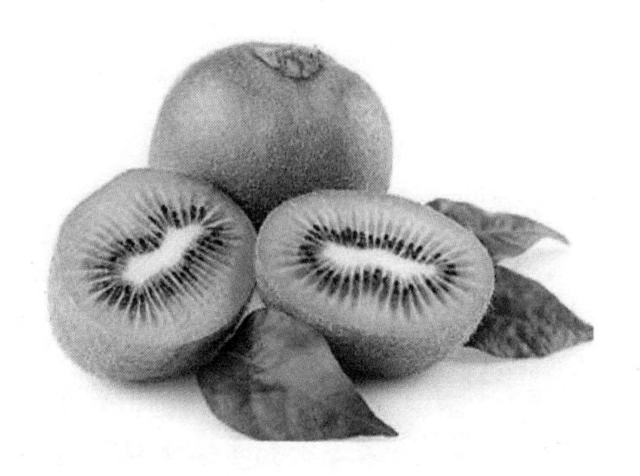

【营养及药用价值】

猕猴桃性寒，味甘、酸；归胃（经）、肾（经）、膀胱（经）；含有糖、蛋白质、维生素 B、维生素 C、维生素 P（特别是维生素 C 的含量在水果中名列前茅，被誉为水果中的“维生素 C 之王”“天然维生素 C 片”）、胡萝卜素、有机酸、多种氨基酸以及钙、磷、铁、钠、钾、镁等物质。具有疏肝理脾、和胃消食、生津止渴、利尿通淋、清热解毒、消肿生肌的功效，主要用于消化不良、呕吐、坏血病、高血压、脾脏肿大、黄疸型肝炎、消化道肿瘤、乳腺癌、咽喉肿痛等病症。

1. 食欲不振、消化不良：猕猴桃干果100克，水煎取汁服，每日1～2次。

2. 呕吐：鲜猕猴桃捣烂，绞取汁1杯，加少许生姜汁，调匀饮服。

3. 黄疸型肝炎：猕猴桃30克，车前草、茵陈、金钱草各15克，水煎取汁服，每日1次。

4. 高血压、高血脂：猕猴桃维生素C的含量极高，能降低血中胆固醇及甘油三酯水平，维生素P也具有保护血管的能力，对高血压、心血管病具有显著的防治作用。鲜猕猴桃适量，生吃或榨汁饮服。

5. 脾脏肿大：鲜猕猴桃肉5个，捣烂绞汁饮服，每日1～2次。

6. 维生素C缺乏症（坏血病）：猕猴桃鲜果60克，洗净捣烂，置凉开水中浸泡1～2个小时后饮服，每日1次。

7. 皮肤暗沉：一般人特别是孕妇，适量多吃些猕猴桃，因其富含维生素C，能使皮肤白皙、润泽，不容易被痤疮、黄褐斑“入侵”。以饭后2～3个小时进食为好。

8. 尿路感染、尿路结石：腌制的酸菜维生素C丧失殆尽，还含有较多的草酸（形成结石的物质基础），由于酸度高，食用后容易被肠道吸收，在经肾脏排泄时极易形成泌尿系结石。可用猕猴桃肉250克，浸入500毫升白酒中，密封3天搅拌1次，浸泡20～30天后饮服，1次10～15毫升，每日2次。

9. 癌症：腌制的酸菜维生素C丧失殆尽，还含有较多的亚硝酸盐，是导致各种癌症的物质基础（亚硝酸盐与人体内胺类物质合成的亚硝胺致癌）。猕猴桃维生素C的含量极高，一个猕猴桃基本可以满足人体一天所需的维生素C。能够阻断强致癌物亚硝酸胺的合成，减少癌症的发生，具有良好的防癌抗癌作用，是腌制、烧烤、熏制垃圾食品的克星和“解药”。

10. 消化道癌肿（食道癌、胃癌、肝癌、肠癌）：猕猴桃30克，半枝莲、白茅根、野葡萄根各15克，水煎服，每日2次；猕猴桃、半边莲、半枝莲、生薏苡仁各30克，生姜4克，煎汤代茶常饮。

11. 肠癌之发热、口干：鲜猕猴桃2个，洗净，生食。每日2次。

12. 乳腺癌：猕猴桃根 90 克，用 3 碗水煎 3 个小时以上，一日分多次服下，10 ～ 15 天为 1 个疗程。

13. 顽固性口腔溃疡：一次吃 5 个猕猴桃，轻者 1 次即愈，重者 2 ～ 3 次而愈。

14. 咽喉肿痛：鲜猕猴桃 1 ～ 2 个，每日吃 3 次。

【小食谱】

猕猴桃酒：猕猴桃 250 克（去皮、切成薄片），蜂蜜 100 克，白酒 1500 毫升。先将猕猴桃同蜂蜜拌匀，装入密封盒冷藏腌渍 1 ～ 2 天，再同白酒混合、调匀，密封于敞口瓷坛或玻璃瓶中，静置于阴凉避光处。第 1 周每天摇匀 1 次，第 2 周起每周摇匀 1 次，1 个月后开封饮用，每次 10 ～ 50 毫升，每日 2 次。清热生津、利水通淋，适用于热病烦渴、黄疸、小便淋沥涩痛、尿道结石等症。

注意事项

1. 猕猴桃性寒，故肺寒咳嗽、脾胃虚寒泄泻、肾阳虚尿频以及有先兆性流产现象的孕妇不宜吃，尤其不宜空腹吃。

2. 猕猴桃不宜与黄瓜、南瓜、胡萝卜等含有维生素 C 分解酶的食物同吃，分解酶可使猕猴桃中维生素 C 大量破坏。这样就吃得不合理、不科学了，既减少了这些食物本身的营养价值，又降低了这些食物的药理作用。

（三十）绿色无公害的无花果

无花果并非没有花只有果，只是花很小且隐于花托内，外观只见果不见花而已。又称为“天生子”“文仙果”“奶浆果”“映日果”等，味同香蕉，无核而甘甜，是绿色无公害食品，被誉为“21 世纪人类健康的守护神”。

【营养及药用价值】

无花果，性平，味甘、酸；归肺（经）、脾（经）、胃（经）；含有

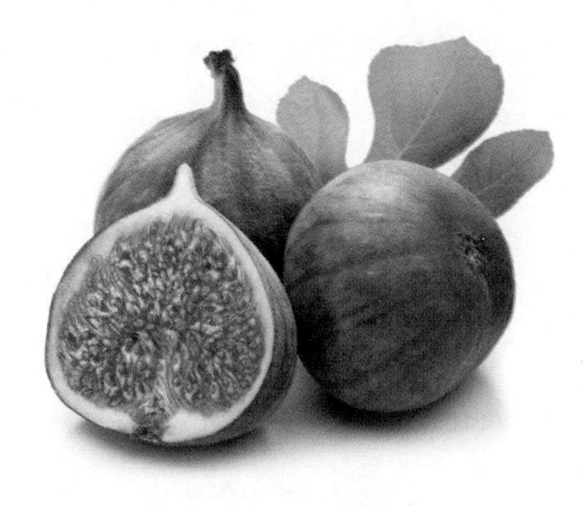

较多的果糖、蔗糖、葡萄糖、柠檬酸、苹果酸、淀粉酶、脂酶、蛋白酶、维生素C以及钙、磷等成分。具有清热润肺、健脾开胃、调理胃肠、润肠通便、化湿止痢、清热解毒、清利咽喉的功效。主要用于肺热咳喘、消化不良、十二指肠溃疡、肠炎或痢疾、便秘、痔疮、脱肛、疝气、风湿骨痛、咽喉肿痛。因其外敷可治疗一切无名肿毒、疖痈癣疮、痔疮、脱肛等，故素有“外科神药”之称。

1. 肺热咳喘、干咳无痰：鲜无花果适量，捣烂绞汁，每次开水送服100毫升，每日2次；无花果150克（洗净、捣烂），水煎，调冰糖适量，每日分2次服。

2. 消化不良：无花果焙干后切成小果丁，再炒至焦黄，加适量白糖，开水冲泡，代茶频饮。

3. 黄疸：无花果叶10克，水煎代茶饮。

4. 胃、十二指肠溃疡：无花果6个（捣烂），水煎服，每日2次分服。

5. 肠炎：无花果5～7个，水煎服，每日1次；干无花果100克，猪瘦肉250克（切块），煮汤，加食盐少许调味食用；无花果枝适量，水煎服，每日2～3次。

6. 痢疾：无花果数个（捣烂），加白糖少许，煮熟，连汤带果肉一次吃下。

7. 便秘：无花果2～4个，空腹时生食或水煎服，每日1次；无花果30克（洗净、捣烂），冰糖适量，水煎服，每日1次；干无花果100克，猪瘦肉250克（切块），煮汤，加食盐少许调味食用。

8. 痔疮肿痛或出血：干无花果10个，猪大肠1段，水煎服食；外痔还可以用鲜无花果10个（打碎），水煎取汁，每晚睡前洗患处。

9. 脱肛：鲜无花果15个或干果10个，猪大肠1段，水煎服食，每日1次。

10. 疝气：无花果2个，小茴香10克，水煎服食，每日1剂。

11. 血稠、血栓：无花果中含有一种类似阿司匹林的化学物质，可稀释血液，促进血液循环，增加心脑血管的血流量，减少血栓的发生率。

12. 风湿筋骨痛：无花果 30 克，煮鸡蛋食或与猪肉炖食，每日 1 次。

13. 痈肿疮疡、癣：无花果适量，水煎取汁外洗，每日 1 ~ 2 次；鲜果捣烂外敷，每日 2 次。

14. 下肢溃疡、疮面恶臭：无花果肉适量，捣烂外敷患部，纱布包扎，每日 1 次；或用干燥果实研粉，撒布疮面，包扎，每日 1 次。

15. 乳汁不通或不足：无花果 100 克，黄花菜 60 克，猪前蹄 1 只，炖食，每日 1 次。

16. 癌症：临床实践表明，无花果有一定的抗癌作用，癌肿患者多食有益。

17. 咽喉肿痛：无花果 2 个，开水冲泡代茶频饮，以愈为度。

18. 声音嘶哑：无花果 150 克（洗净、捣烂），水煎取汁，调冰糖适量，每日分 2 次服；鲜无花果适量，捣烂绞汁，每次开水送服 100 毫升，每日 2 次，连服 10 天。

19. 咽喉痒感：无花果根去粗皮，打碎，开水冲泡代茶饮。

20. 鱼蟹中毒、腹痛、呕吐：无花果鲜嫩叶，洗净、捣烂绞汁，每次用温开水冲服半杯。

（三十一）新型绿色保健水果——菇娘

菇娘，即姑茑，别名甚多，如“戈力”“菇娘”“甜菇娘”“山樱桃”“灯笼果”“酸浆果”“金灯果”“挂金灯”“沙灯笼”“锦灯笼”“满洲乳果”“美国珍珠果”“秘鲁酸浆”“洋菇娘”等。有黄色和红色两种，我国以东北三省尤其是黑龙江齐齐哈尔依安县出产的最为驰名。株枝上的果实呈多角灯笼形，好似一层草纸样的外衣，内有黄色（黄姑茑）或红色（红姑茑）

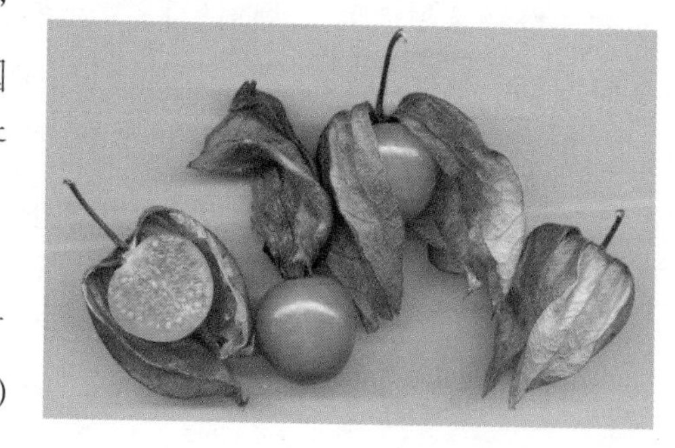

如桂圆大小的果实，里面有很多小籽。夏末秋初成熟后可生吃，黄色的味甜，多汁、爽口，甜美清香，风味极佳，很受年轻女青年和小孩子们的喜欢。也可制成罐头、蜜饯、果汁、果酱、果茶和果酒。既是营养丰富的滋补品，又是不容易污染、纯天然新型绿色保健水果。红姑茑有苦有甜，入药以红色为佳。

【营养及药用价值】

菇娘性寒、味酸；入肺（经）、大肠（经）；复合维生素 B 的含量很高，还有维生素 C、胡萝卜素、18 种氨基酸以及铁、磷、钾、钙、锌、硼、硒、硅等元素。具有祛风清热、消炎解毒、止咳化痰、降火利尿、润肠通便、清利咽喉等功效，主要用于风热感冒、肺热咳喘、黄疸型肝炎、乙型肝炎、便秘、小便不利、维生素 C 缺乏症、贫血、痛风、湿疹、扁桃体炎、声音嘶哑等。

1. 风热感冒、咳嗽：菇娘适量，捣烂后加蜂蜜冲泡，每日 1 次。

2. 肺热久咳不愈：菇娘皮适量，水煎取汁服，每日 2 次。

3. 肺热咳喘、黄痰：菇娘花蕾 30 克，水煎取汁服，每日 2 次。

4. 便秘：菇娘全草 50 克，水煎取汁服，每日 1 ~ 2 次。

5. 乙型肝炎、黄疸型肝炎：红姑茑根内皮 50 克，水煎取汁服，每日 2 次。长期服用没有副作用，也不产生依赖性。

6. 坏血病（维生素 C 缺乏症）、贫血：菇娘富含维生素 C，适量多吃些菇娘对坏血病、贫血尤其是再生障碍性贫血有一定疗效。

7. 痛风：红姑茑 200 克，一半水煎服，一半捣烂外敷肿痛局部。每日 2 次。

8. 湿疹、天泡疮、脚气：菇娘 500 克，捣烂，外敷病灶部位，每日 2 ~ 3 次。

9. 扁桃体炎、声音嘶哑：菇娘全草 50 克，水煎取汁服，每日 1 ~ 2 次，疗效甚佳。

注意事项

1. 菇娘性寒凉，肺寒咳嗽、脾胃虚寒泄泻、肾阳虚怕冷、小便清长、夜尿多者不宜。

2. 菇娘有堕胎作用，孕妇忌用。

（三十二）西瓜——清热解暑的瓜中之王

说起西瓜，脑海里就会浮现出《西游记》中大热天猪八戒嘴馋，一口气啃完了一个本来应该是师徒四人吃的大西瓜的故事。西瓜又名“水瓜”“寒瓜”“复瓜”，是夏季最受人们欢迎的一种水果，被人们誉为“瓜中之王”。

【营养及药用价值】

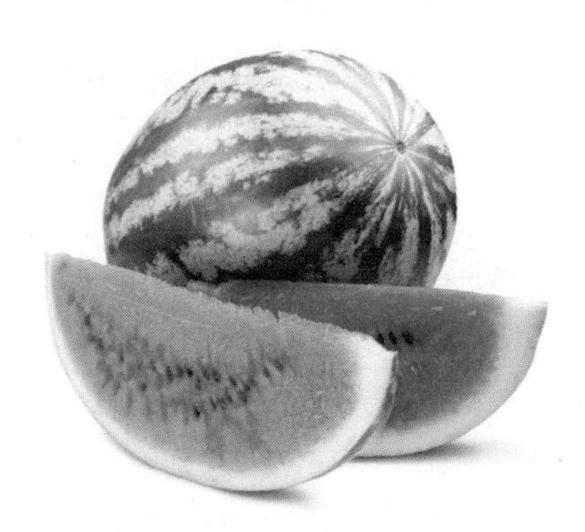

西瓜性寒、味甘；归心（经）、胃（经）、膀胱（经）；它的含水量高达90%以上，除了不含脂肪，几乎包括了人体所需要的各种营养成分，还有大量果糖、蔗糖、葡萄糖，蛋白质、维生素A、B族维生素、维生素C、苹果酸、胡萝卜素、番茄素、多种氨基酸以及钾、钠、钙、磷、镁、铁等元素。具有清热解暑、生津止渴、清心除烦、利水消肿、降血压、降血脂、软化血管等作用，主要用于暑热烦渴、暑热烦躁、高热伤津、热盛伤津、口渴心烦、消化不良、高血压、高血脂、动脉硬化、咽喉肿痛、口舌生疮、小便不利、肾炎水肿等病症。

西瓜全身都是宝，瓜子含有丰富蛋白质、脂肪酸、B族维生素和维生素E，还富含油脂及钾、铁、硒等，除了炒吃以外，还有清肺化痰、健胃通便作用，对咳嗽痰多、咯血、食欲不振、消化不良、大便秘结有辅助疗效；不饱和脂肪酸有降低血压的功效，并有助于预防动脉硬化，是适合高血压病人的零食。瓜皮腌菜，绿皮内面的白皮（西瓜翠衣）既可以做凉拌菜，也可以入药。芒硝放入瓜内制得瓜皮外面的白霜（西瓜霜）是治疗咽喉肿痛的良药。

1. 暑热烦渴、高热伤津、口干尿少、中暑、尿少： 西瓜随意吃；西瓜汁适量频频饮服；西瓜汁1000毫升，熬成膏，冷却后加白糖拌匀，晒干压碎，每次用开水冲服15克，每日3次；西瓜汁250毫升，酸枣仁粉15克，搅拌成糊状服食，每日1次；鲜西瓜皮200克（干品减半），玉米须60克，香蕉肉4只，煎水加冰糖调服，每日 2 次；西瓜翠衣 60 克，滑石 18 克（另包），甘草 3 克，水煎取汁服，每日 1 ~ 2 次；西瓜皮 50 克（切碎），淡竹叶 15 克（洗净），红枣 20 克，粳米 100 克（淘洗干净），白糖 25 克，先将淡竹叶煎煮 20 分钟后过滤取汁，放进粳米、西瓜皮、红枣，煮成稀粥，加白糖食用，每日 2 次。

2. 小儿夏季热：西瓜翠衣、金银花、太子参各 10 克，扁豆花、薄荷各 6 克，鲜荷叶半张，水煎服。每日 1 次。

3. 乙型脑炎发热、抽搐：西瓜汁适量，加白糖大量饮用，直至病情缓解为止。

4. 暑湿感冒（高热、头痛、身痛、恶心、呕吐、腹痛）：西瓜汁 100 毫升，番茄汁 50 毫升，混匀代茶饮服。

5. 肺热咳嗽：小西瓜 1 个，挖一小口，放入冰糖 200 克，蒸 20 分钟，吃瓜饮汁，每日 1 次，效果极佳。

6. 消化不良、食欲不振：西瓜、番茄各适量，绞汁，随量饮用。

7. 痢疾：西瓜汁、马齿苋各 60 克，水煎取汁服，每日 2 ~ 4 次。

8. 肝硬化腹水：西瓜 1 个，大蒜 100 ~ 150 克（去皮）。将西瓜挖洞，放入大蒜，盖上瓜盖，蒸熟，趁热饮汁，每日 3 次；西瓜皮、冬瓜皮、黄瓜皮各 30 克，水煎服；干西瓜皮、冬瓜皮、赤小豆、玉米须各 30 克，水煎取汁服，每日 2 次。

9. 黄疸：西瓜皮、赤豆、茅根各 30 克，水煎服，每日 2 次；西瓜皮 50 克（切碎），淡竹叶 15 克（洗净），红枣 20 克，粳米 100 克（淘洗干净），白糖 25 克。先将淡竹叶煎煮 20 分钟后过滤取汁，放进粳米、西瓜皮、红枣，煮成稀粥，加白糖食用，每日 2 次。

10. 糖尿病：西瓜汁 1000 毫升，熬成膏，冷却后加白糖拌匀，晒干压碎，每次用开水冲服 15 克，每日 3 次；西瓜皮、枸杞子各 30 克，党参 9 克，水煎取汁服，每日 1 次；西瓜皮 30 克，冬瓜皮 20 克，天花粉、玉竹各 15 克，水煎取汁服，每日 2 次。

11. 心源性水肿：西瓜皮 60 克，水煎取汁服，每日 2 次。

12. 高血压：鲜西瓜汁 50 ~ 100 毫升，每日 2 次饮服；干西瓜翠衣 10 ~ 15 克，草决明 10 克，煎汤代茶饮；鲜西瓜皮 160 克，玉米须 60 克，香蕉肉 4 只，煎水加冰糖调服，每日 2 次。

13. 小便赤热不利：西瓜汁 100 毫升，番茄汁 50 毫升，混匀代茶饮服；西瓜汁熬成膏，冷却后加入白糖拌匀，晒干压碎，每次用开水冲服 15 克，每日 3 次。

14. 急慢性肾炎：西瓜 500 克，每日 1 次服食；西瓜皮 30 克，鲜白菜根 60 克，水煎取汁服，每日 3 次；西瓜 1 个，大蒜 100 ~ 150 克（去皮），将西瓜挖洞，放入大蒜，盖上瓜盖，蒸熟，趁热饮汁，每日 3 次。

15. 肾炎水肿：西瓜汁或干西瓜皮 30 克，水煎取汁服；干西瓜皮、冬瓜皮、赤小豆、玉米须各 30 克，水煎取汁服，每日 2 次；西瓜皮、赤豆、茅根各 30 克，水煎取汁服；西瓜汁 1000 毫升，熬成膏，冷却后加白糖拌匀，晒干压碎，每次用开水冲服 15 克，每日 3 次。

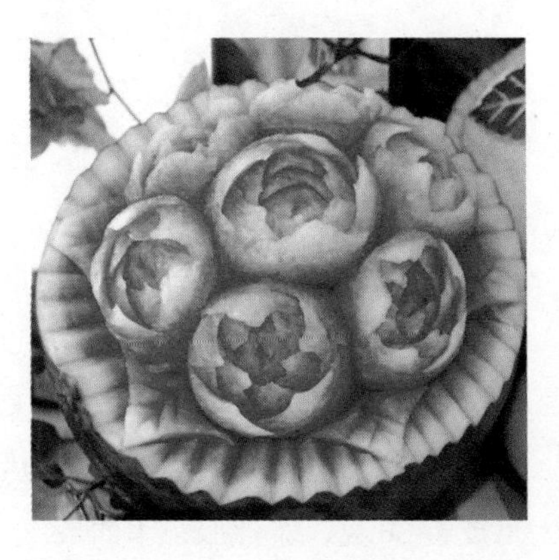

16. 腰痛（外伤及闪挫扭伤）：西瓜皮适量，阴干研细，每次用黄酒调服 10 克，每日 2 次。

17. 外伤出血、吐血：西瓜籽 50 克，三七粉 3 克，冰糖少许，西瓜籽水煎取汁，加入三七、冰糖，搅匀，每日早晚分服。

18. 皮肤疖肿：干西瓜翠衣 15 克，水煎取汁服，每日 2 次。

19. 痔疮出血：西瓜籽壳 30 克，烧成黑炭、研碎，凉开水冲服。每日 2 次。

20. 烧烫伤：干西瓜皮 30 克，研末，加香油调匀，外涂患处；西瓜皮削成薄片，贴敷患处，每日 2 次。

21. 月经过多：西瓜籽仁 10 克，焙干研末，开水调服。每日 2 次。

22. 妊娠中毒症（妊娠中期出现高血压、水肿及蛋白尿甚至抽搐、昏迷）：西瓜 500 克，每日 2 次服食。

23. 目赤肿痛：西瓜汁 1000 毫升，熬膏，冷却后加白糖拌匀，晒干压碎，每次用开水冲服 15 克，每日 3 次。

24. 急、慢性鼻窦炎、鼻出血：西瓜藤 30 克，焙干研末，每日分 3 次用开水冲服。

25. 口腔炎： 含西瓜汁于口内，每次3分钟，每日数次；西瓜霜加冰片少许，涂擦患处，每日数次；西瓜皮晒干、炒焦，加冰片少许研末，用蜂蜜调和涂于患处，有特效；西瓜、草莓各200克，绞汁饮服，每日3次；西瓜皮50克（切碎），淡竹叶15克（洗净），红枣20克，粳米100克（淘洗干净），白糖25克，先将淡竹叶煎煮20分钟后过滤取汁，放进粳米、西瓜皮、红枣，煮成稀粥，加白糖食用，每日2次。

26. 口腔癌、舌癌热毒红肿： 大西瓜瓤1个，玉米须100克。一起放入锅内冷水中，煎煮至胶状，过滤取汁，再加冷开水煎熬至稠，每次开水化服50克，每日2～3次。

27. 咽喉肿痛： 西瓜皮60克，水煎取汁服；西瓜霜适量吹咽喉，每日2～3次。

28. 醉酒： 速吃西瓜1个；西瓜汁250毫升，顿服。

注意事项

1. 西瓜性寒，凡寒湿体质、肺寒咳喘、脾胃虚寒便溏或腹泻、肾阳虚者不宜。

2. 西瓜含糖量大，糖尿病患者不宜。如果要吃，只能吃西瓜翠衣（西瓜内皮）或1～2小片不怎么甜的西瓜。

（三十三）清脆可口、醇香四溢的甜瓜

甜瓜同西瓜一样，也是夏令消暑的主要果种，又称“甘瓜”“香瓜”“番瓜”“熟瓜”“生梨瓜”等。主要有青皮绿肉的脆香瓜、黄底白条的黄金瓜和白皮白肉的生梨瓜，现在又有了金粉、香妃、橙露、长香玉、伊丽莎白等新品种。

从小就喜欢吃老家的甜瓜，把甜瓜买回镇在冷水里，晚上乘凉时一边听老人们讲故事，一边享用甜瓜的美味。清脆可口，醇香四溢，吃着很过瘾，越吃越想吃。那种惬意，到几十年后的今天也难以忘怀。可惜现在能吃到的

几乎都是反季节的激素甜瓜，几十年前那种原汁原味的甜瓜似乎已经绝迹了。

【营养及药用价值】

甜瓜性寒、味甘；归心（经）、肺（经）、胃（经）、大肠（经）；其营养价值可与西瓜媲美，不相上下，除了水分和蛋白质的含量低于西瓜外，其他营养成分均不少于西瓜，而糖分、矿物质、芳香物质和维生素C的含量还明显高于西瓜，脂肪含量不多。瓜肉清热解暑、止渴利尿，治疗暑热烦渴；瓜籽清热解毒利尿，治疗肺脓疡、阑尾炎；瓜蒂（中药“苦丁香”）性寒、味苦，催吐利膈、通便排毒，治疗食物中毒。

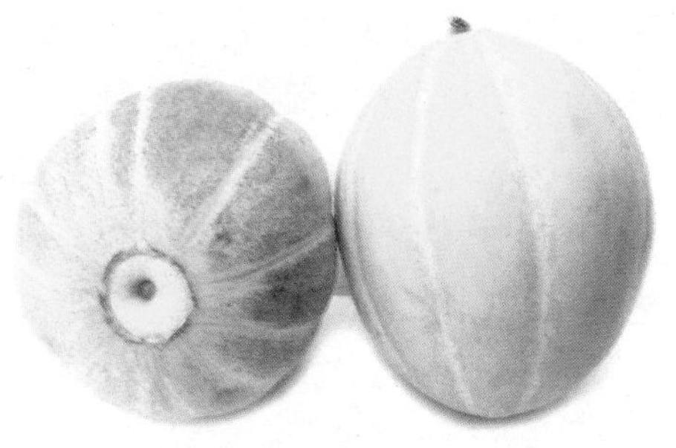

1. 暑热口渴：甜瓜洗净，任意食。

2. 肺脓疡：甜瓜籽30克，白糖适量，捣烂研细，温开水冲服，每日2次。

3. 阑尾炎：甜瓜籽30克，白糖适量，捣烂研细，温开水冲服，每天2～3次；甜瓜籽25克，炒全当归20克，蛇蜕5克，共研细末，每次开水冲服10克，每日3次。

4. 便秘：甜瓜蒂7个，研为细末，睡觉前以棉花包裹塞入肛门，次晨大便可通。

5. 肝损伤、肝癌：香瓜中的葫芦素能保护肝脏，减轻慢性肝损伤，有一定防癌抗癌、抑制癌细胞扩散的作用。

6. 小便不利：甜瓜200克，生食，每日2～3次。

7. 腰腿痛：甜瓜籽150克，于白酒中浸泡10天后取出，捣烂，每天空腹时以酒冲服10克，每日3次。

8. 头癣：甜瓜叶适量，捣烂涂擦患部，每日2～3次。

9. 肥大性鼻炎、鼻息肉：瓜蒂适量（烧存性、研细末），细辛粉少许，混合拌匀，吹患处，每日2～3次；瓜蒂、白矾各1.5克，共研细末，棉花包裹塞于鼻中，每日换1次。

10. 风火牙痛： 甜瓜蒂7个（炒枯、研末），加麝香或冰片极少许，拌匀，棉花包裹后置疼痛处咬紧，流涎则愈。

11. 食物中毒： 瓜蒂30克，水煎取汁灌服；瓜蒂200克，焙干，研为细末，每次用温开水送服20克，每日3次。

12. 其他： 多食甜瓜，有利于人体心脏、肝脏和肠道系统的活动，促进造血和内分泌机能。

注意事项

1. 李时珍《本草纲目》记载：甜瓜“多食未有不下痢者”，本品性寒，多吃增寒湿，耗阳气，致泄泻下痢，故脾胃虚寒、腹胀、便溏或腹泻下痢者忌食。

2. 甜瓜含糖量高，糖尿病患者不宜。

3. 有吐血、咯血病史、心脏病和胃溃疡患者慎食。

4. 甜瓜有解药力的作用，故服药后不宜吃香瓜。

5. 甜瓜蒂有小毒，口服可致剧吐。凡脾虚胃弱、病后体虚、孕妇、产后以及各种出血症患者均不宜服用。

6. 文献记载：甜瓜不可与油饼、田螺、螃蟹同食。可供参考。

（三十四）新疆哈密有甜瓜

哈密瓜即新疆甜瓜，又称“厚皮甜瓜”，是一种很有特色的夏秋消暑防燥佳品。形状多样，有圆形、卵圆形、椭圆形、橄榄形、长棒形和短筒形等。瓜皮的颜色有青色、绿色、金黄色、白玉色和杂色等。

瓜的风味也各有特色，有的脆，有的绵，有的多汁，有的酒香扑鼻。新疆哈密地区是闻名遐迩的哈密瓜原产地，所产哈密瓜味甜如蜜、爽脆无比，被誉为“名贵之果”。

【营养及药用价值】

哈密瓜性寒、味甘；归心（经）、胃（经）；含有蔗糖、葡萄糖、果胶、蛋白质、不饱和脂肪酸、苹果酸、维生素A、维生素B、维生素C、膳食纤维、胡萝卜素以及钾、钠、钙、磷、铁等元素。具有消暑除烦、补益气血、养心安神、润肠通便、清热消炎的功效，主要用于暑热烦渴、肺热咳嗽、贫血、眩晕、心悸、失眠、便秘、肾炎、烫伤、疮疖等病症。如果常感到身心疲倦、心神焦躁不安，或是口气较重者食之，能缓解压力、消除疲劳、清胃肠之火。

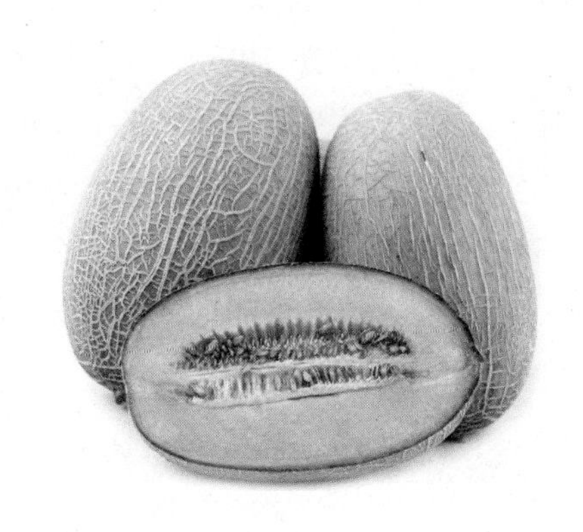

1. 中暑烦渴：哈密瓜 1 个，生吃或捣汁饮服，每日 2 ～ 3 次。

2. 肺热咳嗽：哈密瓜 200 克（连皮洗净、切碎），川贝粉 9 克，陈皮 3 克，水煎取汁服。每日 1 次。

3. 贫血、眩晕：鲜哈密瓜捣烂挤汁，每次饮 1 小茶杯，每日早晚各 1 次。

4. 心悸、失眠：哈密瓜 250 克，红枣 15 克，乌梅 9 克。水煎取汁服，每日 1 次。

5. 大便秘结：哈密瓜 250 克，一次吃完。每日 2 次。

6. 肾炎：哈密瓜 250 克，红枣 15 克，乌梅 9 克。水煎取汁服，每日 1 次。

7. 烫伤：哈密瓜 150 克（捣烂），黄连粉 3 克，调匀涂患处。每日 2 次。

8. 疮疡、疖肿：哈密瓜（连皮）100 克（洗净、捣烂），乌梅粉、黄连粉各 6 克，调匀涂患处，每日 2 次。

9. 眼睛干涩、疲劳胀痛：适当多吃哈密瓜，有益于眼睛保健，缓解过度用眼疲劳。

10. 口鼻生疮、黏膜糜烂：哈密瓜 250 克，生吃或捣拦取汁饮服，每日 1 次。

注意事项

1. 哈密瓜外皮有许多裂纹，很容易受细菌污染，进入内皮。因此，在切开之前一定要先清洗干净。

2. 本品性寒凉，脾胃虚寒、腹胀便溏之人不宜食，食之则更致腹泻、下痢。

3. 哈密瓜含糖量大，糖尿病患者不宜。

（三十五）舒筋通络、化瘀止痛的宣木瓜

宣木瓜，与人们常吃的番木瓜是截然不同的两种水果。宣木瓜又称“海棠梨”“铁脚梨”“清骨风”“白面风”，产于我国东南和中南各省，以安徽宣城所产最为上乘，故名“宣木瓜”。果实质地较硬，味道很酸，一般不适合生食，主要供药用（生用或炒用）。孩提时代曾经吃过大人给我们泡的糖水木瓜片，倒也酸甜可口，还能刺激食欲。

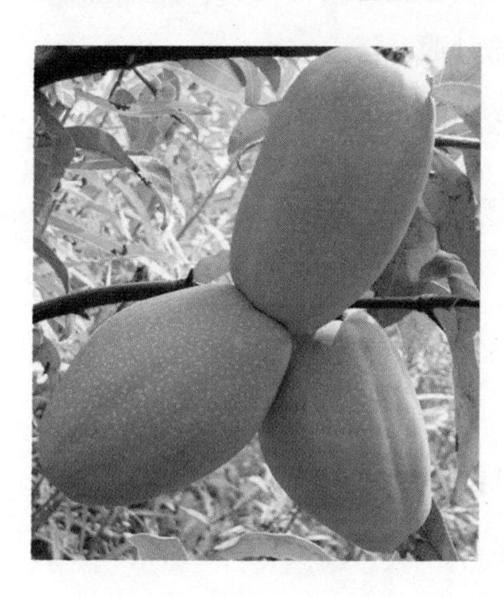

宣木瓜性温、味酸；入肝（经）、脾（经）、胃（经）；含有糖、果酸、苹果酸、柠檬酸、果胶、蛋白质、维生素C、十几种氨基酸、粗纤维、皂苷、黄酮类以及铁、锌、锰等元素。有舒筋通络、行气活血、化瘀止痛、健脾化湿、和胃止痛等医疗作用，主要用于风湿骨痛、腰膝酸痛、扭挫伤、小腿肌肉痉挛、脚气肿胀、消化不良、食欲不振、中暑上吐下泻等症。

1. 风湿关节痛：宣木瓜1个，吴茱萸50克，青盐15克。将木瓜去皮脐，开孔窍填入吴茱萸，蒸熟后研细，加入青盐搅匀，每次温开水冲服15克，每日3次；湿重肢体酸痛者取木瓜、薏苡仁各15克，牛膝、蚕砂各10克，水煎取汁服，每日1剂分2次服。

2. 跌打扭挫伤：鲜木瓜1～2个，烧熟后捣烂，趁热敷于患处。每日2次。

3. 腓肠肌抽痛（小腿肚转筋）：木瓜2个（切碎），以陈黄酒适量煎煮，每日睡前温饮1小杯，连服数天；木瓜数个（切碎），以酒水各半煮烂捣烂，热敷痛处，冷后即换，每日3～4次。

4. 落枕：大宣木瓜1个，乳香、没药各6克。将木瓜挖一孔，去籽，放入乳香、没药，蒸烂后捣如泥，每次用黄酒兑服1酒杯，每日2次。

5. 消化不良、食欲不振：宣木瓜1～2个，洗净、切薄片，在糖水中浸泡1～2天后，每餐饭前吃。

6. 中暑、急性上吐下泻：宣木瓜适量（洗净、切碎），水煎取汁频服；或木瓜用酒煮频频饮服；木瓜 2 个，紫苏、吴茱萸、小茴香、生姜各 15 克，水煎取汁，连服 3 次。

7. 风痰入络、筋急掣痛、烦躁不安：鲜木瓜 30 克，五加皮、大血藤、威灵仙各 15 克，共研细末，每次用温黄酒送服 6 克，每日 2 次。

8. 下肢痿软无力、肌肉萎缩：宣木瓜 15 ～ 20 克，粳米 100 克，姜汁、蜂蜜各少许，木瓜研末与粳米煮粥，熟时调入蜂蜜、姜汁，常吃；木瓜 15 克，吴茱萸、槟榔各 10 克，生姜 4 片，水煎取汁服，每日 1 ～ 2 次。

注意事项

1. 本品味酸，多食损齿，胃酸过多、牙病患者及少年儿童不宜多吃。
2. 酸性收敛，多吃恐致尿少或便秘。

（三十六）调理胃肠、润肤养颜的番木瓜

番木瓜，与前面的宣木瓜是绝然不同的两种水果，又名“番瓜”“乳瓜”“木梨”“木冬瓜”“文冠果”“万寿果”“蓬生果”。盛产于我国南方两广及台湾，是岭南四大名果之一。成熟果实生吃味道清香甜美，未成熟果实可切片炒熟当菜食。

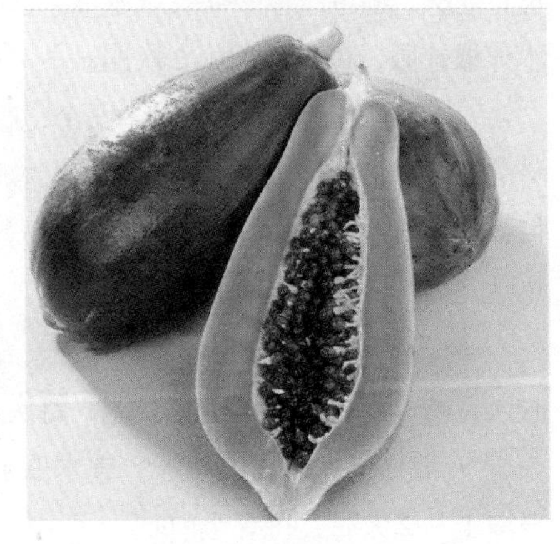

干燥的秋冬季节，做一道热乎乎的木瓜牛奶红枣莲子蜜，健脾养胃、润肺暖肾。先将红枣、莲子各 4 ～ 5 个加适量冰糖煮熟成羹，然后将木瓜剖开去籽，纳入红枣莲子羹，并加适量牛奶、蜂蜜，上笼蒸透后连同木瓜一起吃掉。这道滋补佳品最适合作为晚餐之后的一道甜点。

【营养及药用价值】

番木瓜性平，味甘、微苦；归心（经）、肺（经）、脾（经）、肝（经）；含有水分、糖、果酸、果胶、蛋白质、脂肪、维生素A、维生素C、胡萝卜素、人体必需的多种氨基酸、膳食纤维、番木瓜碱以及钠、钾、钙、镁、磷、硒等元素。具有清热解暑、润肺止咳、健运脾胃、调理肠道、润肤美容、养血丰乳等作用，主要用于燥热咳嗽、肺结核阴虚咳嗽、急性胃肠炎、腹痛、腓肠肌痉挛、扭挫伤等病症。

1. 燥热咳嗽：新鲜熟透番木瓜1个，去皮蒸熟，加蜂蜜食用，每日1～2次。

2. 肺结核阴虚咳嗽：番木瓜15克，葎草30克，甘草6克，水煎取汁服。每日1次。

3. 消化不良：番木瓜中的木瓜蛋白酶能消化蛋白质，能健脾养胃消食，有利于人体对高蛋白肉类食物的消化和吸收。可以取熟木瓜生食或煮熟食，或晒干研碎，每服5克，每日2次；番木瓜、茯苓各20克，山楂、神曲各30克，莱菔子15克，水煎服，每日1次。

4. 胃、十二指肠溃疡：番木瓜200克左右，鲜食，每日2次。

5. 急性胃肠炎：番木瓜15克，藿香、木香各12克，砂仁8克，水煎取汁服，每日1次。

6. 急性吐泻：番木瓜30克，藿香12克，扁豆14克，陈皮10克，水煎取汁服，每日1次。

7. 痢疾：番木瓜、车前子、罂粟壳各等份，研为细末，1次温水送服6克，每日1次。

8. 腹痛：番木瓜120克，小茴香90克，青皮60克，共研细末，炼蜜为丸如小黄豆大，饭后温水送服6克，每日2次；番木瓜30克，桑叶7片，大枣3枚，水煎取汁服，每日1次。

9. 糖尿病：番木瓜籽100颗左右，荔枝核、桂圆核各50颗左右。水煎取汁，每日中午和晚上各服1次，连服2～3个月，疗效显著。

10. 产后缺乳：番木瓜酶对乳腺发育很有助益，有丰乳、促进乳汁分泌的效果，适宜于产后乳汁缺乏的女性食用。鲜木瓜 1 个（切片），生姜、米醋各 30 克，同煮食；鲜番木瓜 250 克，猪蹄 2 个，熬汤服；鲜木瓜、鲫鱼各适量，煮汤调味服食，每日 1 次，连服1周以上。

11. 皮肤暗沉：当今快节奏的工作和生活，使很多女性还没有进入中年就面色憔悴、皮肤松弛、斑块增加、毛孔粗大。木瓜是养颜美白润肤食品，如果能够经常多吃木瓜粥、木瓜煮牛奶、木瓜炖豆腐、木瓜蒸红枣莲子羹，就能帮你排毒、重塑青春。

12. 蛔虫病、绦虫病：未熟番木瓜（连籽），晒干研粉，每次 10 克，早晨空腹服。

13. 痈疖肿毒：番木瓜叶捣烂外敷，干后即换。

14. 荨麻疹：番木瓜 15 克，水煎取汁服，每日 2 次。

15. 癌症：现代食疗研究表明，番木瓜碱能阻止致癌物质亚硝胺的合成，对淋巴性白血病具有比较强的抗癌活性。

16. 身体素虚、病后体弱：鲜木瓜 1 个（切片），生姜、米醋各 30 克，经常煮食。

注意事项

木瓜性温，体内有郁热、口臭、胃肠实热、便秘、小便短赤不利者不宜食用。

（三十七）珍贵的热带果王——杧果

杧果，又称“檬果”“香盖”“蜜望子”“庵罗果”，是我国南方以及东南亚一带的珍贵水果。果实椭圆光滑（小型杧果皮欠光滑，多有皱纹），果皮呈柠檬黄色、红色、绿色、花色不等，形色美艳，味道甘醇，给人一种充满诗情画意的温馨之感。广州白云区石井镇夏茅村出产的“夏茅香芒”，是清代康熙年间从海外引进种植的优质品种，果肉清醇、香甜，风味独特，被誉为“热带果王”，列为奉送朝廷的贡品。现在，当地真正的香芒树只有数株，每年收果只有一千多斤，产量不高，极为珍贵。

杧果除了鲜食之外，还能加工制作成果汁、果酱、话芒、蜜饯、盐渍或酸辣杧果、糖水片、脱水杧果片等，叶可作药用，或加工成色香味俱佳的清凉饮料。

【营养及药用价值】

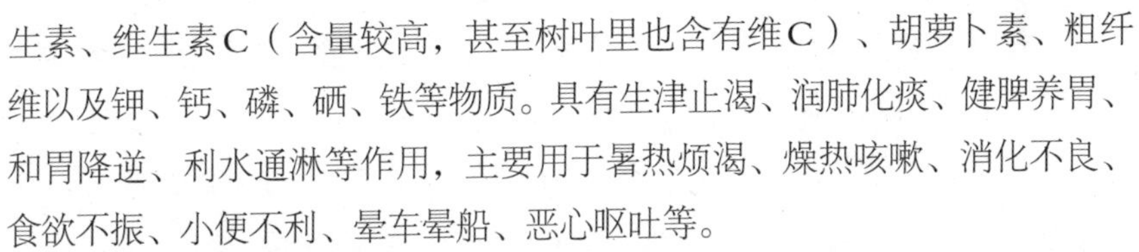

杧果性平、偏凉，味甘、微酸；入肺（经）、脾（经）、胃（经）；含有大量的水分，丰富的糖、果胶、蛋白质（是少数富蛋白质的水果）、杧果酸、杧果苷、维生素 A、B 族维生素、维生素C（含量较高，甚至树叶里也含有维C）、胡萝卜素、粗纤维以及钾、钙、磷、硒、铁等物质。具有生津止渴、润肺化痰、健脾养胃、和胃降逆、利水通淋等作用，主要用于暑热烦渴、燥热咳嗽、消化不良、食欲不振、小便不利、晕车晕船、恶心呕吐等。

1. 身热烦渴：鲜杧果 1 ~ 2 个生食；杧果（切片）、芦根、天花粉各 30 克，知母 15 克，水煎取汁服，每日 2 次。

2. 肺热咳喘痰多：杧果苷有止咳化痰作用，痰黄者宜吃。鲜果 1 个，吃果肉及果皮，每天 3 次；杧果 50 克（去核），白糖 25 克，绿茶 1 克，杧果水煮沸 3 分钟，加入绿茶与白糖代茶饮。

3. 消化不良、食欲不振：鲜杧果 1 ~ 2 个生食；或饭前饮杧果汁。

4. 便秘、肠癌：杧果的粗纤维多，常吃或饮杧果汁能增加胃肠蠕动，使代谢产物在肠内停留时间缩短，对防治便秘和肠癌很有裨益。

5. 心血管病、肥胖：杧果中维生素 C 含量较高，而且还具有即使加热处理其维生素 C 含量也不会减少的特点。常食杧果能不断补充体内维生素 C 的消耗，降低胆固醇、甘油三酯，有利于防治高血压、高血脂、动脉硬化等心血管疾病和减肥。

6. 小便不利：生食杧果，或用开水冲泡杧果肉代茶饮用。

7. 闭经：杧果 1 ~ 2 个，生食；杧果 20 克（切片），熟地黄 30 克，当归、赤芍、桃仁、红花各10克，水煎取汁分2次服，每日1剂。

8. 皮肤粗糙：杧果汁、鲜奶各100毫升，混合饮服；杧果、苹果各1个（均去皮核），草莓150克，绞汁饮服；杧果肉捣烂外敷面部，所含消化蛋白酵素可将皮肤表面的死皮除掉，令粗糙的皮肤变得滑腻细嫩。

9. 疝气、睾丸肿大：杧果2～3个（连皮带核），水煎汤；杧果核、荔枝核各适量，水煎取汁服；杧果核50克，白芍、荔枝核各30克，柴胡、枳实、川楝子各10克，水煎取汁服，每日2～3次。

10. 湿疹瘙痒：鲜杧果叶适量，煎水取汁，洗患处，每日3～4次。

11. 多发性扁平疣：杧果1～2个生食；同时用果皮内壁擦患处，每日数次。

12. 视疲劳：杧果的维生素A含量高，经常吃对视力有一定保健作用。

13. 慢性咽炎、声音嘶哑：鲜杧果1～2个，生食，每日2次；杧果2个（切片），煎水频服。

14. 晕车、晕船呕吐：杧果生食或煎水取汁，加少许的蜂蜜频饮。

注意事项

1. 杧果含糖量高，糖尿病患者不宜。

2. 吃杧果很容易饱，所以，饱食后不能马上再吃杧果，否则很容易增加饱胀不适感。

3. 杧果属于致敏食物，过敏体质者以及有过敏性疾病者不宜。

4. 多吃杧果对肾脏不利，肾炎患者应慎食。

5. 杧果不可与韭菜、辣椒、大蒜、洋葱等辛辣刺激性食物同吃，以免导致“发黄病”。

（三十八）老当益壮的热带水果皇后——波罗蜜

波罗蜜又称“大树波罗”“木波罗”“树婆萝”“天婆萝”“蜜冬瓜”“牛肚子果”。果实结于树干，大若牛肚，形似冬瓜，外皮有六角形刺状突起，内藏无数黄灿灿的果肉包，是世界上最重的水果，一般重5～20千克，最重甚至可达 40 ~ 50 千克（波罗蜜果树树龄愈大，果也愈大，木材也愈坚硬，堪称“老当益壮”）。果肉肥厚柔软、淡黄白色、多汁，香味浓郁、味道清甜可口，故名“波罗蜜”，被誉为“热带水果皇后”。

其果吃法也奇特，在波罗蜜产区有“会吃滑溜溜，不会吃汗流流”的风趣说法。切开波罗蜜有白色胶状物，粘在刀上不好洗，所以切前要在刀上涂点油，去掉果肉之间的白色黏液，分离出肉包并去掉内核，才能慢慢品尝波罗蜜的美味（为方便食用，最好能戴上一次性手套）。

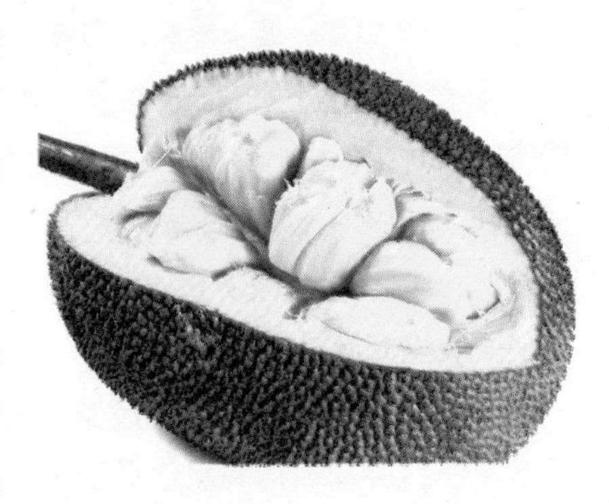

波罗蜜的浓香堪称一绝，比较适合饭后食用，吃后不仅口齿留香，就连手上的香气也很难清洗干净，余香久久不退。就连馋嘴的孩子都知道，偷吃了波罗蜜是瞒不过大人的。

位于雷州半岛广东省湛江市的徐闻县盛产波罗蜜，人们经常用波罗蜜和蜂蜜浸泡成波罗蜜甜酒——“徐闻液”。年轻人约会前常将其当作口香糖咀嚼，以掩盖口腔异味。而波罗蜜心，像椰子肉一样松软，通常可用来煮甜汤。

波罗蜜每个肉包里都有一粒种子（波罗蜜豆），洗净，烧一锅开水，放水中煮，再加少许盐和八角大料，煮熟（8 ~ 10 分钟）吃，核仁煮熟食之味香甜，味道介于栗子和芋头之间。加糖煮成甜味的也很好，加米煮粥也不错。

【营养及药用价值】

波罗蜜性平、偏温，味甘；归肺（经）、胃（经）、大肠（经）；果肉含有糖、植物脂肪、蛋白质及波罗蛋白酶、淀粉、B 族维生素、维生素 C、氨基酸、胡萝卜素以及足量的钙、镁和铁、钾、锌、钠、锰等有益元素，还含有一种同胃液相类似的酵素，可以分解蛋白质。具有补中益气、生津止渴、止咳平喘、健胃消食、帮助消化、解酒的作用，主要用于阴虚口渴、肺炎、支气管炎、支气管哮喘、消化不良、食欲不振、关节炎、产后乳少、乳腺炎、小腿溃疡、视网膜炎、咽喉炎、醉酒等。核仁补中益气，果花止渴除烦。

1. 感冒咳嗽、咽喉疼痛：感冒后吃 2 ～ 4 瓣波罗蜜肉，能即时缓解症状。

2. 消化不良、食欲不振：餐前多闻一会儿波罗蜜的醇香或吃 1 ～ 2 块波罗蜜，能提高食欲；饭后吃几块波罗蜜能帮助消化。

3. 慢性肠炎：波罗蜜核仁炒干研末，每次饭前用米汤调服 15 克，每日 2 ～ 3 次。

4. 疮疖红肿、溃疡、淋巴结炎：割取波罗蜜树皮或树枝的汁液，直接外涂患部，每日 2 ～ 3 次。

5. 外伤出血：波罗蜜树叶适量，焙干、研细末，撒敷患处，每日 2 次。

6. 产后乳汁不足：波罗蜜 6 ～ 8 瓣，煮熟随意食用；波罗蜜核仁适量，猪瘦肉 250 克（切小块），煮汤淡（不加盐）食，有补中益气、滋阴养血、通行乳汁的作用。

7. 皮肤粗糙：波罗蜜 4 ～ 6 块，银耳适量（泡发），同炖，长期食用能使肌肤滋润光滑。

8. 血栓：波罗蜜富含的波罗蜜蛋白能使炎症和水肿吸收、消退，有抗菌消炎、抗肿瘤、抑制黑色素生成、降血糖、抗血栓、消水肿、抗氧化、防衰老等功效，对脑血栓和其他血栓所引起的疾病有一定的辅助治疗作用。

注意事项

1. 判断波罗蜜是否成熟，可将其放到有些香味时，用手压，有了弹性就表明熟了（如果肉还没变成金黄色，就表明没熟）。若果皮上出现黑点，说明果实已开始腐败了。当然，不熟的果肉虽不能鲜吃，却可以用来炒肉，也是别具风味的美味佳肴。

2. 吃波罗蜜应防止发生过敏反应。鲜吃之前先将其果肉放在淡盐水中浸泡数分钟，一般即能避免过敏反应的发生。发生过敏反应时，症见皮肤潮红、出疹、瘙痒，还会伴有呕吐、腹痛、腹泻以及过敏性休克（表现为末梢循环衰竭如面色苍白、唇甲青紫、出冷汗、血压下降），病情危重者可导致死亡。

3. 波罗蜜性偏热，皮肤不好的人多吃易长疮。

4. 文献记载：波罗蜜不宜与蜂蜜同食，否则易发胃痛、腹胀，严重者甚至会有生命危险。可供参考。

（三十九）闻起来臭、吃起来香的榴梿

众所周知，臭豆腐“吃起来臭、闻起来香”，而热带水果之王榴梿则正好相反，是“闻起来臭、吃起来香”。爱吃榴梿的人赞美它滑似奶膏、齿颊留香，爱之如命，垂涎欲滴，常常会看见榴梿就有“望而停步、走不动路”的感觉，无限“留恋”个中的香甜，且回味无穷。而不喜欢吃榴梿的人，也往往第一次吃了榴梿之后就被那种异常的“臭味”熏着了，再以后只要一闻到榴梿那种令人不愉快的烂洋葱味，就会“望而却步”，掩鼻而过，不愿再碰此物。

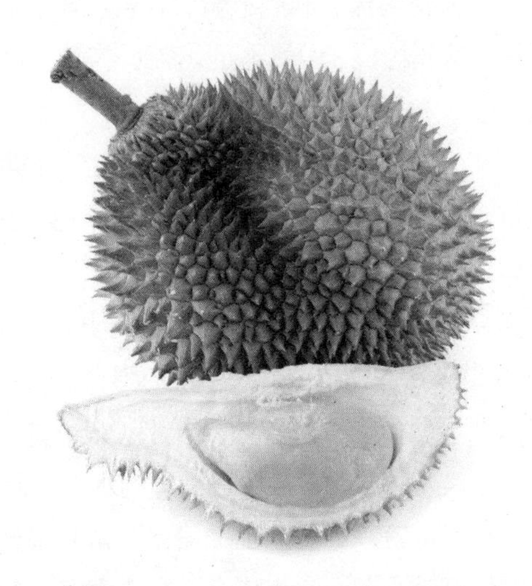

榴梿，又名“留恋”“韶子”“金枕头”“麝香猫果”，果实呈球形或椭圆形，果皮淡黄、坚实，密生三角形硬刺。外观看似波罗蜜，一般都有椰子般大小。因其果实大、味道美、香味独特，加之营养丰富，食用和药用价值都很高，被誉为“百果之王”。

榴梿的果肉是由假种皮的肉包组成，呈淡黄色，性黏多汁，酸软味甜，似有雪糕的香气，美味浓烈。质量好的榴梿，果肉柔软湿润，带有淡淡的苦味。榴梿的种子，炒熟或煮熟后去壳吃，味道类似板栗，能够增加体力。

榴梿具有后熟性质，应将其放在阴凉处保存。成熟后的果实近果柄处气味浓香，果皮呈黄褐色、会开裂，这时可将果肉取出（吃一瓣开一瓣），当天吃不完者应放入保鲜袋中扎紧，于冰箱里冷藏保存 2 ~ 3 天，会产生雪糕的口感。

吃完榴梿后用榴梿壳装水洗手，可除去手上的榴梿气味。

【营养及药用价值】

榴梿性大热，味甘、苦；入脾（经）、肝（经）、肾（经）；热量高，富含大量水分、多种糖分、脂肪、蛋白质、淀粉、维生素A、B族维生素、维生素C、氨基酸、纤维素以及钾、钙、磷、铁、锌、镁等元素。有健脾补气、强身健体、利胆退黄、补肾壮阳、温暖身体、杀虫止痒的作用，主要用于脾胃虚弱、中气不足、脘腹冷痛、肾阳亏虚、宫寒、怕冷、手足不温、夜尿多、小便清长等症。

1. 体弱：身体虚弱者食用榴梿，榴梿可以充分补益身体所需的营养和能量，起到益气养血、强身健体的作用。适合于病后、手术后及产后补养身体之用。

2. 食欲差：榴梿馥郁的香气能明显起到开胃的作用。

3. 便秘：榴梿中含有丰富的膳食纤维，能促进肠蠕动，加速粪便排空，防治便秘。但应同时多喝温开水（最好能用榴梿壳泡水），不然，丰富的纤维素没水可吸，就会吸肠道里的水分，而适得其反。

4. 黄疸、疥癣、皮肤瘙痒：常吃榴梿，能利胆退黄、杀虫止痒，对黄疸性肝炎、胆石症、疥癣、皮肤瘙痒等有效。

5. 贫血、坏血病：榴梿所含的维生素C能增强人体免疫功能，改善血管的弹性，防治缺铁性贫血、恶性贫血及坏血病（维生素C缺乏症）。

6. 高血压：榴梿中的元素钾会参与蛋白质、碳水化合物和能量的代谢及物质转运，有助于维护酸碱平衡，有一定预防和治疗高血压的作用。

7. 体质虚寒：榴梿的热性能温暖中焦和下焦，足以改善腹部寒凉的情况，促进体温上升，达到温补脾肾之阳、消阴寒之气的目的，是虚寒体质、脾肾阳虚、怕冷、四肢不温、女子宫寒以及寒性痛经、闭经患者的理想补品。

8. 白发、早衰：坚持常吃榴梿，能逐渐改善精血亏虚、须发早白、未老先衰的症状。

9. 齿病：钙是人体骨骼的重要物质，钙摄入不足妨碍骨骼正常发育。榴梿含钙较多，有利于骨骼和牙齿的保健。

10. 视力减退、发育迟缓：维生素A具有维持视觉和生殖机能以及正常生长的生理功能，对于保护视力、促进生长发育意义重大。

11. 癌症： 研究表明，榴梿的维生素 A 可以抑制肿瘤形成，起到一定抑癌抗癌的作用；维生素 C 也能抑制亚硝酸盐与胺合成亚硝胺，发挥部分防癌抗癌功效。

注意事项

1. 榴梿的含糖量和热量都比较高，故感冒、糖尿病、心脏病、高胆固醇血症、肥胖以及肾脏病者不宜食用。

2. 榴梿性大热，多食上火（每天食入量不宜超过 100 克）。凡热病体质、阴虚阳亢体质以及咽干、舌燥、喉痛、便秘者不宜。泰国曾有糖尿病患者一次连吃 4 个榴梿身亡的报道，为此，泰国卫生部曾劝告公众：食用榴梿，1 次不得超过 2 瓣，1 天不能超过 2 次。在食用榴梿的同时最好同时吃 2 ~ 3 个山竹，这样能抑制榴梿的温热火气。

3. 泰国卫生部还明确规定：食用榴梿后，8 小时之内不能饮奶类产品，不能喝酒，也不能喝可乐，吃茄子。曾有一位 28 岁的中国游客在泰国旅游时，吃了大量榴梿之后又喝了牛奶，导致咖啡因中毒，血压飙升，结果引发心脏病猝死。

（四十）果中皇后 ——山竹

山竹又名“凤果”“莽吉柿”，原产于东南亚地区，对生长环境要求非常严格，一般种植 10 年才开始结果，是名副其实的绿色水果。在泰国，人们将榴梿、山竹视为热带水果的“夫妻果”，榴梿是“果中之王”，山竹乃“果中皇后”。

山竹的形状和大小像一个圆形柿子，果皮紫红色，果柄处有 4 片绿色果蒂覆盖，果壳微软，掰开有 6 ~ 8 瓣雪白色果肉，柔软细嫩，酸甜可口，风味独特，酸甜恰到好处，味美无可挑剔。

买山竹一定要选蒂绿、壳软（用手轻轻捏压有弹性）且色泽艳丽的新鲜果，否则很有可能买到已经变质的“死竹”。剥壳时不要将果壳上的紫色汁液沾染到肉瓣上，否则会影响口味。

【营养及药用价值】

山竹性平、偏凉，味甘、微酸；入肺（经）、脾（经）、大肠（经）；含有丰富的蛋白质和脂类、糖类、柠檬酸、B族维生素、维生素C、膳食纤维和钙、磷、钾、钠等物质。具有清热降火、生津止渴、健脾止泻、减肥润肤、消炎止痛等作用，主要用于身热烦渴、脾虚腹泻、烫伤烧伤、湿疹、口腔炎等。

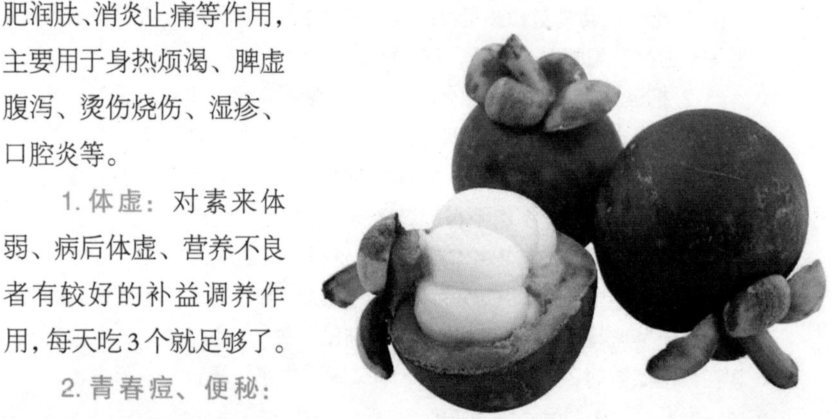

1. 体虚：对素来体弱、病后体虚、营养不良者有较好的补益调养作用，每天吃3个就足够了。

2. 青春痘、便秘：对肝火偏旺的阳盛体质或者平时爱吃油炸、辛辣、刺激性食物，面部经常长痘痘、皮肤容易生疮疖、大便秘结、小便黄赤者，经常吃山竹或用山竹煲汤，就能清心火、解热毒、改善皮肤。

3. 上火：山竹相对榴梿，性偏寒凉，有清热降火的作用，一王一后，一热一寒，可谓“天生的一对”。山竹能解榴梿的燥热，降榴梿之火气，为防吃多了榴梿上火，最好同时吃2～3个山竹，这样就可以化解了。

4. 心脑血管病、肥胖：山竹所含的羟基柠檬酸能抑制食欲，抑制脂肪合成，减少胆固醇在血管的沉积，软化血管，对心脑血管系统有保护作用，减少高血压、高血脂、动脉硬化、脑血栓的发病率，也有利于减肥，是单纯性肥胖患者理想的降脂减肥、美容食品。

5. 免疫低下、癌症：山竹所含的山酮素能抗菌、消炎、止痛、抗病毒、增强免疫，提高人体的抗病能力。尤其能抗氧化、消除自由基活性、抗细胞突变，有一定的防癌抗癌作用。

注意事项

1. 山竹性寒凉，体质虚寒、肺寒咳喘、脾胃虚寒便溏腹泻、肾阳亏虚者不宜多吃；山竹本身也不宜同一些寒凉食物如白菜、芥菜、苦瓜、冬瓜、西瓜、豆浆、啤酒、荷叶等一起吃。

2. 山竹含糖分较高，糖尿病患者禁食，肥胖者也应少吃。

3. 山竹含较高钾质，故心脏病和肾病患者应少吃。

4. 一般情况下，热带水果是不能放在冰箱里贮存的，可山竹却不一样，在常温下极易变质，不容易保存。需要低温少氧保存，以减少山竹水分的丧失，降低果胶酶的活性，推迟腐败变质。所以，山竹一次不要买得太多，吃不完的山竹应该装入保鲜袋中，留少量空气，再把袋口扎紧，放进冰箱冷藏，就可以多放几天了。

（四十一）天然的解热剂——莲雾

莲雾，又称“辇雾”“天桃”“水蓊”“水石榴”“水蒲桃”“洋蒲桃”“紫蒲桃”“爪哇蒲桃”，高品质莲雾被称为“黑珍珠”。原产于东南亚和欧洲，17 世纪由荷兰人引入中国台湾，屏东市是最驰名的产地，其莲雾品质最佳。

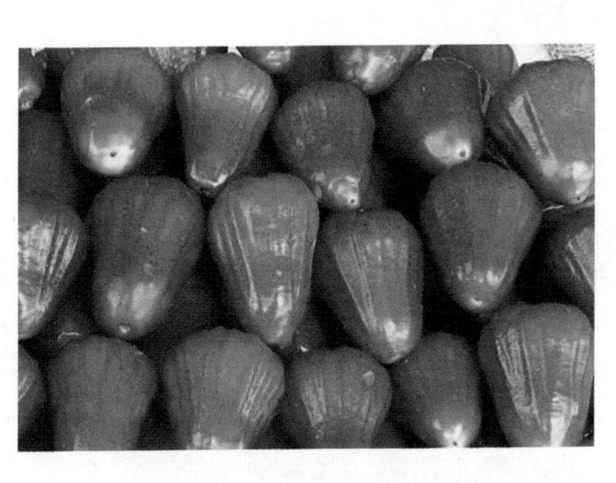

莲雾果树四季常绿，也是家庭绿化树。树姿优美，花期长，花形美，有浓香，果期长，果形美，呈钟形。果色鲜艳夺目，有红色、粉红、深红色、暗红色、青绿、乳白色。莲雾果皮极薄，果肉带海绵质，水分含量多。以鲜果生食为主，味道清甜爽口，有特殊的香气，淡淡的甜味中略带酸味，有一股苹果的清香，食后齿颊留芳。也可盐渍，糖渍，制成果汁、罐头或脱水蜜饯，可作为春夏干燥炎热季节的清凉解渴果品，深受消费者喜爱。

好莲雾的标准是表皮光亮色泽好，果色深红、洁净，没有斑点及粉状物；将其立放能平稳不倒，表示果肉组织很密实，没有过多海绵体组织，果粒也越沉重。底部张开越大、脐底越黑的莲雾表示越成熟、味道越甜。

在莲雾中心挖个洞，塞进肉茸，用大火蒸10多分钟，是台湾著名的传统名吃——“四海同心”。莲雾切片放盐水中浸泡一段时间，然后连同小黄瓜、红萝卜片同炒，不但色、形、味俱佳，而且清脆可口，是一道不可多得的夏令清热佳肴。

【营养及药用价值】

莲雾性平、偏凉，味甘、微酸、涩；归心（经）、肺（经）、胃（经）、肝（经）；含大量水分、糖类、脂肪、蛋白质、膳食纤维、B族维生素、维生素C、有机酸以及钠、钙、镁、磷、铁等元素。有清热消暑、生津止渴、润肺止咳、除湿化痰、帮助消化、增进食欲、宁心安神、利尿、泻火解毒等作用，主要用于暑热烦渴、肺燥咳嗽、消化不良、食欲不振、脘腹胀满、肠炎痢疾、高血压、糖尿病、痔疮出血、口舌溃疡、醉酒等病症。

1. 体弱：经常食用莲雾，可以摄入足够的热量以满足人体正常生理活动的需要，对人体有较高的营养保健功能。

2. 暑热烦渴：莲雾含有较多的水分，并有特殊的香味，是天然的解热剂、消暑解渴的佳果，宜生吃或煮冰糖食用。

3. 肺热咳嗽、干咳无痰或痰难咯出、哮喘：生吃莲雾可清肺火，也可加冰糖煮食。

4. 消化不良、食欲不振、湿热腹泻：莲雾适量，切碎，拌食盐食用，能帮助消化、增进食欲。

5. 高血压：高血压患者经常吃莲雾有降压作用，并可保持血压的稳定性。

6. 糖尿病：经常生吃成熟莲雾，或未成熟的莲雾水煎服。

7. 外伤出血、下肢溃疡：莲雾适量，取果心烧炭存性，研末撒患部，每天2～3次。

8. 醉酒：莲雾生吃，或凉拌而食。

注意事项

1. 莲雾底部比较容易藏脏东西，吃之前要用水冲洗干净，最好再用盐水浸泡一下。吃的时候先将底部的果脐切掉，从尖端开始整颗咬，咬出清脆声响，才会越吃越香甜。若是将莲雾剖半切片吃，那就有损美好的风味了。

2. 莲雾有利尿的作用，尿频、夜尿多的人不宜食用。

（四十二）红红火火的吉祥之果——火龙果

火龙果，又名“红龙果”“青龙果”“吉祥果”，是中美洲巴西、墨西哥等沙漠地区仙人掌科植物量天尺的果实，属典型的热带植物。火龙果因表皮有类似蛟龙外鳞的红色肉质片而得名，盆栽观赏红红火火，使人有吉祥之感，因而也称“吉祥果”。有红皮白肉、红皮红肉、黄皮白肉三个品种。火龙果以葡萄糖为主，这种天然葡萄糖，容易被人体吸收，适合运动后食用。

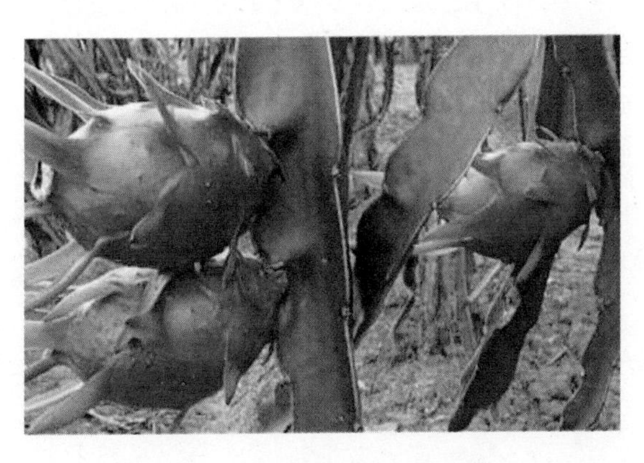

火龙果可以切片生吃，或切成细条凉拌，榨汁饮用也是不错的选择。第一次吃火龙果的人可能觉得味道不怎么甜甚至还有点怪，不怎么好吃。一旦吃习惯了，就会感到它的果实汁多，淡雅而甜。

根据观察，火龙果在栽培过程中不会受到病虫侵害，无需使用任何农药就可以正常生长，是一种绿色、环保、无污染的绿色水果。除了生吃以外，还可以用来制作果酱、果冻、罐头、酿酒和提取色素。

【营养及药用价值】

火龙果性平、偏凉，味甘、淡、清香；归肺（经）、胃（经）、肝（经）、肾（经）、大肠（经）；含有大量水分、植物性白蛋白、花青素（红色果肉最丰富）、多量葡萄糖、少量果糖、B族维生素、维生素C、维生素E、胡萝卜素、水溶性膳食纤维以及钙、磷、铁、镁、钾、钠、锌等元素。有清热解毒、润肺止咳、降压降脂、减肥瘦身、美容养颜、养肝明目、抗氧化、延缓衰老等功效，主要用于燥热咳嗽、消化不良、食欲不振、便秘、肥胖、贫血、高血压、高血脂、动脉硬化、老年痴呆、痤疮、腮腺炎、口角炎、口舌溃疡、疮疡痈疖、无名肿毒、重金属毒、大肠癌等疾病，并能促进眼睛保健、增加骨质密度。

有人认为火龙果性凉，孕妇不能吃。其实，我国自古就有"产前一盆冰、宜凉，产后一盆火、宜温"的孕产妇保健指导原则。说明营养价值极高的火龙果当然是孕妇的适宜水果了。再说，火龙果含有一般植物少有的植物性白蛋白和花青素、水溶性膳食纤维，能清肠排重金属毒，对孕妇和胎儿保健也都是非常重要的。

1. 清热解毒、痤疮、腮腺炎、口舌溃疡、疮疡痈疖、无名肿毒：火龙果是凉性水果，因此能清热解毒。面生痤疮、腮腺炎、口舌溃疡、皮肤疮疡痈疖、无名肿毒者宜适量多吃，也可以将茎捣烂外敷患部。

2. 消化不良、食欲不振、便秘：火龙果中的像芝麻一样的黑色籽粒含有不饱和脂肪酸、多种酶和抗氧化物物质，能促进胃肠蠕动，帮助胃肠消化，达到增加食欲、帮助消化、润肠通便的效果。可以用火龙果肉200克（切成丁），橙汁50克，柠檬沙拉酱25克，把橙汁淋入火龙果四周，最后浇上柠檬沙拉酱食用。

3. 便秘、皮肤暗沉、大肠癌：火龙果含有丰富的维生素C和维生素E，以及水溶性膳食纤维，具有润肠通便、润肤美白、降脂减肥、预防大肠癌的作用。可以用火龙果、番薯各100克（均切成小块），牛奶250毫升，先将番薯隔水蒸熟，再加入火龙果，淋上牛奶服食（喜欢甜食者可用甜牛奶或另加蜂蜜或白糖）；若能配上1份荷包蛋和适量点心，即成一顿美味营养早餐。

4. 肥胖：火龙果低热量、高纤维，水溶性纤维在胃肠道能吸水膨胀10～15倍，形成的凝胶状物质令食物在胃中停留时间较长，使节食减肥者延长饱腹感而不觉饥饿，是肥胖者理想的食品。

5. 贫血：火龙果含铁元素比一般水果高，是制造血红蛋白及其他含铁物质不可缺少的元素，摄入适量的铁质可以提高红细胞数和血红蛋白含量，防治贫血。

6. 高血压、高血脂、动脉硬化：火龙果所含的花青素能有效防止高血压、高血脂、动脉硬化，减少心脏病发作和血凝块形成引起的脑中风、脑血栓。

7. 抗氧化、抗衰老、抑制老年痴呆：花青素是一种强有力的抗氧化剂，能对抗自由基，抗衰老，防止脑细胞变性，抑制老年痴呆症的发生。

8. 抗病毒、抗肿瘤：国内外研究结果显示，火龙果的果实以及树枝的浆汁对病毒、肿瘤有抑制作用。

9. 重金属毒：火龙果中含有一般蔬果中较少有的植物性白蛋白，是具黏性、胶质性的物质，能将体内的铅、镉、汞、砷、铬等危害健康的重金属包裹住，迅速排出体外。既对胃壁有保护作用，又能避免肠道吸收重金属而中毒。

【小食谱】

火龙果炒虾仁：虾仁100克，火龙果200克，杨桃、香芹、盐适量。将火龙果挖心备用，虾仁加盐腌一会，坐锅点火倒油，放入虾仁煸炒，放入火龙果、杨桃翻炒，加盐炒熟，撒上香芹即可。可健胃、润肠、通便、减肥、降血压、降血糖、预防大肠癌。

注意事项

1. 火龙果性寒凉，肺寒咳喘、脾胃虚寒便溏腹泻、肾阳虚尿频、产妇等不宜食。

2. 火龙果不宜加热吃，应以生食为佳。因为花青素对温度敏感，加热即遭破坏。

（四十三）百香之果西番莲

西番莲，原产于南美州的巴西，后来西班牙传教士发现其花奇异珍贵，于1610年间引入欧洲。又称“巴西果”“西番果”“时计果”“子午莲”“转子莲”“转枝莲”“转心莲”，因其形如鸡蛋、果汁像蛋黄，又叫“鸡蛋果”，香港称之为“热情果”，又因其果肉可散发出杧果、香蕉、菠萝、荔枝、草莓、柠檬、酸梅等诸多水果的香气，且含有100多种芳香物质，台湾称之为“百香果”，被誉为天然营养浓缩物。味道香气浓郁，口感甜酸适中，而且花形奇异、艳丽无比，观赏价值极大。

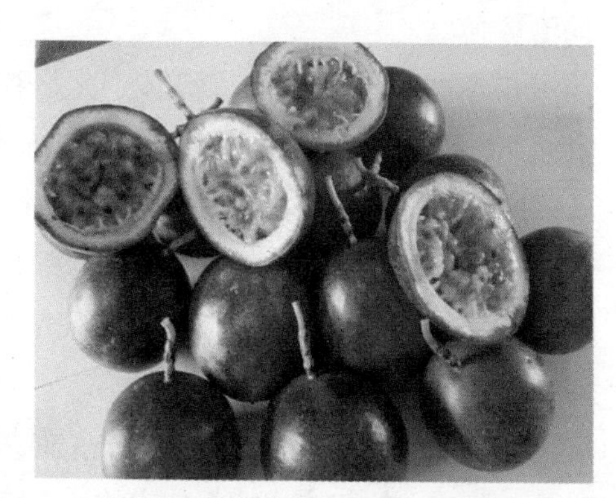

百香果的吃法也很丰富多彩，生吃：将百香果剖开，用勺子挖出瓤包直接食用（籽可食用、香脆可口）；泡茶：将果实或果壳一分为二，放入杯子，再加入冰糖，用沸水冲泡5分钟左右饮服；高汤提味：将整个果子洗净，放入高汤，令高汤口感更佳；制作果汁饮料：将百香果切开，用勺子挖取中间的果肉及籽，放入杯子或豆浆机中，加适量水（夏天用冰水、冬季用温水）和少许蜂蜜，搅拌均匀即可；倘若再加上十几滴牛奶，防止果汁很快分层影响外观，风味更好，色、香、味、营养俱佳，有“果汁之王”的美誉。

另外，果实也能加工制作成果脯、果酱、馅饼、雪糕、冰淇淋；果壳除了用于提取果胶、医药成分和加工饲料外，也能用于烹饪菜肴或泡酒。

【营养及药用价值】

百香果性温，味甘、酸、微苦；归肺（经）、胃（经）；含有丰富的果糖、蔗糖、葡萄糖，高级蛋白质、高级脂肪，维生素A、B族维生素、维生素C，亚麻酸、胡萝卜素、膳食纤维、17种氨基酸、类黄酮以及钙、磷、铁、钾、钠等物质。有生津止渴、提神醒脑、化痰止咳、调理肠道、帮助消化、消炎止痛、软化血管、降脂减肥、排毒养颜、滋补肝肾、强筋壮骨、消除疲劳、延缓衰老等神奇功效，主要用于感冒、头痛、胃肠炎、痢疾、便秘、痔疮、肠癌、高血压、高血脂、动脉硬化、心脑血管病、失眠、肥胖、风湿关节痛等。

百香果很适合发育期的少年儿童、学生，免疫力低下易感冒者，孕妇、更年期男女，年老体弱、久病体虚、亚健康者，喜肥甘厚味、嗜烟酒、便秘、肥胖者，空气环境差、饮水质量差、室内工作者，放射环境工作、放疗化疗者，精神、生活、工作压力大者食用。欧美等发达国家把百香果指定为飞行员、海员、运动员和矿工的保健食品。

1. 风热头痛： 西番莲叶、菊花、桑叶、荷叶各 20 克，夏枯草 10 克，水煎服，每日 2 ～ 3 次。

2. 外感风热咳嗽： 西番莲茎叶、枇杷叶各 15 ～ 20 克，水煎服。

3. 消化不良、食欲不振： 用餐后觉油腻、腹胀，立即生吃百香果 2 ～ 3 个，或速饮百香果果汁 1 杯。香气浓郁，食用后能增进食欲，促进消化腺分泌，有助消化。

4. 胃肠炎、结肠炎、痔疮： 百香果的超纤维能够深入胃肠道的最细微部分，通过其活性基因吸收体内有害物质将其彻底排出，并可改善肠道内的菌群构成，抑制有害微生物在消化道的生长，起到保护肠胃不吸收有害物质的屏壁作用。对胃肠炎、结肠炎、痔疮有特殊的防治作用。

5. 便秘、肠癌： 超纤维具有抗肿瘤活性，能够增强肠道蠕动，促进大便排泄，缓解便秘症状；清除黏附滞留在肠道的毒物，避免刺激肠道被再吸收，从而减少结肠癌的患病率。

6. 焦虑、抑郁、紧张性头痛、晕眩、心烦、失眠： 百香果芳香性成分多，是天然镇静剂，松弛、镇定神经效果特佳。对中枢神经系统具有全面镇定作用，能够舒缓焦虑、紧张、抑郁等引起的头痛、晕眩、失眠，诱导自然入睡和深度睡眠，而且没有安眠药或镇静药损害肝肾功能、头晕、头痛、记忆力衰退等副作用。睡觉前 1 小时生吃百香果 2 ～ 3 个，或速饮百香果果汁 1 杯；百香果肉 15 克，仙鹤草 30 克，水煎取汁服。

7. 心脑血管病： 百香果中的维生素 C 参与胆固醇代谢，超纤维可以吸附胆固醇，共同发挥抑制人体对脂肪的吸收、降低胆固醇、软化血管、净化血液的作用，达到防治高血压、高血脂、动脉硬化、心脑血管病的目的。

8. 肥胖：食用百香果可以增加胃部饱腹感，减少多余热量的摄入，外加通便排毒作用。长期食用有利于改善人体营养吸收结构，降低体内脂肪，减肥瘦身。可以用百香果浓缩汁 1 杯，冬瓜肉 600 克（切成条），话梅 5 粒，盐 1 大匙。先将冬瓜用盐腌，软化后倒掉咸水，加入百香果汁、话梅，拌匀，腌泡一夜后食用。

9. 皮肤暗沉：净化机体，避免有害物质在体内沉积，防止皮肤色素沉着进而达到改善皮肤、美化容颜的作用。

10. 痛经：百香果 1 ～ 2 个，白薇根 10 克，泡酒服。

11. 醉酒：生吃百香果 2 ～ 3 个，或速饮百香果果汁 1 杯。

12. 体内自由基：百香果含有一种 SOD 酶（超氧化物歧化酶），能抗氧化、清除体内自由基，有抗皮肤老化、延缓衰老的作用。

注意事项

1. 百香果放在阴凉干爽处保存既不易变质，也可冷藏保鲜，但不宜密封和冷冻。果壳出现凹陷、干瘪属正常现象，果瓤会更加香甜。

2. 果汁微酸，不嗜酸者可选用干瘪果实打汁，或加少许蜂蜜、白糖，坚持数次后，定能体味到此果的神奇风味。

（四十四）森林的奶油果——牛油果

牛油果因其果肉味如牛油，故而得名，又叫“油梨”“鳄梨”“樟梨”“酪梨”。表皮黑褐、暗绿，看上去疤疤癞癞的，其貌不扬。切开后里面却是嫩嫩的很淡雅的黄绿色果肉。果肉柔软似奶酪，味道独特有香味，是一种健康油脂含量很高的特

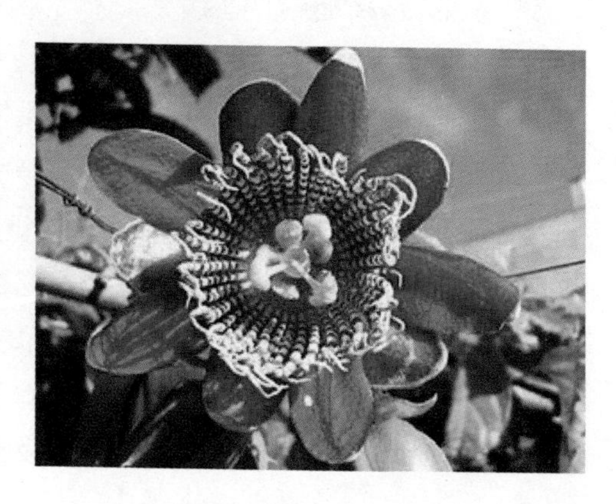

色水果，被誉为“粮食水果”“森林奶油”“树木黄油”（可与黄油媲美），欧美国家和日本都将其视为果中珍品。

牛油果的吃法多种多样：①生吃：将牛油果洗净，去皮核，切成小块，直接食用或拌白糖吃（第一次吃可能会不太习惯，要细细品尝）；②做沙拉：将牛油果肉切成1立方厘米的小块，配以玉米粒、豌豆粒和自己喜欢的蔬菜（如烫好的西兰花、黄瓜、番茄等），然后拌上沙拉酱或番茄沙司；③煮汤：也可以切片放汤里；④与青菜同炒特别好吃；⑤做奶昔：牛油果加上适当牛奶或酸奶，再加上蜂蜜，放入搅拌机，搅拌成奶昔饮用，这是孩子和年轻人的最爱；⑥涂抹烤面包片：将牛油果的果肉用小勺舀起当果酱涂在烤面包片上，味同黄油，还多了一份水果的清香；如果能再加上蜂蜜或草莓酱，口感就更好了；⑦蘸酱油或芥末：日本人喜欢将比较生的牛油果切成薄片，像吃生鱼片那样蘸着酱油芥末吃，口感类似三文鱼和金枪鱼腹肉，软嫩而入口即化。

【营养及药用价值】

牛油果性平、味甘；入肝（经）、肾（经）；其营养成分和价值与奶油相当，高热能、低糖，丰富的不饱和脂肪酸（胆固醇含量很少）高达80%，含蛋白质、氨基酸、维生素A、B族维生素、维生素C、维生素E、胡萝卜素、可溶性膳食纤维以及钾、钠、钙、镁、磷、铁、锌、铜、锰、硒等元素。有补益气血、润肠通便、滋养肝肾、养颜护肤、延缓衰老等作用，主要适合于气血不足、习惯性便秘、高血压、高脂血、动脉硬化、心脑血管病、糖尿病、经前期紧张综合征、更年期综合征、小儿营养不良等。

1. 肝肾亏虚、气血不足：牛油果中的不饱和脂肪酸，极容易被消化吸收，其消化率高达90%以上，适宜年老体弱、少年儿童、孕妇、乳母、更年期妇女调养身体食用。

2. 便秘：牛油果的可溶性膳食纤维含量很高，能促进胃肠道蠕动，加速排便，防治习惯性便秘。

3. 肝病：牛油果中含有能保护肝脏的有效成分，可用于辅助治疗肝脏疾病。

4. 高血压、高血脂、动脉硬化、心脑血管病：不少人认为牛油果含脂肪较多，所以不敢吃。其实这种脂肪是有益的单元不饱和脂肪，含胆固醇少，能减少低密度脂蛋白胆固醇，降低患心脏病的风险。加上膳食纤维的排便作用，能清除体内多余的胆固醇，防治高血压、高血脂、动脉硬化和心脑血管病。

5. 糖尿病：牛油果是高能量、低糖分、无淀粉水果，是糖尿病人难得的食品。用果皮泡水代茶饮用，对糖尿病症状有缓解作用。

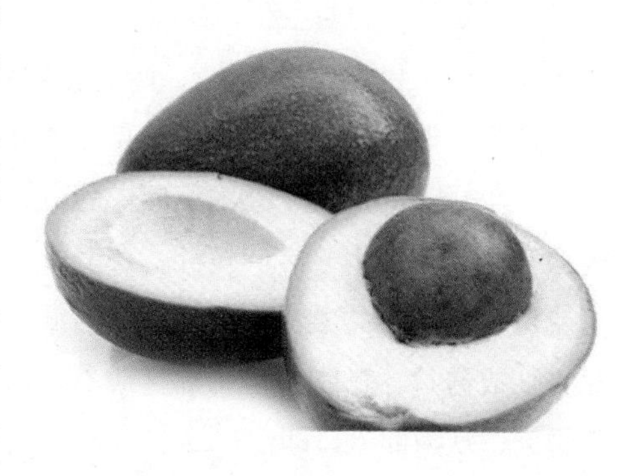

6. 经前期紧张综合征：牛油果中的镁元素有助于缓和经前期紧张症候群、偏头痛、焦虑和其他不适。

7. 眼疲劳：牛油果中富含维生素 A、维生素 B_2 和维生素 E，这些营养素对眼睛保健很有好处，经常吃对电脑工作者大有裨益。

8. 衰老：牛油果富含维生素 E，有助皮肤抗氧化，是天然的抗衰老剂。

9. 皮肤干燥、头发分叉：牛油果肉同人体皮肤有较好的亲和性，极易被皮肤吸收，对紫外线有较强的吸收性。加之富含维生素 E、叶酸、胡萝卜素及植物油脂，因而具有良好的保湿、防晒、去角质、润肤护肤作用。国内外有用牛油果油脂制造的洗面奶、面膜剂、防晒霜、护肤霜、洗发香波等，对美容保健很有功效。日常生活中可取 1/4 个牛油果混合 1 匙牛奶，捣成糊状，做面膜敷脸，对干性皮肤有很好的滋润作用；牛油果内富含的卵磷脂可以护理干枯及受损的发质，让头发柔亮顺滑；在洗净的头发风干以后，将牛油果和少许柠檬汁搅拌均匀，抹在头发上，大约半小时后用洗发液洗净，长期坚持还能防止头发分叉。

10. 其他：牛油果有一个很大的果核，富含油脂，提炼出的油是一种不干性油，没有刺激性，酸度小，乳化后可以长久保存。除食用外，医疗上可作为滋润皮肤油及软膏原料，也是高级化妆品、护肤品的原料之一。

注意事项

1. 牛油果必须现开现吃，否则很快氧化变黄，即使加了柠檬汁也没什么用的。

2. 患有消化系统疾病、泌尿系统疾病、中风、传染性疾病者不宜食用。

（四十五）罗汉果——养阴润肺的止咳神果

罗汉果又名“拉汗果”“青皮果”“长寿果”“罗晃子”“假苦瓜”“金不换果”“光果木鳖”，是一种名贵水果。

传说在很久以前，广西桂林永福县的大山里，有一位医术高明的草医名叫罗汉，治愈病人无数。有一天，一位逃荒的古稀老妪因风餐露宿而染上各种重病，昏倒在路上，好心人就将她送到罗汉家医治。罗汉就给她诊治、煎药，并将自己新近采到的一种水果加进药中。连服几日，老妪的病竟奇迹般地好了。后来，罗汉就将果种送给乡邻们广为栽种用来防止疾病。当地人常年用罗汉果煮茶饮用，百岁以上高寿者甚众，那位被罗汉救治的老妪活到120多岁无疾而终，罗汉本人更得高寿138春秋。后来，乡亲们也就以罗汉的名字称这种水果称为“罗汉果”了。

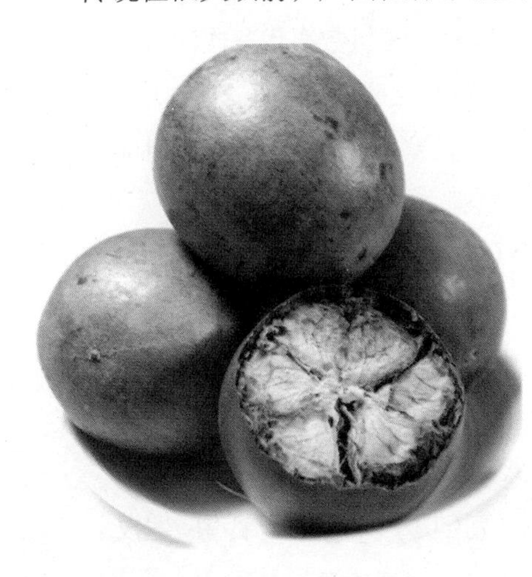

未成熟的鲜罗汉果发苦，成熟的鲜罗汉果因含有一种比蔗糖甜300倍的非糖成分，生吃往往甜得让舌头发麻，所以，一般很少生吃，主要是采用各种各样的泡茶法。方法是在果实两头各钻一小洞放入茶杯中，冲入开

水，果内各种营养成分很快被溶解，便成为一杯色泽红润、味道甘甜、气味醇香的保健养生饮料。一般可冲泡 4 ~ 5 次，如果是个大质坚、圆形褐色、摇之不响的优质果实，冲泡的次数还可增加。当然，也可以直接嚼着吃或者煎水、煲汤，每次以 10 克为宜。煲汤时放进 1 个罗汉果（拍破，使味道更加浓郁，药力也会更易渗入汤中），会令整锅汤清润甘甜。

【营养及药用价值】

罗汉果性凉，味甘、酸；归肺（经）、脾（经）；含有丰富的蛋白质、罗汉果苷（比蔗糖甜 300 倍）、果糖、葡萄糖、黄酮、氨基酸、维生素 C 以及铁、锰、硒、镍、锡、碘、钼等物质。具有生津止渴、润肺利咽、止咳化痰、清热凉血、润肠通便、养颜美容、延缓衰老以及防癌等功效，主要用于热病烦渴、肺热咳嗽、胃热腹痛、大便秘结、口腔溃疡、咽喉肿痛、声音嘶哑、肥胖症、糖尿病等病人食用。

1. **热病烦渴：** 罗汉果 1 ~ 2 个，切片，每日数次代茶饮。

2. **一般咳嗽：** 成熟鲜罗汉果 1 个（洗净、打碎），老姜 2 ~ 3 块（拍破），煎 10 分钟，取汁饮用（老姜除了本身有祛寒止咳功效外，还能中和鲜罗汉果的生青味，使罗汉果茶的味道不那么刺激）。

3. **肺热或肺燥咳嗽：** 罗汉果 2 个（洗净、打碎），连皮带瓤煮猪肉汤食；罗汉果 1 个（洗净、打碎），连皮带瓤一起放在开水中冲泡代茶饮，连续 2 天可愈；罗汉果 1 个，雪梨 2 个，先用大火煮开后再改小火煮 20 ~ 30 分钟，取汁，待温饮用。

4. **肺阴虚咳嗽、肺结核：** 罗汉果 1 个，猪肺半具，煲汤服食。

5. **百日咳：** 罗汉果 1 个，猪肺 100 克（切小块），煮汤食用；罗汉果 1 个，鱼腥草 50 克，水煎取汁服；罗汉果 1 个，柿饼 3 个，共煎煮，将熟时加冰糖，再略煮一会，过滤取汁，1 天分 3 次服完。

6. **肺癌阴虚燥咳者：** 罗汉果、桂圆、红枣、枸杞子各 10 克，山药、玉竹各 15 克，莲子、薏苡仁各 20 克，猪排骨或鸡肉 300 克。先将上述中药常规水煎、去渣，放入排骨或鸡肉，先大火后文火煮 3 小时，食肉饮汤。

7. **喉癌咳嗽伴咽部不适者：** 罗汉果 1 个，橄榄 30 克，加清水适量，小火煎 30 分钟，饮汤，每日 2 次。

8. 女性经期咳嗽：罗汉果 15 克，益母草 10 克，水煎取汁服。

9. 咳嗽、多痰、咽炎：罗汉果 1 个，夏枯草 15 克。小火煎煮，当汁水变浓再加入水煎煮，反复 3 次，过滤取汁，加入红糖搅匀饮服。

10. 胃热腹痛：罗汉果汁，每次饮服 1 盅，每日 2 次。

11. 大便秘结：罗汉果 2 个，猪肉 200 克，煮汤服食。

12. 肥胖：罗汉果（洗净、压碎）、山楂片各 10 克，蜂蜜适量。煮熟后过滤取汁，加蜂蜜，搅匀，代茶饮用。

13. 糖尿病：罗汉果所含的相当于蔗糖 300 倍的非糖成分没有一般的食用糖作用，产生的热量几乎为零，常用作甜味剂，很适合肥胖及糖尿病患者饮用，对肥胖和糖尿病患者无疑是一大福音。

14. 颈淋巴腺炎：罗汉果 1 个，猪肺 100 克（切小块），煮汤食用。

15. 月经不调：罗汉果 15 克，益母草 10 克，水煎取汁服。

16. 衰老：罗汉果、乌梅、五味子各 15 克，水煎取汁或泡茶常服。

17. 火毒热盛、上冲头目、头昏眼花、咽干喉痛：罗汉果 1 个（洗净、晾干、打碎），白菊花、普洱茶各 6 克。开水冲泡 10 分钟后代茶饮用。

18. 口腔溃疡：罗汉果 1 ~ 2 个，洗净、打碎，开水冲泡当茶饮服。

19. 咽喉炎、咽喉肿痛：罗汉果 1 个（洗净、打碎），开水冲泡代茶频饮；罗汉果 1 个（洗净、打碎），胖大海 3 枚，开水冲泡代茶频饮；罗汉果 1 个（洗净、打碎），桔梗 10 克，水煎代茶，待冷后频频饮服。

20. 咽干口渴、声音嘶哑：罗汉果 1 个，沸水浸泡 15 分钟后代茶饮用；罗汉果 1 个，水煎取汁，调冰糖含服，每日数次。本方对烟酒过度等引起的咽干口渴、声音嘶哑有特效。

21. 癌症：鲜罗汉果里含有鲜罗汉果黄酮成分，对癌症有很好的预防作用。

【小食谱】

罗汉果冲剂：罗汉果 250 克（洗净、打碎），水煎 3 次之药汁合并，煎至稠黏，加入白糖 500 克，拌匀，晒干后压碎装瓶备用。每次取 10 克，用开水冲服。可治急慢性咳嗽、咽炎、喉炎、扁桃体炎。

注意事项

本品性凉，肺寒咳喘、脾胃虚寒便溏腹泻、肾阳亏虚、小便清长夜尿多者以及产妇不宜。

（四十六）甘蔗——天然清凉滋补剂

甘蔗系多汁水果，又称“糖梗”，有青皮、红皮和紫皮之分。

【营养及药用价值】

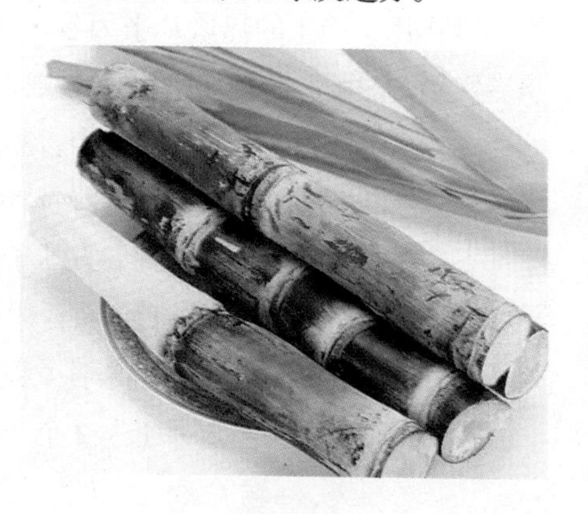

甘蔗性寒、味甘；归脾（经）、胃（经）；含有大量的蔗糖、果糖、葡萄糖和适量的蛋白质、脂肪、柠檬酸，多种氨基酸和钙、磷、铁等营养成分。具有生津止渴、润肺止咳、调理胃肠、清热利尿、消炎解毒等作用，可以说是一种天然的清凉滋补剂。主要用于热病烦渴、咳嗽、慢性支气管炎、反胃呕吐、大便干结、低血糖、肾炎、泌尿系感染、血尿、小便不利、蛋白尿等病症。

1. 暑热烦渴、热病后期伤津口干舌燥：生吃甘蔗可解；甘蔗、荸荠各适量，洗净、切碎，水煎代茶饮；甘蔗汁 100 ~ 150 毫升，大米 100 克，先用大米煮粥，煮至半熟时，倒入甘蔗汁同煮至熟食用。

2. 肺热咳嗽、咽干痰稠：红皮甘蔗（去节、连皮），荸荠适量，煎汤代茶饮；甘蔗汁、梨汁各 50 毫升，混匀顿服，每日 2 次。

3. 虚热咳嗽：甘蔗（削皮、切碎）、粳米各适量，煮粥，每日早晚服食。

4. 慢性支气管炎久咳、肺结核咳嗽、脾虚久咳气喘：甘蔗汁 300 毫升，怀山药 60 克（捣烂），同蒸熟吃，每日 2 次。有补脾润肺、止咳化痰作用。

5. 肺结核：甘蔗汁、白萝卜汁各 100 克，百合 60 克，甜杏仁 15 克，先将百合、杏仁煮烂，加入甘蔗汁、萝卜汁，每日睡前顿服。1个月为1个疗程。

6. 食欲不振：甘蔗汁50毫升，蜂蜜5毫升，混匀，每日早晚分2次服。

7. 各种原因引起的呕吐（妊娠呕吐、胃癌及贲门癌初期干呕）：甘蔗（削皮、切碎）、粳米各适量，煮粥，每日早晚服食；甘蔗汁100克，生姜汁20克，混匀煮热，1次60毫升，每日2次。

8. 便秘：甘蔗汁、蜂蜜各1小杯，调匀，每日早晚空腹饮服。

9. 肝炎：甘蔗500克（切碎），白茅根150克，水煎代茶饮。

10. 糖尿病口干渴：甘蔗嫩芽500克，水煎代茶饮。

11. 心悸气短：紫皮甘蔗、荸荠各适量（洗净、切碎），水煎代茶饮。

12. 高血压：甘蔗500克（切碎），白茅根150克，每日水煎代茶饮。

13. 盗汗：紫甘蔗皮适量，浮小麦1把，水煎服，食麦饮汁，常服。

14. 急性肾炎水肿、蛋白尿：甘蔗青梢200克，玉米须60克，炙黄芪30克，水煎取汁，每日早晚分服，每日1剂。

15. 泌尿系感染、膀胱炎、尿血：甘蔗汁、生藕汁各200毫升，混匀，每日分2次服；甘蔗500克（切碎），白茅根150克，水煎代茶饮；甘蔗青梢150克，白茅根60克，小蓟30克，水煎取汁分3服，每日1剂，一般连服3～5日即可见效。

16. 女性虚弱、功能性子宫出血：甘蔗头50厘米（削皮、洗净、切碎），乌枣60克，煎汤代茶饮。

17. 妊娠腹痛：甘蔗根1段（切碎、捣烂），水煎取汁顿服。

18. 小儿盗汗：紫皮甘蔗尺余（连皮洗净、切碎），红枣8枚，乌梅3枚，浮小麦12克，水煎取汁服，每日1次。

19. 疖肿溃烂：紫甘蔗皮适量，烧炭存性，研末，用麻油调敷患处，每日2次。

20. 湿疹：甘蔗皮500克，生甘草20克，煎汤洗患处；紫甘蔗皮烧炭存性，研末，用麻油调敷患处，每日2次。

21. 头癣、神经性皮炎：甘蔗皮适量，烧炭存性，研为细末，用麻油或淘米水调涂患处，每日2次。

22. 目赤肿痛：甘蔗汁2碗，黄连25克，加水浓煎，过滤取汁点眼，每日2次。

23. 鼻出血：甘蔗500克（切碎），白茅根150克，水煎代茶饮。

24. 口腔炎：紫甘蔗皮适量，烧炭存性、研末，用麻油调敷患处。

25. 醉酒：甘蔗汁大量服。

26. 河豚鱼毒：甘蔗汁60毫升，生姜汁适量，一次性顿服。

27. 癌症：现代研究表明：甘蔗渣中的多糖类有一定抑制癌细胞生长的作用，对于食管癌，可以用甘蔗汁、梨汁、生藕汁、生姜汁、萝卜汁、竹沥各1杯，蒸热后随意饮服。

注意事项

1. 甘蔗性寒，故肺寒或脾湿咳嗽痰多者以及脾胃、肠道虚寒泄泻者不宜食用。

2. 甘蔗较硬，嚼起来费劲，但却有利于坚固牙齿以及面颊肌肉的健美，面瘫患者不妨适当多嚼食。牙口不好的人不要勉为其难地硬啃甘蔗，应该将其切成小段嚼食。

3. 内心发红的甘蔗已经霉变，含有嗜神经毒素，不能吃。

（四十七）典型的热带清热饮料果种——椰子

椰子又名“胥椰”“胥余”“越王头”，是典型的热带清热饮料果种。椰汁能喝，椰肉能吃，还能加工成椰奶、椰蓉等各种各样的饮品和食品。由椰子的内膜经冷压榨制造的椰子油也是既天然又健康的食品，属于饱和脂肪，在常温下质量稳定，不容易变质，不易氧化产生自由基危害人体健康。

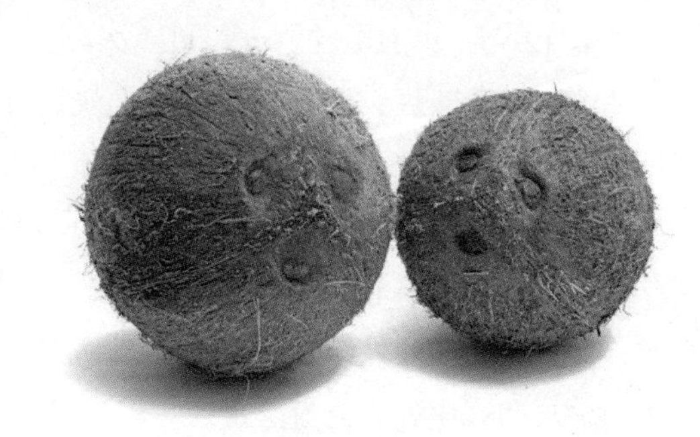

【营养及药用价值】

椰子性平、味甘；归脾（经）、胃（经）、大肠（经）；含有脂肪油、糖、蛋白质、维生素B、维生素C、铁、磷、钙、钾、镁、钠等物质。具有清热消炎、生津止渴、消疳杀虫、利水消肿等功效，主要用于体虚、暑热烦渴、秋季燥邪入体、伤及肺胃引发的干咳、鼻腔干燥出血、咽干咽痛和肾炎水肿、筋骨酸痛、蛔虫、绦虫、姜片虫等症。

1. 免疫低下、感冒：对于素来体弱、容易感冒的人，在生菜色拉或水果中加一些椰子油，既可以抗病毒杀菌，又能增强肺卫的免疫抗病能力，使日后罹患感冒的几率越来越小。

2. 体虚心悸、心慌：椰肉100克，龙眼肉50克，糯米150克，煮粥常服。

3. 暑热烦渴：夏季天热、流汗较多，很容易心烦口渴，及时喝椰子汁，可以达到清热解暑止渴的效果。

4. 脾虚倦怠、食欲不振、肢软无力：椰子肉（切碎）、糯米、鸡肉各适量，同煮粥，加油盐调味食用。

5. 呕吐：椰汁2盅，葡萄酒1盅，姜汁10滴，调匀饮服。

6. 消化不良、便秘、水肿：椰子油有健脾利湿的效果，能帮助消化、清除多余的水分，把体内的毒素从大小便或汗排出来。饭后喝1小匙的椰子油既能通便，还能润肤养颜。

7. 各种肝病：椰子油可降低肝内脂肪，各种肝病患者最宜服食。椰子油可以溶掉脂肪细胞，使得肝内脂肪降低。

8. 胰腺炎、胆囊炎、胆结石、胆囊切除：椰子油较其他食用油容易水解，容易消化吸收，更适合消化障碍和虚弱体质患者食用。一些不适宜食用各种含长链脂肪酸油脂的人，可以选择食用椰子油。

9. 高血压、心血管疾病：椰子能帮助预防高血压，甚至会降低血压，减少心血管病的风险。

10. 心源性水肿：经常饮服鲜椰子汁，有强心、利尿、消肿作用。

11. 肾炎水肿：椰子汁、菠萝汁、鲜茅根汁、鲜芦根汁各30克，调匀后饮服，每日1次。

12. 筋骨酸痛：椰壳、橘络、香附、桃树根各 20 克，水煎取汁服，每日 1 次。

13. 蛔虫、绦虫、姜片虫、小儿疳积：椰子 1/2 ～ 1 个，先饮椰汁，后吃椰肉。每日晨起 1 次吃完，3 小时后方可进食。若小儿清瘦，宜同蜂蜜调服。驱姜片虫、绦虫的效果与槟榔相似，且无副作用。

14. 冻疮：椰子油适量，柿子皮 50 克（烧存性、研细末），混合调匀涂患处。每日 2 ～ 3 次。

15. 烫伤、烧伤：椰子油敷患部，严重的可以把整个受伤的地方浸在椰子油里面，很快就能消肿止痛，也不会留下疤痕，每日 2 次。

16. 各种皮肤病（皮炎、瘙痒、外伤、蚊虫叮咬、癣、脚气等）：椰子油每日 2 次涂擦患部，既消肿止痛，又防止感染。患脚癣者也可以把椰子油滴到鞋子里面，白天穿着，次日再换另外一双鞋子，同样也滴入一些椰子油，连续 3 ～ 5 天。

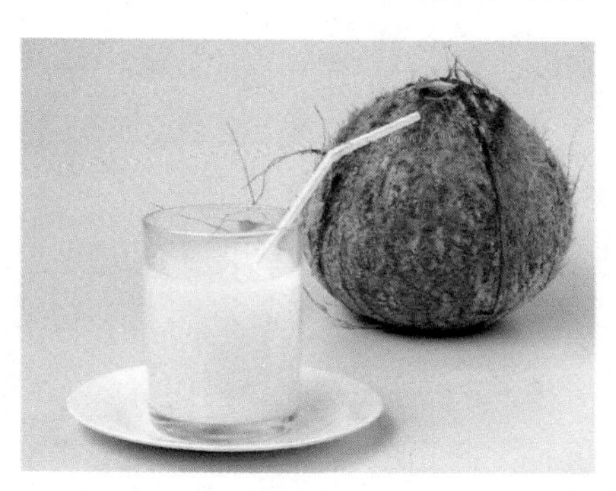

17. 头屑、头发分叉：研究显示，椰子油对防止头皮屑产生和保护头皮有极好的作用，还能预防白发和谢顶的过早发生，护发、定型，预防头发分叉。可以倒适量椰子油在手心，涂抹在头发上，并按摩头皮，是健康的护发品。

18. 肌肤老化：椰子油对毒素具有强烈排他性，能有效地将胃肠及身体内累积的毒素逐渐排出体外，因而有很强的抗氧化能力，能抑制自由基的产生。内服外用均可滋润皮肤，调整皮脂腺分泌，改善干燥肤质，消除皱纹、粉刺和头皮屑。对于过敏肤质可增强皮肤适应性，舒缓嘴唇龟裂、日晒、冻伤、尿布疹和齿龈炎。还可作为护肤油、卸妆油，外敷可保护皮肤不受紫外线伤害。

19. 肥胖：绝大多数动植物食用油（如猪油、牛油、鱼油、奶油、花生油、橄榄油、葵花籽油等）都是长链油，分子结构比较长，不容易燃烧。唯有椰子油是最容易燃烧的中链脂肪酸，能增加热量的燃烧率，不增加身体负担，有利于减肥瘦身。

20. 炎症：椰子油能够清热解毒，是天然的抗生素。一般轻微的发炎，如喉咙痛、皮肤红肿、黏膜的溃疡或稍微红肿，都可以使用，而获得很好的效果。

21. 疲倦：椰子油可提供快速能量营养来源，提高耐力，使人不易疲劳，能提升精力能量和充沛体力，却没有咖啡因的副作用。缺乏能量或经常疲倦的人，饮用椰子油可大大改善精力。

【小食谱】

椰香奶茶：椰汁 120 毫升，冰糖 30 克，清茶 10 克。将茶叶用 500 毫升沸水冲泡，加盖焖 10 分钟后取汁，然后加入椰汁和冰糖，搅拌至冰糖溶化即可。

附：按摩油：椰子油富有治疗的特性，能让皮肤更健康，展现出良好的肤色，而且还能使紧张和疼痛的肌肉舒缓。同时因为容易吸收，是不会留下油渍的按摩油。椰子油能通过毛细孔渗到皮肤里面，借此清理皮肤深层，帮助身体代谢。在怀孕期间或产后使用椰子油，可防止妊娠纹，并恢复皮肤活力。用椰子油轻柔地按摩乳房，则能减轻哺乳带来的疼痛。

注意事项

1. 椰子浆味甘、性稍热，过多畅饮可令人昏如醉状。
2. 有兴奋神经作用，不宜睡前饮用，以免导致失眠。
3. 椰子油不适合高温油炸。

（四十八）温补心脾、益气养血的桂圆

桂圆，又称“龙眼肉”，简称“龙眼”，是我国南方特产，尤以质软、色黄、肉厚、半透明、味道浓甜者为上品。新鲜的成熟桂圆可以生吃，也可以将鲜果烘焙成桂圆干，加工成罐头等。

相传哪吒打死了东海龙王的三太子，还挖了龙眼给一位患了重病、名叫“海子”的穷人家孩子吃了。海子吃了龙眼之后，不但病好了，而且身体也强壮起来，婚后生了多对龙凤胎，自己也活了130多岁。海子仙逝后，他的坟上长出了一棵树，树上结满了形似“龙眼”的果子，成熟后清甜无比。东海边上的百姓们闻讯后纷纷前去摘取龙眼，食后又用核种树。此后家家户户都种龙眼树，食龙眼肉，个个都身强体健，不患疾病。

【营养及药用价值】

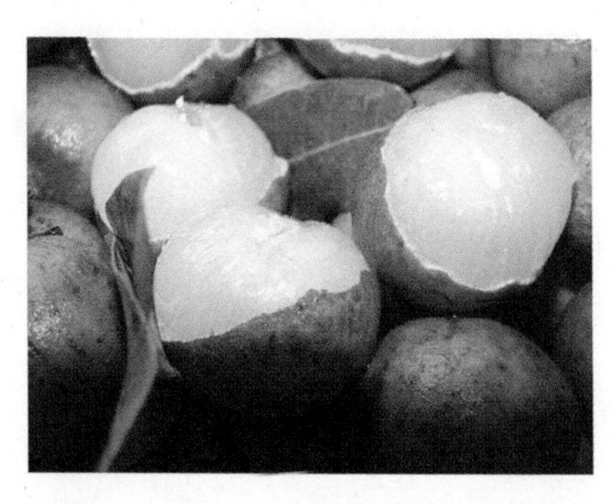

桂圆性温、味甘（果壳、果核甘、涩）；入心（经）、脾（经）；桂圆的热量、能量很高，还含有大量葡萄糖、蔗糖、蛋白质，维生素A、维生素B、维生素C、维生素K以及钾、钠、钙、磷、铁、镁、硒、铜、锌、锰等。为补益心脾之佳果，养血健脑之要药，具有温补心脾、益气养血、宁心安神、调理肠道、抗癌防癌等作用，主要适用于风寒咳嗽、贫血、神经衰弱、心慌、健忘、失眠或多梦、泻痢、功能性子宫出血、年老体弱、脑力劳动者以及病后产后手术后体虚、面色萎黄等症。

1. 风寒咳嗽：桂圆肉250克，党参200克，沙参150克，水浓煎取汁，加蜜500克收膏，每次15毫升，每日3次。

2. 气血虚弱引起的心悸、失眠、记忆力下降：每晚睡前吃10个桂圆，补脾生血、养心安神、健脑益智。

3. 思虑过度、心脾两虚、易受惊吓、心慌、心悸、怔忡、失眠或多梦、精神不振：每日嚼食桂圆肉30克；桂圆肉20克，每日蒸熟食之，连食1个月可愈；桂圆肉15克，酸枣仁6克，水煎服，每天1次；桂圆肉10克，莲子15克，糯米60克，煮粥，每日早晚食。

4. 气血两虚贫血、神经衰弱、头晕目眩、神疲乏力、失眠多梦、自汗盗汗：桂圆20克，白糖适量，蒸食；桂圆20克，花生15克，水煎服食，每日2次；桂圆8～10枚，莲子、芡实适量，炖汤，于每晚睡前服；桂圆20克，莲子

15克，糯米30克，熬粥，每日早晚各1次；桂圆、酸枣仁、芡实各20～30克，煎汤，每晚临睡前服；桂圆肉30克，党参15克，羊腿肉750克（洗净、切块），红枣肉10枚，生姜4片，米酒20毫升，先将羊肉用油、姜、米酒爆炒，加入桂圆肉、党参、红枣和水，大火煮沸后转小火煲3个小时，调味佐膳。

5. 巨幼红细胞性贫血：桂圆肉15克，桑葚子30克，蜂蜜适量，混合炖服，每日1剂。

6. 急性胃肠炎：桂圆核适量，焙干研末，每次用开水冲服15克，每日2～3次。

7. 虚寒胃痛：桂圆核5粒，烧存性研末，热酒冲服。

8. 呃逆：桂圆7枚（连核烧存性，研细末），用煅赭石15克煎汤送服。

9. 脾虚泄泻：桂圆14枚，生姜3片，水煎取汁服，每日3次。

10. 便血：桂圆核（去黑皮）适量，研末，每日早晚空腹时开水送服6克。

11. 月经不调或产后虚弱：桂圆肉、鸡蛋，蒸熟食用，常服。

12. 血小板减少、功能性子宫出血、血色紫暗：桂圆15～30克，大枣15克，炖服，每日2次。

13. 妊娠或产后水肿：桂圆干30克，大枣15枚，生姜5片，水煎取汁服，每日1～2次。

14. 产后血虚、年老体衰：桂圆肉30克，白糖3克，西洋参5～7片，杯中加盖，蒸熟服食，大补气血，力胜参芪。

15. 产后四肢、腹部水肿：桂圆、生姜、大枣各适量，水煎取汁服，每日2次。

16. 狐臭：桂圆核6枚，胡椒16枚，共研细末，患处汗出即撒之。

17. 疝气疼痛：桂圆核500克（洗净），放瓦上焙干、研末，每次用黄酒送服10克；桂圆核、荔枝核、小茴香各等份，均炒后研为细末，每次用升麻5克，水酒煎汤，早晚空腹服5克。

18. 疥疮：桂圆核适量，煅存性、研细末，麻油调敷。

19. 癣：桂圆核适量，米醋磨汁涂患处；桂圆核烧灰撒患处，每日数次。

20. 烫伤：桂圆核适量（焙枯、研细末），以茶油调涂患处；桂圆壳煅烧为末，桐油调涂患处，每日2～3次。

21. 青光眼：桂圆肉7个，猪眼1只（切碎），煮熟，加油盐调味，每日吃1剂（服药期间忌吃鹅肉、动物血），连吃半月。能使眼压降低、眼内轻松、视物明亮。

22. 脑肿瘤贫血、低烧不退：桂圆肉30克，西洋参10克，蜂蜜少许。将桂圆肉、西洋参、蜂蜜放入杯中，加凉开水少许，置沸水锅内蒸40 ~ 50分钟即成。每日早、晚口服。桂圆肉和西洋参可吃。

23. 肝癌术后气阴两虚：桂圆肉50克（洗净），猪脊骨连肉带髓250克（剁碎），乌龟500克（宰杀、去内脏、切块），盐适量。文火煎煮至肉烂，佐膳食用。

【小食谱】

糖渍桂圆：鲜桂圆肉500克，反复蒸、晒数次，至色泽变黑，拌入白糖50克左右，每次食桂圆肉4 ~ 5粒，每日2次。补气养血，力胜参芪，适用于年老体弱、病后体虚、产后血虚以及心悸、失眠、健忘等症。

桂圆枣姜蜜饯：桂圆、大枣、蜂蜜各250克，姜汁2匙。桂圆、大枣同煮至七成熟，加入姜汁和蜂蜜，调匀煮沸，冷却后装瓶。每次服食桂圆、大枣各6 ~ 8粒，每日3次。可补脾胃、益气血，适用于脾虚、血亏、食欲不振、心悸怔忡、面色萎黄、浮肿等症。

桂圆洋参茶：桂圆30克（洗净后撕成碎块），西洋参片、绿茶或红茶各6克。一起放入干净瓷质盖碗中，加入白糖后冷水上锅，上汽后蒸40 ~ 50分钟，以药物全部变为黏稠膏状为度。补益气血、养心安神、健脑益智，适用于气血两虚导致的失眠、健忘、心悸、气短、自汗、面色无华、久病或手术后的过度虚弱以及慢性肾炎等症。

桂圆枣仁茶：桂圆肉15克（洗净后撕成碎块），酸枣仁6克（炒至微黄，捣成粗末），花茶5克。一起放入保温杯中，以300毫升沸水冲泡，加盖焖15分钟后代茶饮用。养心安神、镇静促眠，适用于气血两虚、神经衰弱、心慌、失眠、记忆力减退等症。

桂圆酒: 桂圆肉200克，浸泡于500毫升60度白酒中半个月。可补心脾、养气血、助精神，适用于虚劳衰弱、惊悸、失眠、健忘等症。

桂圆当归酒: 桂圆肉100克(洗净后撕成碎块)，当归50克(洗净、晾干、碾成粗末)，白酒(或米酒)1000毫升。一起放入敞口瓷坛或玻璃瓶中密封，置于阴凉避光处。每天摇匀1次，7天后开封饮用。有补益气血、养心安神、健脑益智作用，适用于思虑过度、劳心伤脾、气血不足导致的食少、贫血、面色萎黄、体倦、惊悸、失眠、健忘等症。

桂圆益寿酒: 桂圆肉400克，党参、白茯苓、生地黄各150克，当归、白术、白芍、焦神曲各100克，川芎50克，桂花500克，冰糖1500克，白酒2000毫升。把冰糖、白酒以外的所有原料碾为粗末，装入纱布袋，放进干净的陶瓷或玻璃的器皿中，倒入白酒密封置于阴凉处，每天摇匀1次，4 ~ 5天后开封澄出酒液，加入冰糖即可。每晚临睡前温服20毫升左右。有补益气血、健运脾胃、滋养肝肾、强筋壮骨、延年益寿功效，适用于气血虚弱导致的贫血、须发早白、畏寒、气短、乏力、手足冰冷、阳痿、早泄、宫寒不孕等。

注意事项

桂圆性温，凡外感实热证、容易上火之人、胃火及痰湿内盛、孕妇产前不宜食用。

(四十九)荔枝——杨贵妃的最爱

荔枝，别称“离支”“丹荔”，是我国四大名果之一，因其质嫩味美，倍受人们的青睐。

我国历史上的四大美女之一，唐朝的杨贵妃就最爱吃鲜荔枝。当时的唐明皇玄宗李隆基为了讨得杨贵妃的欢心，就曾令人骑上快马，七天七夜以接力的方式，从千里之外的岭南运送鲜荔枝到长安供杨贵妃享用。此事有诗“一骑红尘妃子笑，无人知是荔枝来”为证，并非戏言。

【营养及药用价值】

荔枝性温，味甘、酸；归心（经）、脾（经）、肝（经）；含有丰富的糖、蛋白质、脂肪、果胶、苹果酸、柠檬酸、维生素 A、维生素 B、维生素 C、胡萝卜素、膳食纤维以及钾、磷、镁、钙、钠、铁、锌、硒、铜、锰等物质。具有健脾养血、理气止痛、补虚益肾等功效，主要用于哮喘、胃痛、呃逆、五更泄、贫血、久病体虚、疝气、颈淋巴结核等病症。

1. 寒性哮喘：一次性吃荔枝干 120 克，每日 1 ~ 2 次。

2. 虚喘：荔枝树皮 100 克，水煎代茶饮。

3. 肋间神经痛：荔枝核适量（烧炭存性、捣碎），每次取 6 克，加广木香 6 克，水煎取汁服。

4. 吃荔枝过多引起的腹胀、消化不良：荔枝壳适量，水煎服可解。

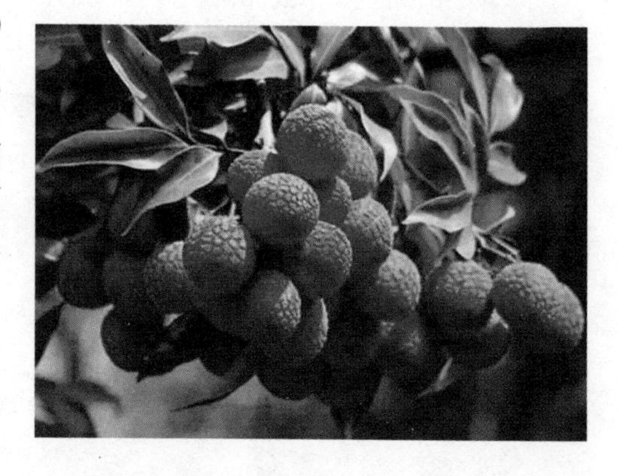

5. 胃寒腹痛：荔枝肉 60 克，水煎取汁，加少许红糖（或白酒）饮服，每日 1 次，连服 3 ~ 5 日；荔枝核 5 克，木香 4 克，共为细末，温服。

6. 呃逆：荔枝（连壳、核烧炭存性）7 个，研末，1 次用温开水（或淡醋）送服 3 克，每日 2 ~ 4 次。

7. 脾虚久泄：荔枝干果 7 枚，大枣 5 枚，水煎服食，每日 1 ~ 2 次。

8. 脾肾两虚五更泄（黎明前腹部轻微疼痛、腹泻）、大便稀溏：干荔枝肉 50 克，怀山药、莲子各 10 克（捣碎），大米 100 克，麻油、细盐、红糖各适量。水煮至三物软烂，加入大米再煮至熟，加红糖调味食用，每日 1 次。

9. 痢疾：荔枝壳、石榴皮、橡子壳、甘草各等份，焙干研细，每取 25 克，水煎后取汁温服，每日 1 次。

10. 贫血：荔枝干、大枣肉各 7 枚，煮熟，吃果肉饮汤汁，每日 1 次。

11. 风湿性心脏病、心悸：鲜荔枝肉 200 克，猪心 1 个约 300 克（切去肥油、洗净），党参 30 克，红枣 5 枚。加清水适量，大火煮沸后改小火煲 2 小时，调味佐膳。

12. 神经衰弱、不眠：同上。

13. 久病体虚：鲜荔枝 20 克，生食，每日 3 ~ 4 次，连服 1 个月左右。

14. 遗尿：每日吃荔枝干 10 个，常吃有效；荔枝干 5 个，霜桑叶 6 克，每天早晚水煎取汁服。

15. 肾亏遗精：荔枝肉 60 克，山萸肉 30 克，枸杞子 15 克，水煎，吃果肉，饮汤汁。每日 1 剂，分 2 次服。

16. 月经过多、产后出血或堕胎后出血不止：荔枝干 7 个（连壳带核打破），水煎取汁服；鲜荔枝 30 克（连壳捶破），棉花籽 20 粒（炒黑），研碎，水煎取汁服；荔枝根 30 克，酒煎取汁服，连服 2 ~ 3 天。

17. 颈淋巴结核：荔枝干果 5 ~ 7 个，海藻、海带各 15 克，黄酒适量，水煎服食；局部溃烂者另用荔枝肉捣敷患处，每日 1 ~ 2 次。

18. 疝气：荔枝核 15 克，焙干研末，空腹时用开水送服；荔枝核 2 个，烧炭存性为末，黄酒调服；荔枝核 30 克，小茴香 9 克，水煎取汁服，每日分 2 次服；荔枝核、大茴香各 60 克，共炒黑色，捣碎后水煎，每日早晚用黄酒送服 10 克。

19. 疔疮肿毒：荔枝肉、白梅各 3 个，同捣烂，贴敷患处，每日 1 次。

20. 外伤出血：荔枝核适量，晒干研末（浸男童尿后晒干更佳），外撒患处，每日 1 ~ 2 次，可防治感染、促进愈合。

21. 烫伤、烧伤：荔枝核适量，烧炭存性，调茶、酒外敷。

22. 皮肤癣疮：荔枝核适量，研末，调醋搽患处，每天 2 ~ 3 次。

23. 湿疹：荔枝壳 6 ~ 9 克，煎汤服，每日 1 次；荔枝壳 30 克，水煎外洗患处，每日 2 次。

24. 风火牙痛：鲜荔枝肉 1 个，加盐煅后研末，外搽牙痛处，每日 2 ~ 3 次。

【小食谱】

荔枝酒：荔枝肉 50 克，党参、熟地黄、枸杞子各 20 克，沙苑子、淫羊藿、公丁香各 15 克，远志 10 克，沉香 6 克，白酒 1000 毫升。所有药材一起碾为粗末装入细纱布袋，与白酒一起倒入瓦坛密封 3 天。第 4 天开封，将瓦坛直接放在小火上煮 30 分钟，然后取下趁热再密封，置于阴凉处 3 周后即可饮用，每晚临睡前温服 10 ～ 20 毫升。健脾和胃、益肝养肾、补肾壮阳、延年益寿，适用于脾肾阳虚所致面色无华、头昏眼花、气虚少力、食欲不振、腰膝无力、便溏泄泻等症。

注意事项

1. 本品性温热，凡热病、阴虚火旺以及妊娠、糖尿病、烦躁口渴、便秘、小便黄短者忌食。

2. 多食伤脾，影响食欲，还可导致鼻出血、口腔疼痛、齿龈肿胀。故 1 周不得吃 3 次（以上）。

3. 荔枝含糖量高，多吃损齿，所以，牙齿不好者也不宜吃。

4. 一次食入过多会得“荔枝病”，轻者头晕、恶心、肢软无力，重者心慌、出冷汗、四肢厥冷。若出现这种情况，可用荔枝壳适量，煎汤饮服。

（五十）外观美丽的岭南“荔枝”——红毛丹

红毛丹因果皮外面生有红色毛状软刺，故名。又名“韶子”“毛龙眼”“毛荔枝”“山荔枝”“岭南荔枝”“海南韶子”。外观艳丽，果肉酸甜滑腻、厚而多汁，带有荔枝味，但不如荔枝好吃。原产于马来半岛，是东南亚著名水果、世界四大热带水果之一，泰国的红毛丹有“果王”之称。按果皮颜色分为桃红色和金黄色两个品种，主要供鲜食，还可制蜜饯、果酱、果冻、罐头和酿酒，红毛丹树根洗净加水煎煮，可

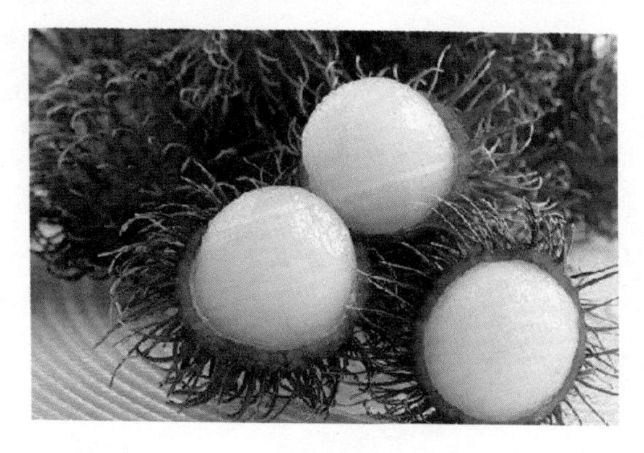

作日常饮料。

【营养及药用价值】

红毛丹性温、味甘；入肺（经）、脾（经）；含有糖、蔗糖、葡萄糖、蛋白质、脂肪和较高的热量、维生素A、B族维生素、维生素C、氨基酸以及钾、钙、镁、磷、铁、锌等。能清热降火、补益气血、滋养强壮、润肤养颜、增强人体免疫力。

1. 免疫低下：红毛丹热量很高，经常食用能补充体力，增强对疾病的抵抗力。

2. 腹泻、下痢：红毛丹性温，能改善腹部寒凉不适、缓解腹泻和下痢症状。可将红毛丹果壳洗净，加水煎煮代茶饮；红毛丹肉5个，小米50克，山药200克（切丁），红枣10个（去核），煮粥服食，用于习惯性腹泻（肠易激综合征）。

3. 头晕、低血压：红毛丹含铁量较高，常吃有助于改善头晕、低血压等症状。

4. 月经不调：红毛丹果肉5个、益母草20克（鲜品加倍）、红枣10个，水煎取汁服，每日2次。

5. 皮肤暗沉：长期食用可生发润肤、养颜美容。

6. 口腔溃疡、舌头炎症：红毛丹果壳或树皮适量，洗净，加水煎煮代茶饮，有显著功效。

注意事项

1. 红毛丹性温，多吃容易上火。面生痤疮、口干舌燥、口腔溃疡、高血压、牙周病、便秘、痔疮患者不宜。

2. 红毛丹内核外围有一层较为坚硬的膜，同果肉紧紧连在一起，不易消化且会伤害胃肠黏膜，食用前一定要剔除干净。

（五十一）要想身体好，常年吃大枣

大枣，又名“红枣”，是我国最早的土特产之一，早在明代末年，农学家徐光启在《农政全书》中，就把大枣列为果木之首。尤其以陕西清涧绥德、河北行唐、河南新郑、山东乐陵、新疆和田的大红枣最为驰名，个大、皮薄、肉厚、核小、颜色好、干而不皱，连同河北沧州的金丝小枣和河北黄骅的“冬枣”，都是上好的食补佳品。我国自古素有“要想身体好，常年吃大枣”“粥里加红枣，胜似灵芝草”“经常吃大枣，终生不显老”的养生保健谚语。

【营养及药用价值】

大枣性温、味甘；归脾（经）、胃（经）；含丰富的糖（100克鲜枣的含糖量为30%左右，干枣更是高达50%～80%，比各种蔬菜和水果都高，甚至超过制糖原料甘蔗和甜菜）、蛋白质、脂肪、淀粉、多种氨基酸、胡萝卜素、维生素A、B族维生素、维生素C、维生素D、维生素P，尤其是维生素C的含量在水果中名列前茅（100克鲜枣中含500毫克左右，几乎是苹果、桃子的百倍，故有“天然维生素C丸”的美誉）；维生素B、维生素P的含量也居水果之冠；此外还有钙、磷、铁、镁、钾、硒等物质。具有健脾养胃、补益气血、养心安神、健脑益智、软化血管、提高免疫、延缓衰老、益寿延年等作用。主要用于脾胃虚弱、食欲不振、消化不良、气血不足、营养不良、面色萎黄、精神疲乏、慢性肝炎、各种慢性出血、贫血、血小板减少、高血压、失眠、更年期综合征等病症。气血两虚、脾胃功能不好的人适宜多吃，对病后体虚者也有良好的滋补作用。

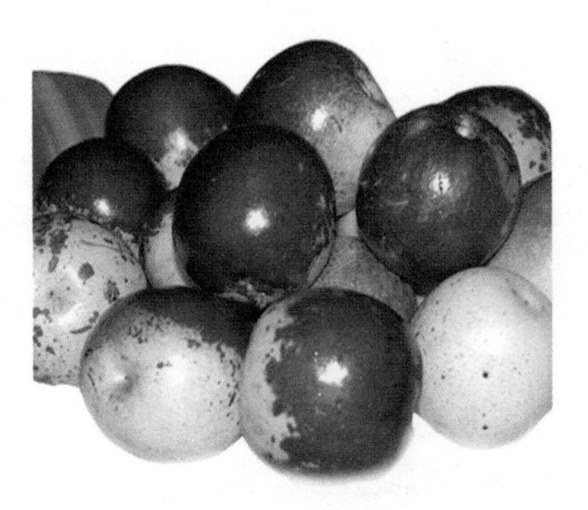

除了枣肉外，枣核烧灰外敷治疗走马牙疳；枣树叶煎汤服用治疗反胃呕吐；枣树皮烧炭治疗腹泻痢疾；枣树根治疗胃痛、月经不调。

1. 肺虚咳嗽、老慢支咳喘少痰：红枣、南瓜、红糖各适量，水煎常服食。

2. 食欲不振、消化不良：大枣20枚（去核），慢火焙干为末，生姜末3克，每服10克；大枣30克，粳米100克，煮烂加冰糖适量服食。

3. 消化不良、脾虚泄泻：红枣 50 克，鲜山药 100 克（洗净、切块），大米 200 克。放入烧开的水中熬粥，加白糖服食。

4. 脾胃虚弱、食欲不振、消化不良、体倦乏力、大便溏泄：大枣 10 枚，山药、莲子各 10 克，大米 100 克，煮粥，每天早晚食用。

5. 反胃、吐食：大枣 1 枚（去核），斑蝥 1 只（去头、翅），放入枣内煨熟，去斑蝥，每天早上空腹温开水送服。

6. 虚寒性胃痛：红枣 3 ～ 5 个，炒黑泡茶喝；大枣 7 枚，红糖 120 克，生姜 60 克，水煎，吃枣饮汤；大枣 7 枚（去核），胡椒 7 粒（放枣内），蒸熟吃枣；大枣 10 枚（去核），丁香 50 个（研末，装枣内），烧焦，研细末，分为 10 包，每次用温开水冲服 1 包，每日 2 次。

7. 胃及十二指肠溃疡：红枣 10 枚，鲜旱莲草 50 克（干品 30 克），水煎食枣；大枣 5 枚（去核），玫瑰花适量（纳入枣肉中），加水放碗内盖好，蒸烂顿服，每日 3 次。

8. 急慢性肝炎、肝硬化：红枣数个，撕开、去核、温开水冲泡饮服，有养肝排毒功效；大枣、花生、冰糖各 50 克，先煮花生，后加大枣，再放冰糖，每晚睡前顿服，30 天为 1 疗程。

9. 肝炎及肺结核病后恢复期身体虚弱、疲乏无力：大枣肉 500 克（洗净、去核），白糖适量，煮烂成膏，早中晚各服用 1 汤匙。

10. 黄疸型肝炎、胆囊炎：红枣（去核）、鸡骨草各 200 克，水煎食枣；大枣 250 克，茵陈 60 克，水煎，吃枣饮汤；每日分 3 次服。

11. 胆结石：鲜枣中含有丰富的维生素 C，能使体内多余的胆固醇转变为胆汁酸，胆固醇少了，结石形成的概率就随之减少。所以，经常吃鲜枣就能大大减少胆结石的发病率，有预防作用。

12. 阴血亏损性便秘：红枣 10 枚（去核），何首乌、粳米各 60 克，洗净，煮粥服食。

13. 阳虚寒性体质、虚寒胃痛、神经衰弱及各种慢性病：金丝小枣 3 枚，乌龙茶 3 克，滚开水冲泡代茶频饮。

14. 神经衰弱、失眠多梦、心悸健忘、疲倦无力、精神萎靡：大枣 20 枚，葱白若干，水煎取汁，每晚睡前顿服；大枣、莲子各 10 粒，党参 6 克，糯米100克，煮粥服食，每日1次；大枣20枚，莲子50克，龙眼肉10克，洗净，加水煮熟后加白糖调味，每天早晚食用。

15. 癔病性精神恍惚、哭笑无常、心烦失眠、情绪波动：大枣15枚，浮小麦50克，甘草10克，煎煮1小时，去甘草后食用。

16. 眩晕病（梅尼埃病）：大枣16克，白果仁6克（炒研细末），大枣水煎取汁，冲服白果粉，每日3次。

17. 头痛：头痛偏前额、两太阳穴者取大枣、冬青树枝等量，水煮，每日早晚随意食枣；神经性头痛兼心慌、失眠者取大枣7枚，远志10克，水煎，吃枣喝汤。

18. 高血压、头痛、眩晕：红枣所含的芦丁，是一种软化血管、降低血压的物质。可以用红枣20个，向日葵托盘蒂柄1个，水煎食枣。

19. 血管硬化、老年性高血压：红枣10枚（去核），何首乌、粳米各60克，洗净、煮粥加红糖服食。

20. 高血脂：现代医学研究，大枣还有降低血清胆固醇和增加血清总蛋白及白蛋白的作用。可用大枣、芹菜根各适量，水煎取汁常服。

21. 冠心病：大枣5枚（烧焦），蜂蜜15毫升，先煮大枣，再加蜂蜜，吃枣喝汤，每日2～3次。

22. 胸腔积液：红枣10枚，葶苈子15克，水煎取汁服，每日1剂，连服5～7日。

23. 自汗、盗汗：大枣、乌梅各10枚，每日1剂，水煎取汁，分2次服，连服10天；红枣7～10枚，仙鹤草20～50克，水煎取汁服；大枣10枚，桑叶、乌梅肉各10克，浮小麦20克，水煎取汁服。

24. 骨质疏松症：红枣中富含钙和铁，对防治骨质疏松有重要作用，中年女性过了更年期经常会出现骨质疏松，大枣对她们有着十分理想的食疗作用。

25. 纳食不香、营养不良、面色萎黄：大枣15枚，小米50克，煮粥常吃。

26. 营养不良性贫血：红枣15枚，黑木耳15克（温水泡发），冰糖和水适量，同蒸1小时后食用，每日2次。

27. 缺铁性贫血：红枣中富含钙和铁，对防治产妇及正处在生长发育高峰期的婴幼儿贫血有十分理想的食疗效果。红枣、羊骨头、糯米各适量，煮粥服食；大枣肉500克（煮熟），黑豆250克（碾面），黑矾60克，共捣烂如泥为丸，每服2克，每日3次；大枣、绿豆各50克，水煮至绿豆“开花”时加红糖适量，调味食用，每日1次；大枣、黑豆各30克，糙糯米100克，先将水煮开，加入黑豆、糯米，煮至半熟后再加大枣，煮熟后加红糖调味，当点心吃，每日1次。

28. 失血性贫血：红枣10枚，鲜旱莲草50克（干品30克），水煎取汁服。

29. 再生障碍性贫血：大枣30枚，黑木耳30克（加水浸泡30分钟），同大枣一起炖熟，加红糖调味食用，每日1次。

30. 血友病：大枣30克，鲜猪肉皮100克（洗净），加水煮至稀烂服食，每日1剂。

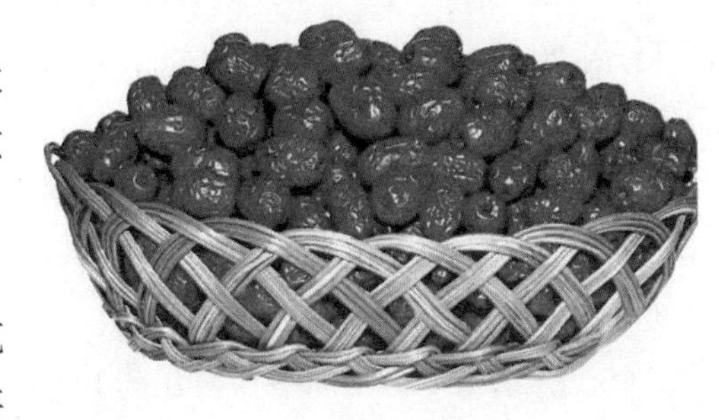

31. 各种慢性出血：大枣5枚，花生米20粒，共煮食，每日2次。

32. 血小板减少性紫癜：大枣50克，鲜羊胫骨250克（敲碎），糯米适量，将羊骨头煮1小时，过滤取汁，加入大枣及糯米，煮成稀粥食用，每天分2次服用。

33. 过敏性紫癜：每次食生枣10枚（儿童减半），每日2～3次；大枣500克，煮熟，每日分5次吃完；大枣、花生皮各30克，水煎取汁顿服；大枣15克，大麦100克，水煎至150毫升左右，1次服完，每日1剂。

34. 坏血病（维生素C缺乏症）：红枣中维生素C含量十分丰富，膳食中若缺乏维生素C，人就会感到疲劳倦怠，甚至发生坏血病。红枣是最便利、也是最好的食材。对坏血病有预防作用。

35. 气血虚面色差：红枣能补气养血，增强骨髓的造血功能，增加血液中红细胞的含量，使脸色红润。

36. 慢性疾病或病后身体虚弱、饮食减少、神疲乏力、心慌烦渴、大便稀溏：红枣10～20枚，党参20克，水煎取汁服或代茶饮用；大枣、花生各30克，羊肉100克（洗净、切块），调料少许，文火炖煮2小时，食肉喝汤。

37. 年老体弱、病后或产后血虚、食欲不振、气血不足、营养不良性贫血、慢性肝炎、血小板减少、过敏性紫癜：干红枣 10 ～ 20 枚（去核），大米、花生米（温水泡半小时取其红衣）各 100 克，同煮半小时后加红糖调味服食，每日 1 次。

38. 糖尿病：红枣、蚕茧各适量，水煎代茶常饮。

39. 腰膝酸软乏力：红枣、羊骨头、糯米各适量，煮粥服食。

40. 全身水肿（腰以下为甚）：大枣 1500 克，大戟 500 克，二者水泡一昼夜后去大戟，将大枣焙干、研末，分 12 包，每次开水冲服 1 包，每日 3 次（孕妇不宜）。此法须在医生指导下使用。

41. 尿血：红枣 60 至 120 克，水煎代茶饮。

42. 疮疡痈疖：红枣若干（烧存性、研细末），香油调和，涂患处；大枣、蓖麻籽各 20 粒（二味共炒焦研末），冰片 3 克，加冷开水适量调成糊状，敷患处，每日数次。

43. 痔疮：大枣 250 克（炒焦），红糖 60 克，加水适量煮食，每日 3 次。

44. 脱肛：大枣 120 克，陈醋 250 克，共入锅内，将醋煮干，大枣分 2 ～ 3 次食完，每日 1 剂。

45. 子宫脱垂：红枣 50 克，鲜山药 100 克（洗净、切块），大米 200 克，放入烧开的水中熬粥，加白糖服食。

46. 更年期综合征、脏躁（悲伤欲哭、喜怒无常、郁郁不乐、情绪焦躁）：大枣 10 枚（去核），浮小麦 40 克，生甘草 12 克，水煎代茶。

47. 产后虚寒腹痛：大枣 10 枚（烧焦），生姜 3 片，开水冲泡一刻钟代茶饮服。

48. 湿疹：大枣适量，纳入明矾末少许，瓦上焙干，研末，撒患处，每日 2 次。

49. 眼睑炎、结膜炎：大黑枣 20 枚（去核），明矾末 1.5 克，共捣烂成泥，湿纸包裹，置火内煨 30 分钟取出，将枣泥煎汤，过滤取之洗眼；或大枣 1 枚（去核），将明矾末少许填充枣内，外用线扎紧，置于柴草火灰中煨，待明矾渗入枣后，将枣取出，放碗中用开水泡 15 分钟，纱布过滤取汁，棉签蘸药水洗眼，每日 2 ～ 3 次。此法须在医生指导下使用。

50. 过敏： 枣能抗过敏，诸如过敏性鼻炎、过敏性哮喘、过敏性紫癜、荨麻疹等疾病的辅助治疗，每天吃鲜枣 50 ~ 100 克或红枣 20 ~ 50 枚，即能增强免疫防卫能力。

51. 癌症： 富硒枣能够抑制癌细胞，对癌症放射或化疗后血象异常有很好的治疗作用。可以用干红枣 10 ~ 20 枚（去核），大米、花生米（温水泡半小时取其红衣）各 100 克，同煮半小时后加红糖调味服食，每日 1 次。

52. 鼻出血（包括倒经）： 黑枣 500 克，猪蹄 1 只，白糖 250 克，同煮烂分 2 ~ 3 天吃完。

53. 龋齿： 大枣（去核）、雄黄各适量，共研成糊状，搓成丸，放入龋齿的空洞内。

54. 急、慢性咽炎： 红枣数个（撕开、去核、温开水冲泡），麦冬、枸杞、五味子各适量，滚开水冲泡，待温热后混合饮服。能保护嗓子，适合教师、营业员等使用嗓子频率较高的人。

【小食谱】

红枣养生粥： 红枣、莲子各 10 枚，花生、枸杞各 1 小把，山楂 6 枚（打碎），银耳 2 朵（泡开、撕碎），粳米 200 克。大火煮开，小火熬粥，烊化阿胶 1 小块，每天分 2 次服食。

注意事项

1. 大枣过甜，属于易生痰湿之品，故痰湿体质、内有实邪者忌食。

2. 枣皮纤维含量很高，使得果皮坚韧不易泡发，也不好消化。如果整颗冲泡，很难将其有效成分完全溶出，因此，最好将其掰开再冲泡。因为不易消化，一次不宜吃得太多，否则容易引起胃胀。

3. 患有慢性胃肠疾病者，不宜空腹食用，尤其不宜睡前空腹食用。临床有报道：有人空腹吃大量蜜枣，致胃中不适，转为持续疼痛，月余胃内竟生一 15 厘米长的圆柱形结石。后经手术取出，发现胃黏膜已被结石磨成溃疡。

4. 新鲜的红枣含有大量维生素 C，不宜用开水冲泡或煎煮，否则会严重破坏维生素 C。

（五十二）人参果——神奇的补硒佳果

人参果又称“茄瓜”“甜茄”“香瓜茄”“香艳茄”“紫香茄”“长寿果”“人心果”“草还丹”“金参果”“香瓜梨”“香艳梨”“香艳杧果”等，可食部分达95%以上。

自从有了“人参果”这个吉祥的名字后，即在社会上产生了很大的反响，也激发了人们的好奇心，这可能是与《西游记》中所说的吃人参果能长生不老而联系在一起之缘故。《西游记》第二十四回写道：在万寿山五庄观，有棵灵根，唤名“人参果”，又名“草还丹”。该树三千年才得以成熟，开一次花，结一次果。人若有缘，闻一闻能活三百六十岁，吃一个能活四万七千年。

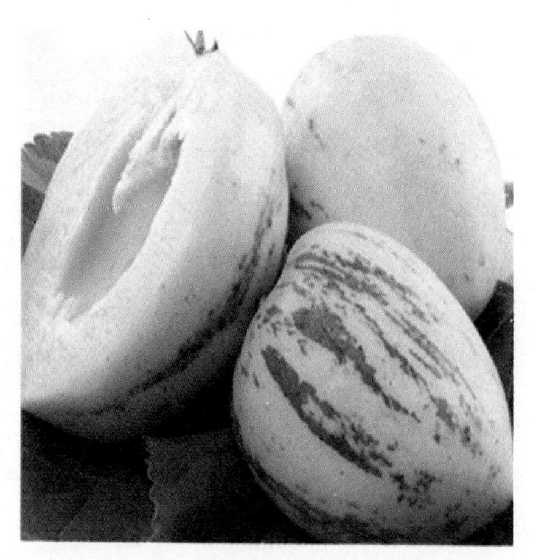

世界上还真有人参果，而且还多种多样：有土里长的，树上结的，藤上挂的；有的当年种植当年即可开花结果，也有种植多年后才能开花结果的。

当然，在这形形色色的人参果中，压根就没有闻一闻就能活三百多岁、吃一个就能活几万年的人参果。不过，人参果的确具有强身健体、防治疾病、益寿延年的功效。所以，我国自古就有“常吃人参果，活到九十九”的说法，那还只是在“人活七十古来稀”的年代的说法。现在是“七十不为稀，八十不足奇”的时代，常吃人参果就得健康地活上一二百岁了！

人参果当水果鲜食，一定要充分成熟，果肉淡黄，爽口多汁，风味独特，有淡雅的清香气。

【营养及药用价值】

人参果性温、味甘；归脾（经）、胃（经）；富含蛋白质、B族维生素、维生素C、胡萝卜素、氨基酸以及钙、铁、锌、镁、硒、锰、钴、钼等元素，具有低糖、低脂、高蛋白、高钙等特点。有软化血管、降血压、降血糖、补充钙质、防癌抗癌、养肝明目、提高免疫、强身健体、防癌抗癌、延缓衰老、益寿延年作用，主要用于防治高血压、糖尿病、坏血病（维生素C缺乏症）、肝胆疾病、软骨病、佝偻病、骨质疏松、部分肿瘤等病症。

1. 高血压、糖尿病：人之所以会患上各种疾病，例如高血压、糖尿病、心脑血管疾病、肿瘤等，多半与身体长期缺少硒有关。人参果含硒量高，能软化血管、降低血压，对糖尿病也有辅助疗效。再说了，人参果低糖，也很适合糖尿病患者食用。对于高血压和糖尿病患者来说，除了直接摄入新鲜的人参果之外，还可以将成熟的人参果洗净、切片，加入适量精盐腌渍片刻，倒去渗出的水分，再加入适量蒜泥、味精、米醋和芝麻油，凉拌而食。能极大发挥清热解毒、利水降压的显著疗效。

2. 坏血病（维生素C缺乏症）、肝胆疾病等：维生素C能刺激造血功能，增强机体抗感染能力，用于防治坏血病、肝胆疾病以及各种急性传染病、过敏性疾病等，均有较好的疗效。

3. 缺钙、软骨病、佝偻病、骨质疏松：人参果是高钙水果，其高钙含量在其他蔬菜、水果中是少见的。众所周知，钙离子能促进骨骼发育，故人参果号称“补钙之王”，可以防治婴幼儿软骨病、佝偻病，中老年妇女骨质疏松等。

4. 癌症：人参果含硒量也很高，在其他蔬菜、水果中是不多见的。硒元素是一种强氧化剂，除了维持机体正常的生理功能、激活人体细胞、保护心血管等脏腑的正常机能外，还能刺激免疫球蛋白及抗体的产生，增强机体对疾病的抵抗力，尤其是防癌抗癌。1973年，世界卫生组织宣布：硒与癌症的发生密切相关；1986年，中国医学科学院的专家在江苏省启东市肝癌高发区进行了三项营养性补硒研究，经过8年的观察，发现服硒组肝癌发生率较对照组平均低近50%。硒分有机硒与无机硒，过量服用无机硒，人体会产生不良反应；有机硒几乎不与其他药物产生拮抗作用，服之最为安全有效。人参果和大蒜、洋葱、芝麻、芦笋、菌类等所含的硒，均为有机硒。

维生素C也有预防肿瘤的作用，根据现代对维生素C摄入量的测定研究，我国食管癌高发区仅为低发区的1/3。长期食用人参果对多种肿瘤、癌症有良好的防治效果。所以人参果就有了“抗癌之星”的称号。

5. 视力低下：人参果的硒含量高，硒对视觉器官功能极为重要，缺硒可导致视力下降和许多眼疾如白内障、夜盲症的发生。我国医学研究表明，80%的近视、弱视儿童体内钙、铁、锌、硒等元素均有缺乏。人参果含硒量较其他果蔬为高，是养肝明目、提高视力的佳果。

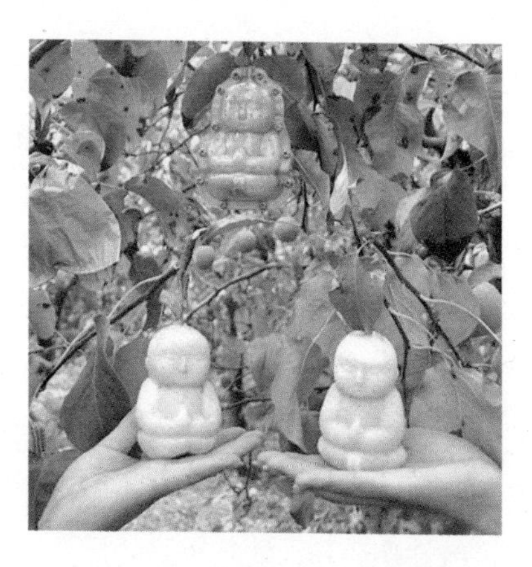

6. 免疫低下、衰老：人参果所含各种氨基酸的比例与人体需要的氨基酸基本相符，食之容易被人体吸收利用。常吃人参果能够均衡人体的营养素，让身体变得更加健康。还能激活人体细胞，从而清除身体中的自由基，提升人体免疫力，对于促进儿童健康成长、维护中老年身体健康、延缓衰老、益寿延年，均有较好的作用。

【小食谱】

凉拌人参果：将成熟的人参果洗净、切片，加入适量精盐腌渍片刻，倒去渗出的水分，再加入适量蒜泥、味精、米醋和芝麻油，拌匀食用。

蒸人参果：将人参果洗净，纵切至2/3程度（一部分果皮与果肉相连），挖去果瓤，再将肉馅填入其中，入笼蒸熟，取出待温，用快刀横切成片食之。

人参果炒肉片：人参果250克（去蒂、洗净、切片），猪肉100克（洗净、切薄片），精盐、味精、素油、料酒、葱花、姜末、酱油各适量。油锅烧热下肉片煸炒，七八成熟时加入人参果片和佐料，炒熟装盘，佐餐食用。

此外，作为蔬菜，还可焖、炖、油炸。深加工还可制成人参果果汁、果酒、果酱、果脯、蜜饯、罐头、乳酪、冰淇淋等。

注意事项

现在，我国很多地方城乡水果店都在高价贩卖一种类似“人参娃娃”的“人参果”，标价好几十元一个。须知，那可都是一些普通菜瓜或香瓜在它们的生长期外面套上一个塑料模具受压定型而成的，可不是你想象中的“人参果”啊!

二、干果类

（一）核桃——健脑益智又延寿（附：碧根果）

核桃，又名“合桃”“胡桃”，外形似脑，即可生食、炒食，也可以加工制成各种糕点、糖果、饮料等，还可以榨油。不仅味美，而且营养价值很高，被誉为“益寿果”“万岁子”“养生之宝”。

有人吃核桃喜欢将核桃仁表面的褐色薄皮剥掉，这样会损失一部分营养。所以，食用时尽量不要剥掉这层皮。

【营养及药用价值】

核桃性温，味甘、微涩；归肺（经）、肝（经）、肾（经）、大肠（经）；含脂肪油、蛋白质、糖类、亚麻酸、维生素 A、B 族维生素、维生素 C、维生素 E、膳食纤维、胡萝卜素以及钾、钠、钙、磷、铁、硒、锌、镁、锰、铜、铬等物质。具有补益肝肾、止咳定喘、调理肠道、固精缩泉、健脑益智、益寿延年等作用，主要用于肺肾气虚咳喘、神经衰弱、失眠、记忆力低下、便秘、腰痛、遗精、阳痿、乳疮、疥癣、中耳炎、耳鸣等病症。

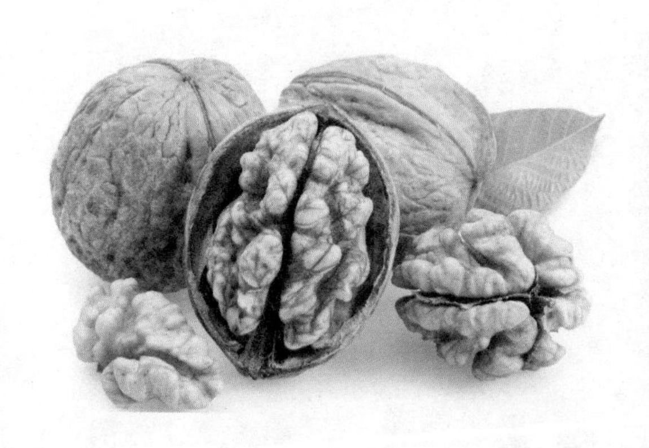

美国饮食协会建议人们每周最好吃 2 ~ 3 次核桃，尤其是中老年人和绝经期妇女，因为核桃中所含的油酸、精氨酸、抗氧化物质等对保护心血管，

预防冠心病、中风、老年痴呆等颇有裨益。

1. 肺虚和肾不纳气之虚咳、虚喘：核桃肉（捣烂）、蜂蜜各1000克，和匀、装瓶，每次用温开水送食1匙，每日2次；核桃1～2个，生姜1～2片，一起细细嚼吃，每日早晚各1次；核桃、人参各6克，水煎取汁服，每日2次；核桃仁（切碎）、南杏仁各250克，蜂蜜500克，先将杏仁水煎1小时，放入核桃，再煎至汁稠，加入蜂蜜，拌匀煮沸后食用；核桃250克，生姜、杏仁各15克，沙参60克，研成粗末，调蜂蜜成膏，每晚临睡前食1匙；核桃5个（捣碎），生姜（去皮、捣碎）、生芝麻（捣碎）各25克，红糖适量，放入碗内，拌匀，每次用白开水冲服1汤勺（约30克），每日早晚各1次；核桃仁、黑芝麻各120克，白酒2000毫升，放入瓷坛或敞口玻璃瓶中浸泡半月，密封置于阴凉处，每次饮服15～20毫升，每日2次。

2. 百日咳：核桃肉，每次吃3个，早晚各1次，连续半个月；核桃仁、荸荠（洗净、去皮）各适量，一口核桃、一口荸荠同吃。每次各3～4个，每日2～3次。

3. 肺结核：核桃、柿饼各90克，蒸熟，1日分3次吃完。隔日1剂，常服。

4. 胃痛：核桃皮（未成熟绿皮）60克，浸入300毫升白酒中密封7～10日，每次饮3～5毫升，并可外搽胃脘部，每日1～2次。

5. 虚寒证恶心反酸：核桃肉3～5个，捣碎，用姜汤送服。

6. 呕吐：核桃1个，烧炭存性，研细末，胃寒者用姜汤送服；胃热者黄芩12克煎水送服，气郁者黄酒送服。

7. 呃逆：核桃隔（核桃仁之间状如蝴蝶的木质薄片，又称“分心木”）15克，生姜6克，开水冲泡频服。

8. 胎气上逆：核桃10个（连壳、打破），煎汤服。

9. 阴虚便秘：核桃4～5个，每晚临睡前拌少许蜜糖食服；核桃肉250克，用水磨成浆汁，加白糖、奶油各100克，搅匀，煮沸后装盆冷却，放入冰箱内冻结，食用时用刀划成小块，撒上鲜桂花20克；核桃仁（洗净、晾干、捣碎）、白砂糖各10克，绿茶6克，绿茶用300毫升沸水冲泡，加盖焖3分钟后，投入核桃、白糖，调匀后代茶饮用；核桃仁150克，干山楂50克，白砂糖100克，蜂蜜、绿茶各15克，将核桃仁和山楂洗净，用清水浸泡至软化，然后打磨成浆，加清水搅匀，过滤取汁，煮沸后转小火加入绿茶再煮3分钟，加入白糖、蜂蜜调味（也可把核桃山楂浆汁直接兑入1000毫升开水和白砂糖，搅匀饮服）。

10. 腹泻：核桃、红糖同炒成炭，水煎取汁服，每日2次；核桃壳适量（烧存性、研细），每次温开水送服3克，每日2次。

11. 痢疾：核桃、枳壳各25克，皂角4克，共置新瓦上焙干、研末，每次用茶叶水送服6克，每日3次；久痢用核桃壳适量水煎取汁频服。

12. 胆结石：核桃肉、冰糖、麻油各500克，同蒸熟，7～10天内食完。

13. 贫血、体虚：核桃、红枣、黑芝麻、阿胶、冰糖各适量，同煮，文火熬至膏状食用。有活血化瘀、补血补气的功效，适合贫血、体虚的人食用。其中，冰糖的作用不可小瞧，因为其他四种食物的性质都偏温热，冰糖则是性凉，可以抵消掉一部分温热，这样吃起来就不容易上火了。

14. 头晕痛：核桃、制首乌各15克，天麻6克，鸡头4个（或鱼头1个、猪脑半个），同煮汤服食。

15. 神经衰弱：每天早晚空腹各吃生核桃2个；核桃、桑叶、黑芝麻各30克，捣泥为丸，每服9克，每日2次。

16. 记忆减退：李时珍在《本草纲目》中说：核桃能“补肾通脑，有益智慧”。核桃外形很像人脑，坚持每天吃2～3个核桃，能补肾健脑，营养大脑、消除大脑疲劳、增强记忆。少年儿童吃了可促进大脑发育、健脑益智；中老年人适当多吃能延缓记忆力衰退，防止患老年痴呆症。若将核桃仁与冰糖共捣成泥，密藏罐中，每次取2勺，开水冲饮，那浮起的一层白色液体，便是补脑力很强的“益智果奶”。

17. 胆固醇高、心脏病：核桃内含的亚油酸属于不饱和脂肪酸，能减少肠道对胆固醇的吸收，有降低和排泄胆固醇的作用。其最大的食疗作用是改善以三高、肥胖、心脑血管病为主要症候群的代谢综合征，降低血压和坏胆固醇，对动脉硬化、高血压和冠心病人有益。有研究表明，核桃降胆固醇的功效，比深海鱼和橄榄油更显著（核桃的不饱和脂肪酸含量极高，接近90%，不饱和脂肪酸与饱和脂肪酸的比例为9∶1，橄榄油为4∶1）。

一个人每天吃 3 个核桃（约 30 克），可使胆固醇指数下降 5% 左右，心脏病的发生率下降 10% 左右。

18. 肾虚腰痛：核桃 60 克，捣碎，拌以热酒、红糖调服，每日 1 次；核桃肉 250 克，用水磨成浆汁，加白糖、奶油各 100 克，搅匀，煮沸后装盆冷却，放入冰箱内冻结，食用时用刀划成小块，撒上鲜桂花 20 克；核桃仁、黑芝麻各 120 克，白酒 2000 毫升，放入瓷坛或敞口玻璃瓶中浸泡半月，密封置于阴凉处，每次饮服 15 ~ 20 毫升，每日 2 次。

19. 小便频数：核桃适量（煨熟），每晚睡前吃，温酒送下。

20. 泌尿系感染：核桃、全蝎各 3 个，焙干共研细末，黄酒冲服。每日 1 ~ 2 次。

21. 尿路结石：核桃粉、冰糖各 20 克，香油 50 克，温开水冲服，每天 1 剂，1 个月可愈；核桃 200 克，用食油炸酥，加糖适量，混合研磨，使成乳剂或膏状，于 1 ~ 2 日内分次服完，连服至结石排出、症状消失为止。

22. 肾炎：核桃 9 克，蛇蜕 1 条，共焙干研末，黄酒冲服，每日 1 次。

23. 遗精、阳痿：每日吃生核桃 60 克，连服月余；核桃 50 克，用香油炸黄后加韭菜翻炒，调盐佐餐常食；核桃 600 克（捣烂如泥），补骨脂（酒蒸、晒干、研末）、蜂蜜各 300 克，先将蜂蜜溶化煮开，加入核桃、补骨脂，和匀装瓶，每服 10 克，每日 2 次；核桃 3 个，五味子 7 粒，蜂蜜适量，猪腰、羊腰各 1 个（切片），共装入柚壳中，火煨熟，吃核桃和腰子，分 2 ~ 3 次服，隔日 1 次。

24. 肾阳虚小便频数或失禁、遗精、阳痿、腰膝酸软：核桃仁 30 克，杜仲、补骨脂各 15 克，小茴香 5 克，白酒 700 毫升。诸药洗净、晾干，碾为粗末，装入细纱布袋中，同白酒一起放入干净的敞口瓷坛或玻璃瓶中密封，置于阴凉避光处。第 1 周每天摇匀 1 次，第 2 周起每周摇匀 1 次，1 个月后开封饮用，每次早晚空腹温服 20 毫升。可温补肾阳、强壮腰膝、固精。

25. 乳汁不通：核桃肉 5 个，捣烂，用黄酒冲服，连服 2 ~ 3 天。

26. 白带：核桃叶：水煎服或捣汁每日冲服。

27. 疖肿：核桃仁适量，捣烂，涂患处，每日换药 2 次。

28. 腋臭：先洗净局部，再取核桃油适量涂患处，紧接着按摩片刻，每日早晚各1次。

29. 乳疮：核桃仁3个，山慈菇3克，共研细末，黄酒送下，每日2次。

30. 疥癣：陈而走油的核桃适量，研细，以纱布包裹，擦患处，每日2～3次；未成熟的核桃绿皮，纱布包紧，用力拭擦患处，每日2～3次，连擦20日左右。

31. 破伤风：核桃2个，全蝎1个，共研细末，黄酒送服，见汗即效。

32. 肤色暗沉：核桃的油脂含量高，能美容养颜、润肤嫩肤。我国著名的京剧表演艺术家梅兰芳生前每天都吃核桃粥，因而面色红润，皮肤光泽细嫩。

33. 肾虚脱发：核桃、黑芝麻各15克，红糖2匙，同放入炼热的麻油30毫升中，略加炒拌，每天早晚各服一半，常服；胡桃2个，榧子3个，侧柏叶30克，共捣烂，在雪水中浸泡2日后用梳子蘸雪水梳头，能使头发光泽，不易脱落。

34. 中耳炎：核桃油适量，冰片少许，混合滴耳。每次2～3滴，每日2～3次。

35. 指甲开裂：核桃中富含植物蛋白，能促进指甲的生长，使指甲坚固不易开裂。

36. 免疫低下、癌症、衰老：核桃的抗氧化能力，远远胜于大部分蔬菜、水果和橄榄油，所含的抗氧化物质仅次于排列第一位的黑莓。故有明显的提高免疫、抗癌、延缓衰老、益寿延年作用。

【小食谱】

分心木：另外，吃核桃不要丢弃核桃隔（核桃仁之间状如蝴蝶的木质薄片又称之为“分心木”），它有比较强的补脾益肾、温通气血、固泉涩精、补脑安神作用，可用于长期失眠、尿频、尿急、夜尿多、血尿、遗精、阳痿、早泄、月经不调、白带过多、功能性子宫出血、腰膝酸酸、怕冷、四肢不温、手脚冰凉等一系列病症。可用核桃分心木3克，开水冲泡代茶或早晚（临睡前1小时）各喝1杯；也可以用粉碎机将分心木打成细末，温开水冲服，常有特效。

核桃粥：核桃肉10～15个，大米100克，同煮粥，加白糖适量调味食用。

可补益肺肾、利尿通淋、润肠通便，适用于肺虚咳喘、肾亏腰痛、腿软无力、慢性便秘、小便淋沥不爽、尿路结石、病后虚弱等症。

核桃五味蜂蜜膏： 核桃肉 5 ~ 8 个，五味子 3 克，蜂蜜适量，共研膏状食用。有补肾固精作用，用于神经衰弱、失眠、盗汗、肾虚耳鸣、遗精等症。

核桃黄酒汤： 核桃仁 5 个，白糖 50 克，黄酒 50 毫升。将核桃仁、白糖同捣为泥膏状，加黄酒，用小火煎煮 10 分钟食用，每日 2 次。用于慢性咳喘、神经衰弱、头痛、失眠、健忘、腰痛、习惯性便秘等症。

核桃蒸蚕蛹： 核桃肉 150 克，蚕蛹 60 克（略炒），同蒸熟食。补气养血、益肺润肠、固肾涩精、敛气定喘、滋养强壮，适用于肺结核、体弱消瘦、中气不足、内脏下垂、阳痿、滑精遗精、腰膝酸软、老人夜多小便、小儿消化不良等症。

注意事项

1. 核桃性温，风热感冒、痰火咳喘、湿热泻痢者忌食。

2. 一次不能吃得过多，否则会影响消化，并导致鼻出血。

3. 吃核桃不宜同时喝白酒，否则容易导致血热上冲，轻者燥咳，重者鼻出血、牙出血。

附：碧根果

碧根果也就是美国山核桃，也叫“长寿果”，壳薄易剥，核仁肥大，味甜而香，营养丰富。既能生食，也可炒食，还能制作成各种美味点心。经过炒制加工的碧根果酥脆可口，回味香浓，是旅游休闲佳品和馈赠亲友之高档礼品。

碧根果的营养和药用食疗价值同核桃极为相似，糖分低于梨子和苹果，与黄瓜、番茄相近；脂肪与黄瓜、番茄相当；维生素 B、维生素 C 和氨基酸、胡萝卜素以及微量元素硒、镁、铁的含量都很高。尤其在润肌肤、乌须发方面，还比核桃略高一筹。据科学测定，每公斤碧根果仁相当于 5 公斤鸡蛋或 9 公斤鲜牛奶的营养价值，是同等重量粮食所产生热量的 2 倍。所以是不可多得的美味干果，肾虚、肺虚、神经衰弱、气血不足、癌症患者宜多食，尤其适合脑力劳动者和青少年。

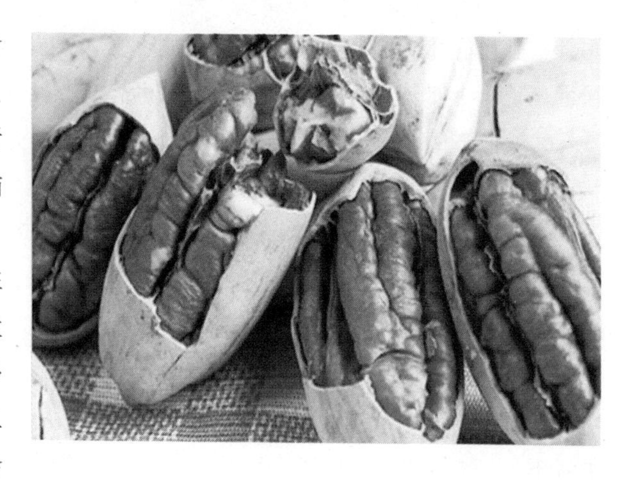

碧根果是热性食物，每天的食用量不能超过 5 个。吃多了一来容易上火，二来升高血脂，三来会发胖。内热偏盛、阴虚火旺、痰热咳嗽、便溏腹泻者均不宜服用。也不宜与白酒同吃，白酒也属大热，两者同吃易致血热甚至咯血。

（二）板栗——肾之果

在我国的城乡各地，一到冬天大街上就可以见到糖炒板栗的摊位和店铺，热乎乎的糖炒栗子就成了既解馋又祛寒的美味食品。据说，大清乾隆皇帝一次吃过糖炒栗子后龙颜大悦，写下了《食栗》诗，描绘隆冬季节人们围炉食栗的情趣："小熟大者生，大熟小者焦，大小得均熟，所待火候调。"

板栗，又名"（毛）栗子""栗果"，因为板栗对肾虚证有良好的补益作用，故又称为"肾之果"。生得圆鼓鼓、黄灿灿的，吃起来甜脆可口；熟的香甜醇厚、细腻绵软，一咬，满嘴香气，很粉，也很有劲道，素有"干果之王"的美誉。它可以取代粮食，与大枣、柿子并称为"铁杆庄稼""木本粮食""树上饭"。

板栗的吃法很多，既可生吃、煮食、炒食（糖炒栗子糯、酥、香、甜，味美可口），又可加工成各种食品，还可以配菜烧煮，如板栗烧鸡块、板栗焖羊肉、栗子煨山药、栗子炖猪蹄等都是驰名的美味佳肴。把板栗碾细，同红枣、茯苓、糯米一起煮粥，清香味鲜，同时也是上等的补肾益气药膳。此外，还可用板栗同糯米合起来酿甜酒，醇香扑鼻，解乏提神，喝过之后让人觉得浑身舒畅。

【营养及药用价值】

板栗性温、味甘；归脾（经）、胃（经）、肠（经）、肾（经）；含蛋白质、脂肪、糖类、淀粉、维生素 B、维生素 C、维生素 E、胡萝卜素、膳食纤维以及钙、磷、铁、钠、锌、锰等物质。具有健脾和胃、滋补肝肾、强壮腰膝、养颜美容、延缓衰老等作用。主要用于老年慢性支气管炎、脾胃虚寒腹泻、呕吐、便血、肝肾亏虚、小便频数、腰膝酸软、腿脚乏力、跌打损伤、鼻出血、口舌生疮、肾虚牙痛等病症。此外，板栗壳和树皮有收敛作用；树叶外用治皮肤炎症；花可治瘰疬与腹泻；根能治疝气。

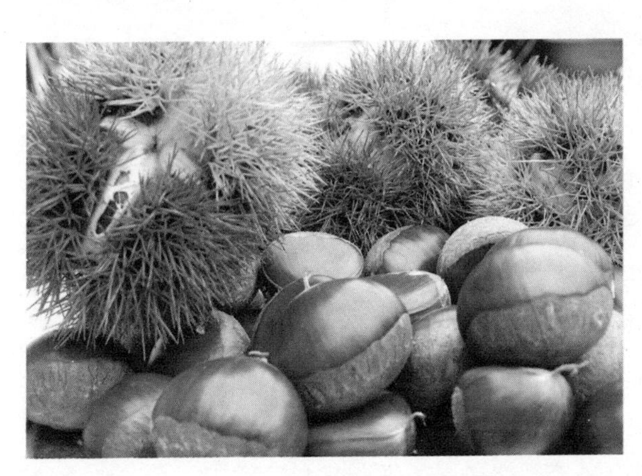

1. 老年慢性支气管炎：板栗 250 克，猪瘦肉 500 克，煮食，加食盐和味精调味，2 日内吃完。

2. 脾胃虚寒腹泻：板栗 50 ~ 100 克，炒或煮熟食，每日 2 次；板栗 20 ~ 30 克，大米（或糯米）100 克，同煮粥，加白糖或油盐调味食用；板栗 30 克，茯苓 12 克，大枣 10 个，大米 60 克，同煮粥，用白糖调味食用。

3. 小儿腹泻：板栗适量，研成粉，煮粥，加白糖调食；板栗 15 克，柿饼半个，同煮烂，磨成糊状食用。

4. 呕吐、便血：板栗内壳烧存性，每次 3 克，开水送服，每日 2 次。

5. 肝肾亏虚、腰膝酸软、腿脚乏力：每日早晚各吃生栗子二三枚，细嚼慢咽，久之可愈腰痛，增脚力。宋代大文豪苏东坡的弟弟苏辙晚年得了腰腿痛的毛病，一直治不好。后来，一位山翁授他一秘方（此人也曾患过同苏辙一样的病，无意中在板栗树下摘食了一些栗子，很快就觉得腿脚轻松了许多，再以后走路就健步如飞了）：每天早晚慢慢嚼食新鲜的栗子 3 ～ 5 个，直到满口白浆才缓缓吞下，连服半月。苏辙食后果然灵验，有感而发写下“老去自添腰脚病，与翁服栗旧传方，来客为说晨兴晚，三咽徐收白玉浆”的诗句，道出了吃栗子治疗腰腿痛的食疗功效。按现在的说法，苏东坡的诗句也应该算是为栗子“形象代言”了吧！

板栗治疗腰腿痛，也可以每天早晨用鲜栗 10 颗，捣碎煎汤喝；或者板栗 20 ～ 30 克，大米（或糯米）100 克，同煮粥，加白糖或油盐调味食用；板栗 100 克（粉碎），桂圆 20 克，大米适量，慢火熬粥服食。

6. 小便频数：板栗 4 枚，每日早晚各生吃 1 次。

7. 跌打损伤、异物（如木刺、竹刺、金属、弹片等）入肉、筋骨肿痛：生栗子适量，嚼烂或捣烂如泥，加饴糖少许，调匀后外敷患处，每日 1 ～ 2 次。有止痛止血、吸出脓毒和异物的作用。

8. 丹毒红肿：板栗壳，水煎洗患处。每日 1 ～ 2 次。

9. 鼻出血：板栗壳 150 克，烧成炭，研为细末，每取 3 ～ 6 克，加粥中服食。每日 2 ～ 3 次。

10. 口舌生疮：陈板栗适量，烧炭研末，每次 3 克，加冰片 0.3 克，共研末调匀，用开水冲服。每日 1 ～ 2 次。

11. 肾虚牙痛：南宋大诗人陆游，对板栗也情有独钟，晚年齿根浮动，就食栗子，既治疗牙齿松动，也可作为夜宵充饥。他在《老学庵笔记》中写道：“齿根浮动叹吾衰，山栗炝燔疗夜饥。”

12. 衰老：板栗粉 200 克，面粉 500 克，冰糖适量，加水混合，做成面饼或窝窝头，常年随意食用；板栗 500 克，猪蹄 1000 克（洗净、去皮和趾甲，用刀划口），共置砂锅中加水炖煮至七成熟时加黄酒、酱油、糖、姜汁适量，再煮至烂，3 天左右吃完，每周 1 剂。据清宫史料所记，这就是清朝慈禧太后为了养生保健、美容养颜、益寿延年，经常吃的栗子御膳方。

注意事项

1. 各种血证，如吐血、便血等，宜生吃栗子。

2. 脾胃虚寒者，不宜生吃栗子，应该煨食或炒食，也可以同大枣、茯苓、大米一起煮粥。

3. 板栗含糖量较多，糖尿病患者不宜。

4. 新鲜栗子很容易发霉变质，吃了会中毒。

5. 板栗以晒干或风干吃最好（生板栗在阳光下暴晒一天，栗子壳即会开裂），生吃比较难以消化，熟者容易滞气，所以，一次不宜多食。最好在两餐饭之间当零食吃，或加在饭菜里吃，而不要饭后大量吃，以免摄入过多的热量而增肥。无论是生吃、炒食，还是煨食、煮食，都要细细咀嚼，可以更好地起到补益效果。胃肠病患者、脾湿偏盛者、产妇及儿童（尤其是腹泻或便秘者）不宜，以免导致气滞食阻、消化不良、胸腹胀满、食欲下降。

6. 为使板栗内衣与果肉容易剥离，可先将板栗煮熟，捞起后立即放入冷水中浸泡3～5分钟，使之冷却（或者放入冰箱内冷冻2小时），这样就很容易剥去栗衣，使果肉完整，且味道不变。或者用剪刀将生板栗外壳剪开，放在微波炉中高温加热30秒（外壳不剪开可能会使栗子爆裂），壳内薄皮与果肉即会自动脱离。

7. 文献记载：板栗不宜与杏仁同吃，容易引起胃痛。可作参考。

（三）夏威夷果——好吃的“坚果皇后”

夏威夷果并非原产于美国夏威夷，而是澳洲昆士兰州和新南威尔洲的一种树生坚果，也称“澳大利亚胡桃”“昆士兰栗”“火山豆”。其外果皮青绿色，内果皮坚硬，呈褐色，米黄色的果仁散发着独特的奶油香味，一粒果仁进口，味道香甜酥脆。风味和

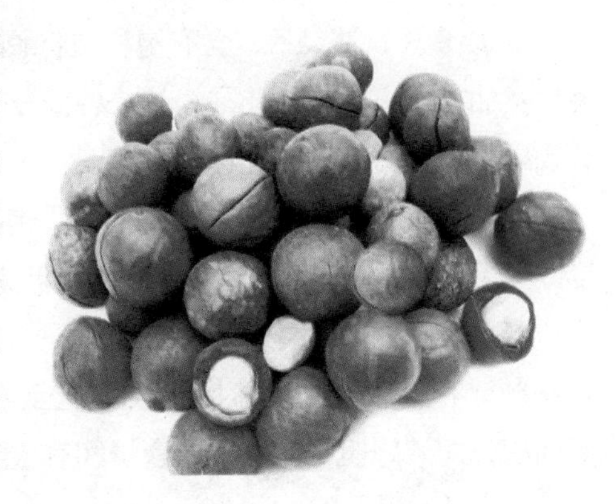

口感都远比腰果好，是世界公认的最好吃的坚果之一，被誉为“坚果皇后”。干果除了生吃外，还可制作高级糕点、高级巧克力、高级化妆品、高级食用油等。

【营养及药用价值】

夏威夷果的性味、归经尚未明确，就其营养成分来看，油脂和热量很高，不饱和脂肪油含量达 60% ~ 80%，还有丰富的糖、蛋白质、维生素 B_1、维生素 B_2 和十几种氨基酸以及钙、磷、铁、钾等物质；夏威夷果油中还含有一定数量的叶绿素和胡萝卜素。有补虚、润肠、降血脂、健脑益智、护肤美容、防癌抗癌、防辐射等医疗作用，可用于胃炎、十二指肠溃疡、慢性便秘、风湿性关节炎、多种皮肤病、烫伤或烧伤、肺癌、乳腺癌、肠癌等。

夏威夷果油是上好的保健油，人体对其所含的各种营养成分消化吸收率极高，是胃肠道最容易吸收的油类。

1. 胃炎、十二指肠溃疡：夏威夷果和油能减少胃酸，阻止胃炎及十二指肠溃疡的发生。胃溃疡患者常吃夏威夷果和用夏威夷果油取代其他油，脂肪对胃的损害会降低 30% 以上，治愈率达到 50% 以上。每天早晚空腹吃 3 ~ 5 粒夏威夷果或口服 10 毫升夏威夷果油，短期内可迅速减轻各种慢性胃炎、胃溃疡的症状，还可有效消除因胃部疾病产生的口腔异味（口臭）。

2. 慢性便秘：吃夏威夷果或油能促进肠蠕动，使肠道排空加速，具有温和轻泻剂的功效，可消除慢性便秘。早晚空腹吃 3 ~ 5 粒夏威夷果或服用 2 匙夏威夷果油对缓解慢性便秘具有不错的功效。

3. 胆囊炎、胆结石：含有饱和脂肪酸的食品容易促进结石形成，夏威夷果及油富含不饱和脂肪酸，是一种很好的利胆剂，能增强胆囊收缩力，有效减少胆囊炎和胆结石的发生。

4. 高血压：夏威夷果和油中的单不饱和脂肪酸能控制降压，长期食用夏威夷果和油，人的血压会控制在一个健康的状态下。

5. 高血脂：夏威夷果以及果油的不饱和脂肪酸占总脂肪酸的 80% 以上，不仅自身不含胆固醇，同时又能维持甚至增加 HDL 胆固醇（高密度脂蛋白胆固醇，即“好胆固醇”）的含量和有效降低血浆中血清总胆固醇、甘油三酯和 LDL 胆固醇（低密度脂蛋白胆固醇，即“坏胆固醇”）的含量。这种“一箭双雕”的双向调节血脂的作用是其他脂肪所不具备的。

6. 动脉硬化、心脏病、心肌梗死：由于夏威夷果和油对血脂的双相调节作用，常吃夏威夷果和食用夏威夷果油能有效地降低血液黏稠度，从而防止动脉硬化，可以有效地保护心脑血管系统，降低心脏病、心肌梗死及其他心脑血管病的发生几率。

7. 糖尿病：夏威夷果和油能调节和控制血糖水平，改善糖尿病患者的脂质代谢，是糖尿病患者最好的脂肪补充来源。另外，其中的抗氧化剂，也可以限制糖尿病患者体内的过氧化过程。

8. 记忆力低下：脑细胞由 60% 的不饱和脂肪酸和 30% 以上的蛋白质构成。因此，对于大脑的发育来说，需要的第一营养成分是不饱和脂肪酸。夏威夷果含有大量的不饱和脂肪酸，还含有 15% ~ 20% 的优质蛋白质和十几种重要的氨基酸，都是构成脑神经细胞的主要成分，常吃夏威夷果和油有益于改善大脑血液微循环，增加脑部营养，提高脑细胞的活性，增强记忆力和思维能力。

9. 风湿性关节炎：风湿性关节炎是一种慢性感染性关节炎症，人体摄入夏威夷果油中的不饱和脂肪酸后，能够分解产生抑制炎症的荷尔蒙。因此长期食用夏威夷果油可以预防风湿性关节炎。而不食夏威夷果油的人群患风湿性关节炎的几率会高出 2.5 倍。

10. 肿瘤、癌症：夏威夷果和油有较强的防癌抗癌作用，经常食用夏威夷果和油的人群，各种癌症的发病率很低，特别是肺癌、乳腺癌和胃肠系统的癌症和前列腺癌的发病率明显低于其他人群。夏威夷果油同胃酸反应后能防止肠癌与直肠癌的攻击；地中海地区食用夏威夷果油，肺癌的发病率比不食用夏威夷果油的美国低 50%；乳腺癌相关研究报道显示，如果用夏威夷果油代替其他食用油，乳腺癌可减低 50%。

11. 皱纹：夏威夷果油中的叶绿素和胡萝卜素，有助于营养和润泽皮肤，减少皱纹；还能促进皮肤的新陈代谢和细胞生长，加速伤口愈合。

12. 烫伤：夏威夷果油常用来制造烫伤药，消炎效果极佳；脱痂性能好，减小患者在这一阶段痛苦；而且纱布同皮肉不粘牢，轻轻一拉就可取下纱布，患者不觉疼痛。

13. 皮肤病：夏威夷果油还是一种极好的治疗皮肤疾病的天然药物，根据皮肤科外用药的临床报道，夏威夷果油制成的三种制剂对5类15种渗出性皮炎、溃疡疗效显著。

14. 辐射：夏威夷果油含的多酚和脂多糖有防辐射的功能，常被用来制作宇航员的食品，也是经常接触放射线以及电脑工作者的保健护肤佳品。

注意事项

夏威夷果的脂肪含量高，普通人每次食用5～6粒为宜，不可过量，尤其不能饭后吃，否则很容易发胖。

（四）长生果——花生

花生，又名“落花生”“落地生”“长生果”，营养丰富，生吃、熟吃均能滋补身体、益寿延年。花生吃法丰富多彩，花生糖、花生酱、花生油、炒花生、水煮花生、炸花生米、盐焗花生米、奶油花生米、五香花生米、花生煲汤以及各种花生糕点……都是国人十分喜爱的保健食品。

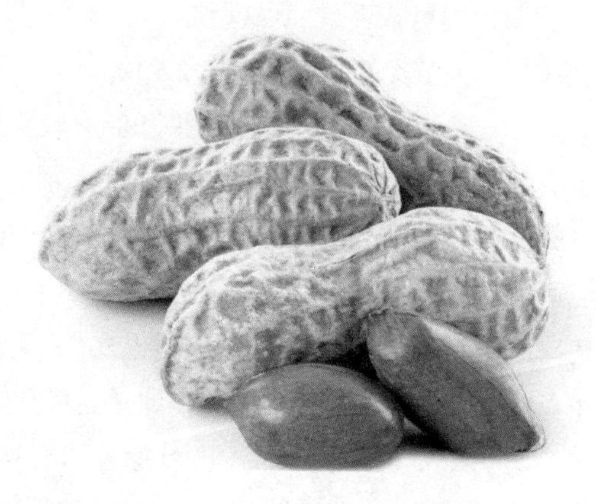

【营养及药用价值】

花生性平、味甘；归肺（经）、脾（经）、胃（经）；含脂肪、糖、蛋白质、淀粉、维生素A、B族维生素、维生素C、维生素E、维生素K、膳食纤维、多种氨基酸、卵磷脂、不饱和脂肪酸以及钾、钠、钙、镁、磷、铁、硒、锰等

20 多种元素。具有润肺止咳、健脾和胃、控制食欲、降低血黏度、减肥、补血催乳等作用，主要用于咳嗽、食欲不振、胃痛、便秘、小儿消化不良、高血压、失眠、白带、鼻窦炎、血小板减少以及各种出血症等病症。

1. 咳嗽痰多：生花生仁 1 把，捣碎，放入牛奶中煮沸，然后趁热服用，每天 2 ~ 3 次；花生仁、大枣、蜂蜜各 30 克，水煮极烂服食，汤代茶饮。

2. 干咳无痰或少痰：花生米、白果、百合、北沙参各 25 克，水煎取汁，加冰糖适量，每日 1 剂。

3. 百日咳、咽红或舌有瘀点：花生米、冰糖各适量，分别研碎，先熬冰糖，后加入花生，待黏稠时盛起，切块食用；花生仁、西瓜子（捣碎）各 15 克，红花 1.5 克，冰糖 30 克，水煎当茶饮，并吃花生仁。

4. 哮喘：花生仁、冰糖、霜桑叶各 15 克，合煮至花生烂透，去桑叶而食之。每日 2 次。

5. 食欲不振：花生米 30 克，焦山楂 15 克，混合炒香，随意食用。

6. 反胃：花生米适量，煮熟常吃。

7. 胃痛、胃溃疡：花生仁 2 把，加鸡蛋 1 ~ 2 个或猪肚 1 个炖食；花生米适量，酒炒至半生半熟，每天早上空腹吃 20 ~ 30 克，连续 1 周。

8. 便秘：常吃生花生，有润肠通便的作用。

9. 肥胖：花生是“高饱腹感”食物，能让你感觉饱的时间很长，所以，经常以花生当零食的人饭吃得比较少。如果在早餐时吃花生或花生酱，就能减少这一天的进食量。

10. 失眠、多梦：花生壳 30 克，红枣 10 粒，小麦 15 克，水煎取汁睡前饮（忌浓茶、咖啡、海鲜），连服 1 周，疗效显著。

11. 高血压：花生仁适量，用醋浸泡 1 周后，每晚睡前嚼 7 ~ 8 粒；花生壳 120 克，水煎取汁服或焙干研成细粉，每次温开水冲服 1.5 克，每日 2 ~ 3 次，连服月余。

12. 心血管疾病：花生中的脂肪酸和一种“白藜芦醇”的化合物，能降低胆固醇和血液中的低密度脂蛋白（坏胆固醇）含量，降低血黏度，预防动脉硬化。减少患心脏病的几率，让心脏更加健康。有观察表明，经常吃去皮花生米，患冠心病的风险能减少 35% 左右。法国人爱吃花生之类的坚果仁，尽管他们的饮食中含有较多的脂肪和胆固醇，然而，心脏病患者却少得出奇。也可以用花生壳适量，炒枯、研末，每服 9 克，每日 1 次。若无不良反应，可常服。

13. 血糖不稳：花生能减缓胃肠对糖分的吸收，如果早上吃点花生，那么你一天的血糖都不会过高。有研究发现，如果人们把饮食中的一份红肉换成花生，患糖尿病的风险会降低 20% 左右。

14. 血友病、紫癜：花生米 120 ~ 180 克（带皮），1 日内吃完；花生米衣 5 ~ 10 克，大枣 10 枚，水煎取汁常服。

15. 血小板减少、各种出血症、紫癜、贫血：花生衣 60 克（红皮），水煎取汁，每日分 3 次服；花生仁加红枣、鸡蛋或猪肚炖食，常服，提升血小板的凝血时间。

16. 脑力不足：花生仁内含人体不能合成的 8 种必需的氨基酸，而且比例恰当，常吃能健脑益智，提高记忆力。

17. 慢性肾炎：花生（连衣）、大枣各 60 克，水煮后食花生和枣，汤代茶饮，连服月余，能控制蛋白尿。伴有水肿者，以花生、红糖等份，煮水代茶，频服。

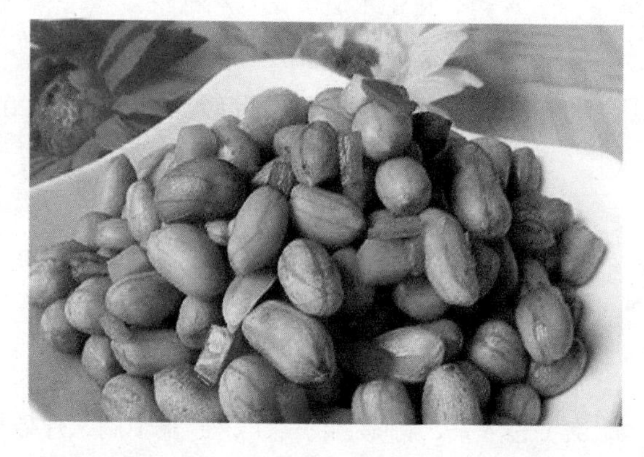

18. 腹水：花生仁、赤小豆各 120 克，水煎服。每日 2 次，连服 1 周。

19. 营养不良性水肿：花生仁 60 克，鲫鱼 1 条，清蒸至烂，加酒少许服之。隔日 1 次。

20. 腿脚无力、肌肉萎缩、皮肤干燥：花生仁 90 克，赤小豆、大枣各 60 克，大蒜 30 克，水煎，每日分 2 次服。

21. 白带：花生 120 克，冰片 0.2 克，共捣如泥，每日早晚空腹时白开水送下。

22. 产后乳少、奶水不畅：花生 90 克，猪蹄 1 只，共炖服，连食 1 周；花生适量，捣烂，煮大米粥，连服数日。

23. 皮肤病：花生中富含的维生素 B_2，正是我国居民平日膳食中较为缺乏的维生素之一。因此有意多吃些花生，不仅能补充日常膳食中维生素 B_2 的不足，而且有助于防治唇裂、眼睛发红发痒、脂溢性皮炎等多种疾病。

24. 黑痣：花生米适量，烧焦、捣碎，用酒精调制，每晚睡前涂抹在黑痣上，包扎，第二天晨洗掉，连用半个月，可除。

25. 鼻窦炎：花生 7 粒，放铁罐内，上面糊纸，中间开小孔，置火炉上，候烟从孔冒出，烟熏鼻孔，烟尽为止。每日 1 次，连续 30 日。

26. 声哑、失音：花生米、百合各 30 克，水煎服，连服数日。

27. 牙出血：花生红衣 5 克，藕节 30 克，水煎取汁，含漱。每日 2 次，连用 3 天。

28. 癌症：花生有一定抗癌作用，能减少结肠癌风险。有观察表明：每周至少吃 2 次花生的女性患结肠癌的风险降低 50% 以上，男性能降低近 30%。

注意事项

1. 生花生有轻泻作用，体虚、寒湿、肠滑便泻者不宜。

2. 霉变的花生含有特强致癌物质黄曲霉素，切忌食用。

3. 花生仁炖吃最容易吸收其全部营养，身体虚弱或胃溃疡患者以及消化功能差的小儿，最好将花生仁炖熟后打磨成浆汁，食用时可加少量的糖调味。

（五）腰果 ——瘦人增肥的食疗佳果

腰果，因其呈肾形而得名，又名“鸡腰果”“树花生”“介寿果”。原产于巴西，16 世纪引入亚洲。果实成熟时香飘四溢，甘甜如蜜，香脆可口，是世界著名的四大干果之一。果仁营养丰富，既可作休闲零食，又可制成美味佳肴，多用于制腰果巧克力、点心和油炸、盐渍食品，风味独特。

肉质花托可鲜食或榨汁作饮料，味酸中带甜。此外，腰果仁可榨油，腰果仁油为上等食用油。副产品有果梨，柔软多汁，可作水果食用，也可酿酒，制果汁、果冻、果酱、蜜饯、泡菜等。

【营养及药用价值】

腰果性平、味甘；入肺（经）、脾（经）、肾（经）；含丰富的糖、油脂、蛋白质、不饱和脂肪酸、维生素A、B族维生素、维生素C、维生素D、维生素E、胡萝卜素以及钾、钠、钙、镁、磷、铁、锌、铜、硒等元素。具有健脾益胃、润肠通便、消除疲劳、软化血管、润肤美容、增肥、抗氧化、抗肿瘤、推迟衰老等作用，主要用于高血脂、动脉硬化、冠心病、心肌梗死、脑中风、癌症、皮肤干燥、产后缺乳、疲劳。是高血脂、冠心病患者和瘦人增肥的食疗佳果（每次10～15粒为宜）。

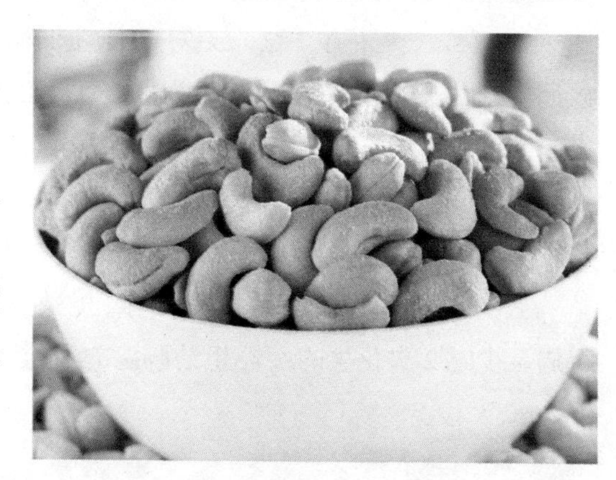

1. 润肺、除痰：《本草拾遗》中记载：腰果仁润肺、除痰。

2. 脾胃虚弱：腰果还可以健脾，脾胃不佳的朋友，常吃会有不错的保健功效。

3. 便秘：腰果含有丰富的油脂，可以润肠通便、润肤美容、延缓衰老。

4. 心血管疾病：腰果所含的脂肪多为不饱和脂肪酸，有很好的软化血管的作用，对保护血管、防治心血管疾病大有益处，是高血脂、冠心病患者的食疗佳果。

5. 消瘦：经常食用腰果可以提高机体抗病能力、增进性欲，使体重增加。

6. 其他：肉质花托榨汁有利尿、治水肿功效。

注意事项

1. 腰果含油脂丰富，含糖量也比较高，且有增肥作用，不适合肥胖、痰多、肠炎、腹泻患者以及胆功能不良者食用，多吃影响消化功能，糖尿病患者也要谨慎食用。

3. 与核桃、杏仁、榛子等其他坚果相比，腰果的含糖量比较高，因此，不适宜糖尿病患者食用。

3. 未成熟果壳对皮肤有刺激作用。

4. 腰果含有多种过敏源，对于过敏体质的人来说，可能会造成一定的过敏反应，严重的吃一两粒就会引起过敏性休克，如不及时抢救，往往引起不良后果。因此，过敏体质的人第一次吃腰果时，可以先吃一两粒后停十几分钟，如果不出现嘴内刺痒、流口水、打喷嚏现象时再继续吃。吃腰果后万一出现过敏反应，要及时到医院接受抗过敏治疗，切莫麻痹大意，以免症状加重。

（六）莲子——补益心脾的食疗佳品

莲子，是莲藕的成熟种实，又名“莲蓬籽”“莲米”“莲实”“藕实”等。莲藕在我国已经有三千多年的栽培历史，系生长在温暖地区的湖泊、池塘等浅水处的水生植物。

金秋送爽，莲子应市。那碧波中圆锥形的绿色花托，始而黄、黄而青、青而绿，使人联想到“仙子已乘长风去，水上空留碧玉盘”的著名诗句。

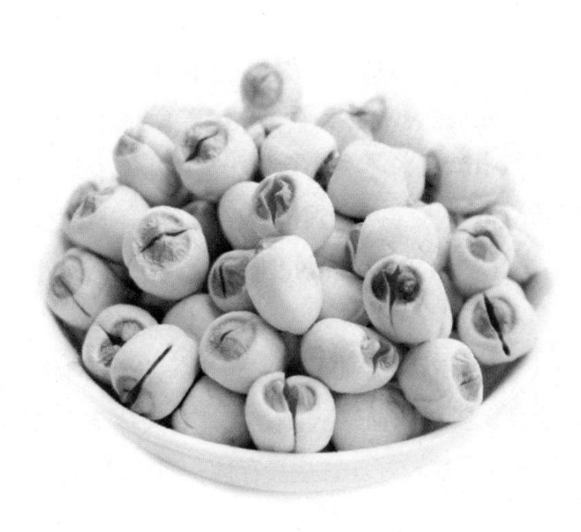

莲子为睡莲科多年生草本植物，叶和花均高出水面，花开后花托膨大成莲蓬，莲蓬有 20 ～ 30 个小孔，每个孔内有果实 1 枚，果实的外壳柔软碧绿，除去外壳后就是黄白色的莲子肉，鲜者

闻之清香食之甘甜、粉嫩。干品可熬汤炖羹或制作成糕点、蜜饯和药膳等。是一味不可多得的传统食药两用干果。

在我国民间，莲子还被人们视为美好吉祥的象征，成为婚宴上不可缺少的吉祥食品（连子连子——连生贵子）。

相传古时有一位贵夫人，因失眠日久而求治于一个道姑，道姑随手一指水中荷花：水中睡莲，可治不眠。于是，仆人便从荷花中采得一些莲蓬带回府上，剥出莲子熬汤让夫人连吃数日，终得安睡。《红楼梦》第五十二回中提到建莲红枣汤，便是指福建建宁县出产的莲子，在当时是贡品。

食用莲子，一般先用冷水浸泡，去皮和心成莲子肉，与大米或小米煮粥食用，也可以用莲子合白木耳、冰糖炖成莲子银耳羹服食。不过，熬莲子粥砂锅为好，不用生铁锅，以免影响莲子色泽和口味。

【营养及药用价值】

莲子性平，味甘、涩；归心（经）、脾（经）、肾（经）；含有糖、脂肪、蛋白质、淀粉、维生素 C（高于桃子 2 ~ 3 倍）、生物碱（莲碱）以及钙、磷（高于鲜水果 4 ~ 5 倍）、铁、锌等营养物质。具有养心安神、补中益气、健脾养胃、涩肠止泄、补肾固精等作用（莲子心是莲子中的青嫩胚芽，苦寒、清心、除烦、降血压），主要用于虚热烦渴、神经衰弱、心慌、惊悸、失眠或多梦、脾胃虚弱、食欲不振、消化不良、慢性胃炎、脾虚泄泻、痢疾，男子遗精早泄、性功能减弱，女子崩漏带下、习惯性流产、更年期综合征以及病后或产后虚弱、少气乏力、肺结核低烧等，莲子心用于口腔溃疡、口舌生疮、心烦不眠、高血压。莲子生清熟补，实为百果中滋养食疗之珍品。早在两千多年前的《神农本草经》中就将莲子列为食疗干果的上品；明代李时珍在《本草纲目》一书中盛赞莲子有交心肾、固精气、强筋骨、补虚损、利耳目，久服强身健体、延年益寿之功能。《本草纲目拾遗》补充说能“令发黑，不老”。

莲蓬又名“莲房”，呈漏斗、蜂窝状，犹如莲子之居室，莲子即生长于其中。有收敛止血的作用，适宜于多种出血性病症，尤其对人体下半身部位的出血症如尿血、便血、崩漏等疗效较好。宜烧炭存性，研末冲服。

莲子成熟后若未及时采集，长老后落水下沉，坠入污泥之中，日久则颜色变黑，坚硬如石，谓之“石莲子”。其性寒味苦，捣碎入药，具有清热利湿、健脾开胃之力。除用于治疗痢疾噤口之外，对于反复发作的肾盂肾炎（淋浊、泌尿道感染）也有一定效用。

另外，莲子的生命力极强，具有长盛不衰的气势。据说数百年后的莲子仍能萌发胚芽，引发了不少人们对多食莲子益寿延年的遐想。

1. 虚损：莲子 250 克（酒浸 48 小时），公猪肚 1 具（洗净），莲子装入猪肚中，缝合煮熟，取出晒干研末，每餐饭前温酒送服 10 克，每日 2 ~ 3 次。

2. 心肾不交之心烦、焦虑、失眠、多梦、记忆力下降：莲子心 30 个，水煎，加盐少许，每晚睡前服；莲子心加枸杞子泡茶喝；莲子合白木耳、冰糖炖成莲子银耳羹服食；莲子肉 20 克，百合 30 克，益智仁 10 克，慢火煮烂，加白糖少许，早晚饮用；莲子肉、枸杞子各 20 克，猪心或羊心 1 个（洗净、切块），猪肾或羊肾 1 个（剥去外膜、凉水浸泡半天后切块），加入调料适量，炖熟，吃肉喝汤。对于“心有余而肾不足”的阴虚火旺证，有滋肾水、清心火、交通心肾作用。有诗道：“莲子养心能安眠，手握莲蓬入梦甜，清心怡神健脾肾，慢煮莲粥度百年。”

3. 呕吐不止：莲子 50 克，炒焦研末，每次冷开水冲服 8 克；莲子 50 克，肉豆蔻 10 克，共研末和匀，每次用米汤送服 5 克，每日 2 次。

4. 泄泻：嫩莲子 50 克（捣碎），大米 200 克，慢火熬粥服食；莲子 15 克，山药 12 克，茯苓 10 克，水煎服，每日 1 次；莲子、粳米各 125 克，茯苓 60 克，红糖适量熬膏，每服 20 毫升，每日 2 次。

5. 脾虚久泄或肿瘤病人放化疗引起的食少纳呆、恶心、便溏：莲子 20 克，薏苡仁 10 克，共研细末，打入鸡蛋 2 ~ 3 个，加开水调匀，根据个人口味可加糖或盐，蒸成蛋羹食用。

6. 痢疾：莲子适量，炒焦，研为细末，每日以米汤送服 3 次。适用于噤口痢之不思饮食、食之即吐者。

7. 高血压：莲子心 3 克，开水泡，当茶饮。

8. 遗精、早泄、崩漏带下：莲子、龙骨、益智仁各等份，共为末，每次空腹时米汤送服6克，每日2次，若酌加芡实、牡蛎等，则疗效更佳；若性欲亢进者，也可于每晚临睡前饮服莲子汤（莲子中含的莲碱有平降过亢之性欲作用）。

9. 习惯性流产：莲子、糯米等量，煮粥常服。适宜于兼腰酸、乏力者。

10. 中耳炎：莲子心10克，水煎，分2～3次服，每日1剂，连服7～10天。

11. 口腔溃疡、口舌生疮：莲子心6～8个，开水泡代茶饮。

【小食谱】

莲子玉米糕：莲子（研末）、玉米（研末）、黄豆（研末）、白糖各250克，鸡蛋6个（搅烂），发酵粉适量。众物加清水和匀如泥，切成糕状蒸熟食用。具有健脾和胃、补中益气、镇静安神、滋养肝肾功效，适用于消化不良、食欲不振、脾虚便溏、失眠健忘、心悸烦闷、高血压、冠心病、小便不利、遗精、早泄、赤白带下等症。

莲子粥：莲子20克（水浸泡30分钟），糯米50克（淘洗干净），红糖15克，先将莲子同糯米煮粥，煮至浓稠时再放入红糖，稍煮片刻即可，每日早晚空腹温服。具有养心安神、补脾止泻、益肾固精功效，适用于心慌、心悸、虚烦失眠及冠心病、高血压、脾虚腹泻、肾虚不固、遗精尿频、妇女白带等病症。

莲子锅巴粥：莲子50克（洗净、去心），锅巴100克，白糖适量。莲子和锅巴一同加水适量浸泡30分钟后煮粥，煮至浓稠时加白糖调味即可，每日1次。具有健脾涩肠、益气消食功效，适用于脾虚便溏、消化不良、食欲不振等症。

莲子芡实荷叶粥：莲子肉（去心）、芡实（去壳）各60克，鲜荷叶1/4张（洗刷干净、剪块），糯米100～200克（淘洗干净）。煮粥服食（可加冰糖或白糖调味），日服2次。具有补中益气、镇静安神、收涩止血功效，适用于体质虚弱、脾虚便溏、失眠心悸、遗精、早泄、赤白带下等症。

莲子薏仁生姜粥：莲子（浸泡、去皮心）、薏苡仁（洗净）各30克，生姜250克（切薄片），粳米100克。先用旺火烧沸，再转文火熬煮成稀粥，日服1剂，分数次服用。具有健运脾胃、化湿止泄功效，适用于脾虚泄泻、五更泄、脱水、口渴心烦、食欲不振等症。

莲子桂圆银耳羹：莲子 300 克（去心，清水浸泡 30 分钟，放入锅内煮熟捞出），桂圆肉 100 克，银耳 200 克（泡发），冰糖、桂花糖各适量。将莲子、桂圆肉、银耳放入锅内，加水和冰糖烧开，然后改用小文火煨炖至熟烂，加桂花糖食用。具有健脾养心、养血安神功效，适用于年老体弱、病后或产后体虚、食欲减退、心悸气短、神疲乏力等症。

莲子红枣桂圆羹：莲子肉 50 克，红枣肉、桂圆肉各 20 克，冰糖适量。一起放入锅内，加水适量，放入冰糖炖煮至莲子酥烂食用。具有补益心脾、养血安神功效，适用于心脾两虚所致的贫血、头晕眼花、神疲乏力、心悸怔忡、夜眠不安及神经官能症等。

莲子红枣枸杞羹：莲子肉 250 克，红枣肉 100 克，枸杞 30 克（洗净），白糖适量。莲子、红枣、枸杞煮至熟烂，加白糖适量溶化食用。具有养心血、补肝肾、安神促眠功效，适用于心脾两虚、肝肾阴虚之贫血、面色萎黄、头晕眼花、食欲不振、少气乏力、心悸怔忡、夜眠不安、遗精阳痿、赤白带下等症。

莲子水果八宝羹：莲子 50 克，苹果、香蕉、蜜枣、板栗、银杏、橘饼各 25 克，白糖、湿淀粉适量。先将莲子以外的各种水果切成同莲子大小相仿的丁，锅中盛清水，放入上述原料及白糖，烧开后用湿淀粉勾芡，拌炒均匀食用。具有调补五脏、保健强身、延缓衰老、延年益寿功效，适用于年老体衰、病后体虚以及各种气血不足之症。

莲子人参汤：莲子 15 克（洗净、去心），人参 10 克，冰糖 30 克。莲子与人参加清水浸泡 30 分钟，加冰糖隔水蒸炖 1 小时后食用（连同人参一起吃下）。具有补中益气、养心安眠功效，适用于病后体虚气弱、脾虚食少、疲倦乏力、自汗盗汗、失眠多梦、心烦胸闷等症。

莲子麦冬绿豆汤：莲子（去心）、冰糖各 100 克，麦冬（洗净）、绿豆（洗净）各 20 克。将莲子、麦冬、绿豆用温水浸泡 30 分钟后用大火煮开，放入冰糖，再用文火慢煨至莲子烂熟即可食用。有清热消暑、滋阴生津、养心安神功效，适用于夏天暑热引起的气虚乏力、食欲不振、心悸怔忡、失眠多梦等症。不失为炎夏酷暑清补佳品。

莲子鸡丁：莲子 50 克，鸡肉 250 克（洗净切丁），香菇（洗净、切块）、玉兰片（水发、切块）、火腿（洗净、切块）各20克，蛋清适量，生姜、胡椒、洋葱、食盐、味精各适量。先将鸡肉加蛋清拌匀，莲子先煮熟，锅内放油烧至七成熟时，下鸡丁拌炒，再加上述主料及调料，炒熟佐餐食用。具有健脾补肾、养心安神、强身健体作用，适用于消化不良、食欲不振、肢软无力、心烦惊悸、失眠多梦、尿频、遗尿、遗精阳痿、赤白带下等症。

莲子乌鸡汤： 莲子20克（洗净、去心、研末），白果15克（去心、研碎），乌骨鸡1只（约500克，宰杀、洗净），生姜、胡椒、洋葱、食盐各适量。将莲子、白果纳入鸡腹内，加调料，炖煮至烂熟食用。具有补肝肾、止带浊功效，适用于元气虚惫、赤白带下以及男女性功能低下等。

莲子百合炖猪肉： 莲子100克，百合50克，猪瘦肉500克（洗净、切块），料酒、食盐、生姜、胡椒、五香粉各适量。先将猪肉入锅内加料酒、清水适量，煮至八成熟时加入莲子、百合及调料，煮至莲子烂熟即可食用。具有补益肺脾、养心安神功效，适用于肺虚咳喘、神经衰弱、心胸烦闷、心悸、健忘、失眠或多梦等症，并可作为病后身体调理的滋补强壮药膳。

莲子猪心汤： 莲子50克（去心），柏子仁30克（洗净），猪心1个（洗净切片），各种调料各适量。隔水煮至烂熟食用。具有养心安神作用，适用于心气虚弱、体虚自汗、心神不宁、心悸失眠等症。

莲子桂园瘦肉汤： 莲子（洗净、去心）、桂圆肉各15克，猪瘦肉50克（切片），生姜、葱花、味精、胡椒、食盐各适量。莲子和桂圆肉同煮，至莲米烂熟，再将瘦肉片放入稍煮片刻，然后加调料调味。每日1次。具有健运脾胃、补益气血功效，适用于病后或产后身体虚弱以及失血性贫血等。

莲子洋参茶： 莲子10克（去心），西洋参片5克，红茶3克，冰糖适量。大火炖煮1小时，然后放入红茶再煮5分钟即可。每晚临睡前饮服，同时吃掉莲子和洋参片。滋阴益气、健脾补虚，适用于气虚乏力及阴虚火旺咽喉肿痛等。

莲子酒： 干莲子100克（去皮、去心、洗净、晾干、碾为粗末，装入细纱布袋中），白酒600毫升。放入干净的敞口瓷坛或玻璃瓶中密封，置于阴凉避光处，第1周每天摇匀1次，第2周起每周摇匀1次，3周后开封饮用（每日睡前适量温服）。补益心脾，适用于心脾两虚所致的心烦、惊悸、失眠、多梦等症。

注意事项

1. 莲子涩肠止泻，故阴虚内热、脘腹胀满、肠枯血燥引起的大便燥结者不宜。

2. 莲子不宜与柿子、柿饼同食，以防加重便秘。

3. 莲子心性寒味苦，用量不可过大，且空腹和胃寒者不宜。

（七）补肺益肾有白果

白果，又名“银杏”。果实外有比较坚脆的硬壳，内为绿色或黄色的果仁，果仁内有一粒约 1 厘米长短的绿心，味苦有小毒，不能吃。白果平时可浸泡在水中，需要吃的时候取上十几粒，在微波炉中加热 1 分钟，当零食吃。

【营养及药用价值】

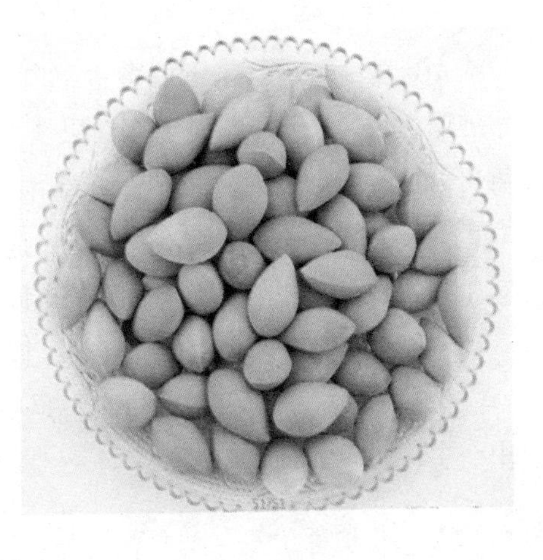

白果性平，味甘、苦、涩，有小毒；归肺（经）、肾（经）；含有蛋白质、脂肪、糖类、多种氨基酸、维生素 B、胡萝卜素以及钙、磷、铁等物质。具有敛肺定喘、止咳化痰、补肾固精、杀虫止带等作用，主要用于支气管哮喘、咳嗽、蛲虫、遗尿、遗精、白带等病症；银杏叶降脂、软化血管，防治冠心病。

1. 支气管哮喘、肺结核咳嗽：炒白果 9 ~ 12 克（去壳、去心），加水煮熟，加砂糖或蜂蜜，连汤食之；白果仁 6 克（去心），麻黄、甘草各 4.5 克，水煎取汁服，每日 2 ~ 3 次。

2. 干咳：白果仁 10 ~ 15 克（去心、捣碎、水泡），冰糖 5 ~ 6 克，加一点水蒸熟，晚上睡前服食，每日 1 次，坚持月余。

3. 咳嗽多汗：白果仁 5 ～ 7 个，炒熟、去心吃，每日 1 次。

4. 头晕：白果仁若干，炒熟、去心、研细末，以大枣汤送服之，每次 6 克，每日 2 次；白果仁 5 个（去心），桂圆 7 枚，炖服，每天早上空腹服 1 次。

5. 便血、血色偏暗者：白果仁 30 克（去心），藕节 15 克，共研末，每日分 3 次开水冲服。

6. 蛲虫病：鲜白果若干（去壳），捣成泥，涂敷肛门上。每晚临睡时 1 次，连用 5 ～ 7 次。

7. 小便频数、遗尿：白果仁 20 个（去心、炒香、炒熟），每晚睡前细嚼慢咽 2 个，或者按年龄，5 ～ 10 岁儿童每次 5 ～ 7 个，成人每次吃 8 ～ 10 个，每日 2 次；白果 5 枚（炒熟去壳），覆盆子 10 ～ 15 克，猪膀胱 100 ～ 200 克（洗净、切块），煮汤，加盐适量调味服食。

8. 遗精：白果仁 15 克（捣碎），芡实、金樱子各 12 克，煎汤服。每日 2 次，连服半月。

9. 气滞血瘀、月经不调：白果仁 9 克，红花 6 克，水煎服。每日 1 次。

10. 赤白带下：带下偏多者用白果仁 10 个（去心），冬瓜子 30 克，水煎服食白果；带下偏黄者用白果仁 10 克（去心），鸡冠花 9 克，水煎，每日分 2 次服食白果；带下清稀者用白果仁（去心）、莲子各 15 克，胡椒 3 克，水煎服食或白果仁（去心）、莲子、糯米各 15 克，胡椒适量，乌骨鸡 1 只，将前四味纳入宰杀洗净的鸡腹中，炖烂空腹而食。

11. 面部癣症：生白果仁切开，擦患处，每日 2 次。

12. 鸡眼：鲜白果仁适量，捣烂敷患处，用布包扎（敷前先将鸡眼挑出血），2 ～ 3 天换药 1 次。

【小食谱】

白果鸡丁：白果仁 200 克（去心），嫩鸡肉丁 500 克（用鸡蛋清、盐、淀粉适量腌渍），用猪油同炒熟，加汤、盐、味精、葱段，即可食用。敛肺气、定咳喘、缩小便、止带浊，适用于气虚咳嗽、痰喘、小便频数、尿频、尿急、尿痛、遗精、带下等症。

糖溜白果：白果仁 150 克（去心、水发），白糖 100 克，淀粉 25 克。白果蒸熟后加白糖煮沸，用淀粉勾芡后食用。敛肺气、定咳喘、缩小便、止带浊，适用于气虚咳嗽、痰喘、小便频数、尿频、尿急、尿痛、遗精、带下等症。

白果蒸鸡蛋：干白果仁2枚（去心、研末），鸡蛋1个。将鸡蛋一端打一小孔塞入白果粉，用纸封口朝上，蒸熟食用。补虚收敛，适用于消化不良、腹泻、遗尿、白带过多等症。

白果腐竹粥：白果仁10～15克（去心），腐竹40～50克，大米适量，煮粥，加白糖调味服食。补益肺肾、止咳定喘、缩泉止带，适用于肺虚咳喘、常年肺结核、肾虚小便频数或遗尿、白带过多等症。

白果蒸桂圆：白果仁5枚（去心），桂圆肉7～10枚，蒸熟食用。适用于心悸、健忘、失眠、年老体弱、产后血虚等。

白果苡仁汤：白果仁8～12枚（去心），薏苡仁60～100克，煮汤，加适量白糖或冰糖调味食用。有健脾利湿、止痛清热、排脓去风、抗肿瘤作用。适用于痰喘咳嗽、脾虚泄泻、小便淋痛、水肿、糖尿病、扁平疣等症。

注意事项

生白果有一定的毒性（毒主要在果仁内的绿色胚芽），甚至可以中毒致死，小孩生吃带心的白果仁5～10粒即可中毒，故宜去心并炒熟吃，以减低毒性，且不宜多食，5岁以下小儿应禁止吃白果。万一出现中毒症状，白果壳水煎急服、蛋清内服、生甘草和绿豆各50克煮汤灌服可解。

（八）心脏的保护神——开心果

开心果，以能“开心解郁”而得名，主产于中东叙利亚、伊拉克、伊朗、前苏联西南部和南欧，一千多年前传入我国新疆等边远地区。又称“无名子”“缘仁果”“必思达”“胡榛子”“阿月浑子”“美国花生”等。形似白果，但开裂有缝（自然开口均匀整齐，用手把开口处合上有个大裂痕；机器开口者用手把开口处合上能完全闭全或者只剩一条小缝隙，而且歪歪斜斜不整齐）。开心果外面的硬皮为果皮，里面为种仁（果仁呈绿色的比黄色的新鲜），烤制后有香气，而且越嚼香味越浓，令人回味无穷，是现代人日常生活中最为热衷的休闲干果。

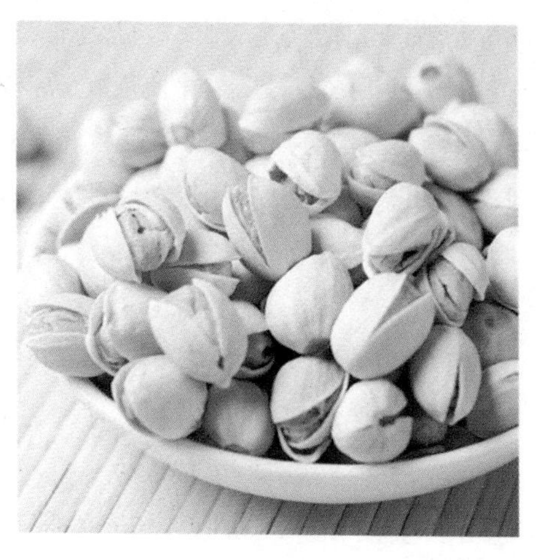

果仁除了生吃以外，还可烤炸、盐腌，也能炒菜、制作成高级糖果和糕点食用，还可以榨油。

传说公元前5世纪波斯人同希腊人作战，亚历山大率军远征，到了一个荒无人烟的地方，没有粮草，人困马乏。然而天无绝人之路，士兵们发现山谷里有一种树结满了果子，试着充饥，发现不但能吃，而且还很香，且吃后浑身有劲，精力充沛，使波斯人作战英勇无比，在恶劣的环境中越战越勇，最终大败希腊人。“秘密武器”就是士兵们吃的这种神奇的干果——开心果。后来被波斯国王视为“仙果”。据说当地的牧民游牧时就会带足这种开心果，可供给较远程的游牧活动。

【营养及药用价值】

开心果，性温，味辛、香、微涩；入脾（经）、胃（经）、肝（经）、肾（经）；开心果是高营养滋补食品，含有丰富的单不饱和脂肪酸、蛋白质、碳水化合物、维生素A、维生素E、精氨酸、叶黄素、花青素、胡萝卜素、膳食纤维以及钾、钠、钙、磷、铁等元素。有补虚顺气、温补脾肾、养肝明目、通便排毒、抗氧化、养颜美容、抗衰老等作用，主要用于营养不良、贫血、慢性腹泻或便秘、神经衰弱、浮肿等症。

1. 高血脂、高血压、心脏病：开心果含有大量单不饱和脂肪和精氨酸，食疗研究表明，一次吃10粒开心果相当于吃了1.5克单不饱和脂肪，每日常吃可降低胆固醇含量，降低血脂，稳定血压，防止动脉硬化，缓解急性精神压力反应，减少心脏病发作的几率。因此，被誉为心脏的“保护神”。

2. 便秘：开心果含有丰富的油脂，因此有润肠通便的作用，有助于机体排毒。

3. 肥胖、消瘦： 感觉到吃饱通常需要20分钟，吃开心果可以通过剥壳延长食用时间，让人产生饱腹感和满足感，从而帮助减少食量和控制体重。临床观察表明，每天吃30克开心果（50粒左右），不仅不用担心发胖，还有助于控制体重，有利于减肥。如果每天吃50粒以上，反而能起到增肥的效果。

4. 衰老： 开心果含有维生素A和维生素E，有美容、抗衰老的作用。

5. 精神萎靡： 开心果富含不饱和脂肪酸、胡萝卜素、过氧化物以及酶等物质，经常适量食用能保证大脑血流量，令人精神抖擞、容光焕发。

6. 癌症： 现代营养学研究显示：常吃开心果能防肺癌。

7. 视力衰退： 开心果含有维生素A，紫红色的果衣含有花青素，是一种天然抗氧化物质；翠绿色的果仁中含有丰富的叶黄素，不仅仅可以抗氧化，而且对保护视网膜也很有好处。

注意事项

1. 开心果的脂肪含量和热量都很高，每次不宜多吃，50克以上容易增肥，肥胖、高血脂者须谨慎食用。

2. 单不饱和脂肪酸比较稳定，所以开心果不像其他坚果容易酸败。开心果需要用密封的不透光容器存储，放在避光的地方，最好放在冰箱里，以减少氧化反应。储存时间太久的不宜再食用。

（九）擅长收涩止泄、缩泉固精的芡实

芡实，是一种生长于湖泊池塘浅水之中的睡莲科植物芡的成熟种仁，是我国南方地区的传统食物“水八仙”之一。由于茎上的花形似鸡冠，故又名“鸡头”“鸡头米”“鸡头果”“芡子”“鸿头”“雁头”。

我国的芡实有南芡、北芡之分：南芡主要产于湖南、广东、皖南以及苏南一带地区；北芡主产于山东、皖北及苏北一带，质地略次于南芡。

芡实的种仁除了代替粮食食用之外，还可酿酒，嫩叶柄和花柄剥去外

皮可当菜吃，根、茎、叶、果均可入药。

【营养及药用价值】

芡实性平，味甘、涩；归心（经）、脾（经）、肾（经）；含大量淀粉、糖、不饱和脂肪酸，少量脂肪、蛋白质，此外，还有维生素 A、B 族维生素、维生素 C、胡萝卜素、粗纤维以及钾、钠、磷、钙、镁、铁等物质。具有补益气血、补脾止泻、益肾固精、延缓衰老等作用，主要用于脾虚泄泻、久痢，肾虚遗尿、滑精、带下、糖尿病等。其对脾肾方面的作用很多都与山药、莲子类似，但收涩作用却更胜一筹。

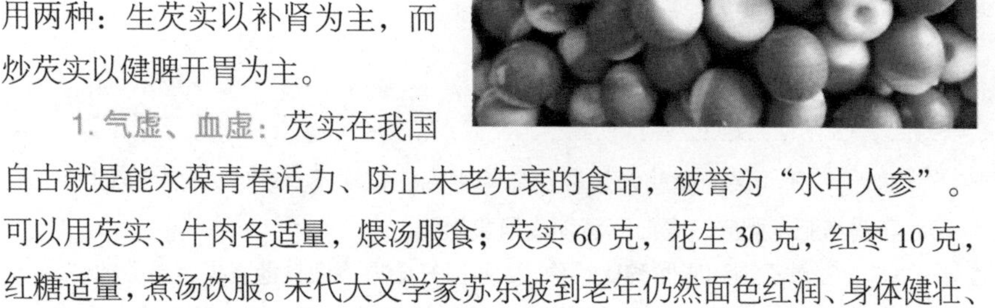

作为药用，芡实分生用和炒用两种：生芡实以补肾为主，而炒芡实以健脾开胃为主。

1. 气虚、血虚：芡实在我国自古就是能永葆青春活力、防止未老先衰的食品，被誉为“水中人参”。可以用芡实、牛肉各适量，煨汤服食；芡实 60 克，花生 30 克，红枣 10 克，红糖适量，煮汤饮服。宋代大文学家苏东坡到老年仍然面色红润、身体健壮、行动矫健、才思敏捷，主要就是得益于他数十年如一日地坚持天天煮食芡实。

2. 消化不良、容易出汗、腹泻：经常吃芡实粥，或煮芡实红糖水喝，效果不错。

3. 慢性肠炎、五更泄、久痢：芡实、莲子各 500 克，炒黄，研为细末，加藕粉 250 克，拌匀，每取 30 克，加适量白糖调匀，煮成糊状，每日 3 次，连服 10 天；芡实、莲子、怀山药、白扁豆各等份，共研细末，每次 30 ~ 60 克，加白糖适量蒸熟，作点心吃。

4. 小便过多、遗尿或尿失禁：芡实（炒黄）、米酒各 30 克，水煎，每晚睡前服食；芡实 15 克，金樱子 12 克，菟丝子、车前子各 10 克，水煎取汁服。

5. 遗精、滑精：芡实 50 克（炒至发黄、研成粉），牡蛎 30 克，煎汤送服芡实粉。每日早晚各1次。

6. 白带：芡实30克（炒黄），海螵蛸12克，白果6克，水煎取汁服。每日1次。

7. 胞衣不下：芡实、荷叶各15克，水煎取汁服。

8. 糖尿病：芡实200克，活鸭1只（宰杀、洗净），将芡实纳入鸭腹中，文火炖至鸭烂，加食盐调味食之。常服。

9. 神经痛、头痛、关节痛、腰腿痛：经常用芡实与瘦肉炖食。

注意事项

芡实多食易致气滞，无论生食还是熟食，一次切忌食之过多，否则难以消化。平时有腹胀、消化不良、大便秘结者不宜食用。

（十）干果、粮食、药物三位一体的菱角

菱角，是我国著名特产之一，我国南部各省均有栽培或野生，距今已有三千多年的历史了，也是传统的“水八仙”之一。因形状怪异、有棱有角，外壳还有刺而得名，又称“水菱”“水栗”“菱实”“龙角”“沙角”“水中落花生”等。生长在湖泊池塘里，藤长叶绿，茎为紫红色，开鲜艳的黄色小花。成熟的果实有青色、红色和紫色数种，一般都是蒸煮后食之，果肉粉嫩，或去壳晒干后剁成细粒当粮食熬粥服食，嫩茎也可作菜蔬。

【营养及药用价值】

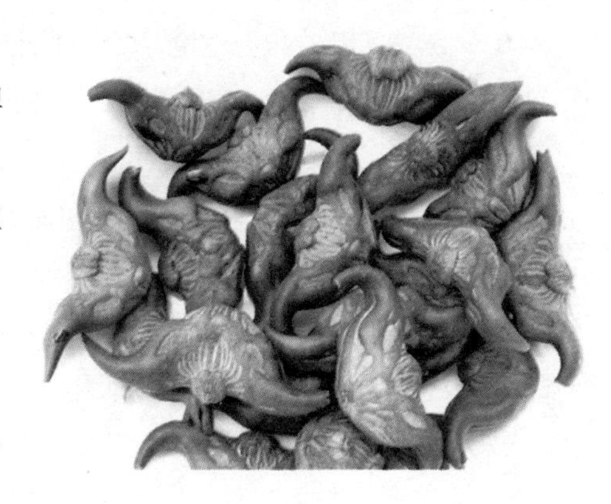

菱角性凉、味甘；归脾（经）、胃（经）；含丰富的淀粉、葡萄糖、蛋白质、脂肪、维生素A、B族维生素、维生素C、胡萝卜素以及钾、钠、钙、磷、镁、铁等成分。具有健脾止泻、调理胃肠、解酒作用，并有一

定的抗癌作用，主要用于厌食、消化不良、胃溃疡、腹泻、痢疾、便血、痔疮、月经过多、酒精中毒以及食管癌、胃癌、子宫癌等。

1. 消化不良、厌食：菱角 50 克，炒白术、大枣、山药各 15 克，焦山楂 10 克，鸡内金 6 克，炙甘草 3 克，水煎取汁，分 2 ~ 3 次服。每日 1 剂，连服 7 日左右。

2. 胃溃疡：菱角 30 克，山药、大枣各 15 克，白及 10 克，糯米 100 克，煮粥，调蜂蜜 20 克，每日分 2 次服。

3. 泄泻：鲜菱角米 90 克，蜜枣 2 个（去核），加水少许磨成糊状，煮熟当饭吃，每日 3 次；菱角 30 ~ 60 克，调入 100 克粳米所煮之粥中（半熟时），加红糖少许再煮至全熟，每早空腹服。后方亦可辅助治疗食道癌、胃癌、乳腺癌及宫颈癌。

4. 痢疾：红菱角晒干研末，空腹服 10 克（赤痢用黄酒送服，白痢用米汤送服），每日 2 次。

5. 出血症：菱角同红糖炖食，可凉血止血。

6. 便血：菱角壳 60 克，地榆炭 15 克，乌梅 10 克，焦山楂、炙甘草各 6 克，水煎，每日分 2 次服。适宜于血色偏暗而里急后重者。

7. 月经过多：鲜菱角 250 克，水煎一小时后滤取汁液，加红糖适量，1 日分 2 次服。

8. 痔疮：鲜菱角 90 克，捣烂后水煎取汁服；另用果壳烧存性，研末，菜油调涂患处。适宜于兼疼痛伴出血者。

9. 小儿头疮：鲜菱角草茎 120 克（去叶及须根），水煎取汁服。

10. 黄水疮：老菱角壳适量，烧存性研末，香油调涂之。每日 1 ~ 2 次。

11. 扁平疣、寻常疣：鲜菱角蒂（菱柄），捣烂，搽擦患处，1 日数次。

12. 食道癌、胃癌、肠癌、乳腺癌、子宫癌：每日用 20 ~ 30 个生菱角肉煮成褐色浓汤，分 2 ~ 3 次分服，可辅助治疗胃癌；菱角与鲍鱼同煮食，可软坚散结，适用于肿瘤患者；菱角、诃子、薏苡仁各 15 克，煎汤服，每日 2 次；菱角肉 50 克，红枣 20 克，粳米 100 克，加水文火煮成稠粥，每日早、晚餐温热服之。据日本报道，长期服用，屡有效验。

13. 酒精中毒导致的口苦、烦渴、咽痛：菱角粉 10 ~ 50 克，白糖适量，水煎成糊状食用；鲜菱角 250 克（连壳捣碎），白糖 60 克，水煎过滤取汁，顿服；鲜菱角草茎（去叶及须根）120 克，水煎取汁服。

【小食谱】

菱角粥：菱角粉 30 ~ 60 克，大米 100 克。大米先煮粥，煮至半熟时，加入菱角粉，再煮至熟，加适量红糖调味食用。健脾益胃、补气防癌，适用于慢性泄泻、营养不良、年老体弱，并有防治食道癌、胃癌、子宫癌的作用。

注意事项

1. 菱角不易消化，脾虚腹胀者不宜多食。
2. 菱角不宜与蜂蜜同食，会导致消化不良。
3. 菱角不宜与猪肉同煮食，易引起腹痛。

（十一）山楂——软化血管助消化

山楂，又名“红果”“山里红”，令人望之生津，食之酸甜。“都说冰糖葫芦儿酸，酸里面它裹着甜，都说冰糖葫芦儿甜，可甜里面它透着酸……”这首家喻户晓的《冰糖葫芦》原料正是老少皆宜的食品——山楂。

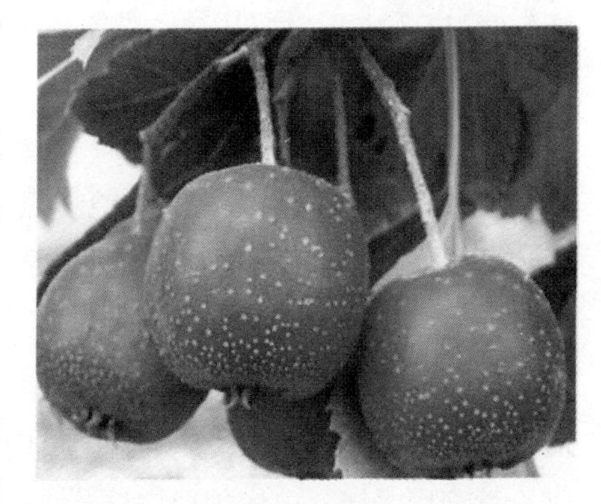

山楂除了生吃外，还能加工成果汁、饮料、罐头、山楂酱、山楂糕、山楂片、果脯等美味休闲食品。

【营养及药用价值】

山楂，性温；味甘、酸；归脾（经）、胃（经）、肝（经）；含有果糖、葡萄糖、蛋白质、脂肪油、山楂酸、苹果酸、柠檬酸，果胶（酶）、淀粉（酶）、维生素 B、维生素 C、胡萝卜素、膳食纤维以及钾、钠、磷、铁、钙、镁、硒、锌等物质。具有消食化积、调理肠道、降脂减肥、活血化瘀、通调血脉、扩张血管、降低血压以及强心和抗心律不齐等多种医疗作用，主要用于治疗消化不良、脘腹胀满、泄泻、痢疾、病毒性肝炎、坏血病、高血压、高血脂、冠心病、肥胖症、闭经、产后腹痛等病症。故李时珍在《本草纲目》里写道："山楂消食健脾、行气疏滞。凡食物不化、胸腹胀满，食后嚼二三枚绝佳，别有消肉积之功。"

1. 暑热烦渴：山楂15克，鲜荷叶50克，煎水代茶饮。

2. 食积、消化不良、醉酒：想必很多人小时候都有吃山楂丸或山楂片消食的经历，现代研究：山楂中含的山楂酸能提高蛋白酶分解蛋白质的能力，因而消油腻、化肉积的效果特别显著。对进食油腻、饮酒过多引起的消化不良、脘腹胀满、恶心呕吐、头晕昏沉十分有效。能帮食肉过多者消油腻，为喝酒过量者清神志。可以用山楂炒炭30克，水煎取汁服；山楂150克，水煎取汁服，食其果肉饮其汁；山楂20克，橘皮15克，生姜3片，水煎取汁2次分服；生山楂、炒麦芽各9克，水煎取汁服；山楂30～40克，先煎取汁，合粳米60克，红糖10克，煮粥，空腹食之，每日2次；山楂、白术各200克，神曲100克，共为末，蒸熟为丸，如梧桐子大，每服10克，白开水送服。

3. 脾胃虚弱、消化不良、食欲不振：焦山楂10克，研末，加适量红糖，开水冲服，每日3次；山楂、炒麦芽各10克（洗净、晾干、碾为粗末），红茶6克，开水冲泡，加盖闷5分钟后饮用。

4. 腹泻：鲜山楂肉、怀山药各等份，加白糖适量调匀，蒸熟待冷压成饼，每服20克左右，每日2次；山楂炒焦15克，研末，腹隐痛者加红砂糖用滚开水冲服，肛门微热者用白糖水冲服。每日3次。

5. 痢疾：初期取山楂100克，晒干研末，艾叶煎汤送服，每日3次；山楂50克，红白糖各25克，上好茶叶8克，将山楂煎汤，冲糖与茶叶在盖碗中，浸5分钟即饮；久痢者山楂肉不拘多少，炒研为末，每服5～10克（赤痢用蜜拌；白痢用白糖拌；赤白相兼者，蜜与砂糖各半，拌匀，白开水调和，空心服）。

6. 细菌性食物中毒：山楂60克，红糖125克，水煎服。

7. 病毒性肝炎：山楂粉，每次3～4克吞服。每日2次，10天为1个疗程。

8. 高血压、高脂血症、肥胖症：鲜山楂 10 粒（打碎），红糖 30 克，水煎取汁服（或制成糖浆），连服 1 个月；鲜山楂 10 枚（捣烂），荷叶 1 大张（切碎），加冰糖适量，水煎取汁服，每日 2 次；山楂、杭菊花各 10 克，决明子 15 克，稍煎当茶饮，每日 1 剂。

9. 冠心病：生山楂片、草决明各 15 克，菊花 3 克，开水冲泡半小时后饮用，每日数次；山楂 20 克，毛冬青 50 克，水煎取汁服；生山楂（洗净、去核）500 克，煮至七成熟时取汁，加蜜 250 克，文火煎煮收膏，每次以开水冲服 1 匙，每日 3 ～ 4 次。

10. 坏血病：山楂、黑豆、白糖各 90 克，加水浓煎后兑煮酒 100 毫升，分 2 次饮服。每日 2 次。

11. 癌症：山楂内的黄酮类化合物牡荆素，是一种抗癌作用较强的药物，山楂提取物对癌细胞体内生长、增殖和浸润转移均有一定的抑制作用。如对子宫颈癌所致月经失调、痛经，可用山楂 50 克，红花 3 克，青鱼 1 条（约重 1000 克），花生油 1000 毫升，红糖 30 克，白糖、盐、麻油、淀粉、姜、葱各适量。山楂、红花、红糖煎汁备用，青鱼洗净，用水将淀粉搅匀，抹在鱼的两边，将油放入锅中至七八成熟，置鱼于油锅中，炸至金黄色，捞出装盘备用；最后取麻油 50 毫升放入锅中煮熟，放入山楂汁、少量醋及红糖、白糖、盐、淀粉，勾成稀芡，稍稍搅和，加上少许姜、葱末后出锅，浇在鱼上，佐餐食用。

12. 闭经：干山楂肉 30 克，气血不足加红糖 30 克、气滞血瘀加白糖 30 克，水煎取汁服，每日 2 次；山楂 60 克、鸡内金、红花各 15 克，红糖 30 克，分 2 次水煎取汁服；山楂、鸡内金各 15 克，水煎取汁服，早晚各半，至月经来潮为止。

13. 产后血晕：干山楂肉 30 克，微炒，水煎取汁服，连服 2 ～ 3 次。

14. 产后气滞血瘀腰部刺痛或胀痛：干山楂 30 克，水煎浓汁，去渣加红糖或黄酒、童便冲服；山楂 30 克，香附 15 克，浓煎取汁服，每日 2 次。

15. 绦虫病：鲜山楂 100 克（小儿减半），洗净去核，下午 3 点开始吃，晚 10 点吃完（晚饭禁食）；如果是用干品，则取 25 克，水煎取汁服。次晨再用槟榔100克加水900毫升，煎水300毫升1次服完，卧床休息。有大便感觉时，尽量坚持一段时间再大便，即可排完全部绦虫。

16. 疝气坠痛：山楂肉15克，茴香6克，煎汤服；或山楂15～30克，水煎加红糖，每日分2～3次饮服。

17. 风疹：山楂30克，麦芽、鲜竹叶各15克，甘草3克，水煎取汁分2次服。

18. 疖肿、湿疹、黄水疮：鲜山楂适量，去核捣烂，涂于患处，纱布缠包固定。每2日换1次。

19. 冻疮：山楂适量，烤熟，捣烂涂患处，胶布固定。每日换1次。

20. 鱼刺卡喉：山楂15克，泡水当茶饮。

21. 声带息肉：焦山楂25～30克，水煎2次得汁150毫升，凉后分2次徐徐服完，连服2周为1个疗程（服药时期禁声）。

【小食谱】

山楂蜜饯：山楂500克（去核），蜂蜜250克。山楂水煎至七成熟，加入蜂蜜，小火煎至熟透，冷却后装瓶备用。有开胃、消食、止泻、活血化瘀作用，饭前食用可增进食欲；饭后食用可治肉食不消；大量食用可治泻痢以及冠心病、心区不适等症。

山楂肉丁：山楂100克，瘦猪（或牛）肉1000克（切片），菜油250克，香菇、姜、葱、胡椒、料酒、味精、白糖各适量。先将瘦肉用油爆过，再放入山楂及调料等囟透烧干，即可食用。既开胃又抗癌。

山楂肉片：山楂50克（洗净、切块），瘦猪肉1000克（煮至六成熟捞出切片），生姜、花椒、葱、料酒、豆油各适量。猪肉与调料拌匀，腌1个小时后投入油锅，炸至微黄色捞起；生山楂炸后，与猪肉同炒，加麻油、味精、白糖调味食用。有滋阴润燥、消积化食作用，适用于脾虚积滞、高血压、高血脂等症。

山楂茶：干山楂片30克（洗净），绿茶5克，蜂蜜适量。开水冲泡，略焖片刻后饮服（怕酸者可加适量蜂蜜调味）。开胃消食、化滞消积、活血散瘀、化痰行气，适用于水湿停滞、痰湿困脾导致的消化不良、食欲不振、腹胀、腹痛、腹泻等症。

山楂甜酒：鲜山楂1000克（洗净、去柄、去核、捣成果泥），绵白糖500克。将山楂泥放入清洁的瓷坛或大口玻璃瓶中，倒入绵白糖，拌匀，加盖密封，置于避光恒温25～32℃的地方发酵（发酵期间经常搅拌，发酵时间的长短视温度而定，温度越低，发酵时间越长）。1～2个月后取汁饮服。每次20～30毫升，每日2次。补益气血、健脾消食，适用于气血两虚、脾失健运的食欲不振、神疲乏力等症。

山楂白酒：干山楂片适量，浸泡于60度白酒内，7天后酌量饮用。适用于劳累过度、身痛疲倦、妇女痛经等症。

注意事项

1. 脾胃虚弱、牙病患者和胃无积滞者不宜食用。

2. 山楂含有大量的有机酸，空腹及消化性溃疡、胃酸过多者不宜食用，否则会使胃酸猛增，对胃黏膜造成不良刺激，使胃胀满、嗳气、吐酸水。

3. 山楂不宜与酸性食物和海鲜同吃。海鲜是高钙、高蛋白食品，山楂含有鞣酸，鞣酸遇到海鲜中的钙质和蛋白质会凝固沉淀，形成不容易消化的物质。同时吃容易出现呕吐、腹胀、腹痛、腹泻等症状。

4. 山楂有破血散瘀的作用，孕妇慎用，过量食用能刺激子宫收缩，导致流产。

5. 山楂不宜与黄瓜、南瓜、胡萝卜等含有维生素C分解酶的食物同吃，分解酶可使山楂中维生素C大量破坏。这样就吃得不合理、不科学了，既减少了这些食物本身的营养价值，又降低了这些食物的药理作用。

（十二）清肺利咽润喉，食药两用橄榄

橄榄，因为就算是长熟了其颜色仍然是青色的，故名“青果”，又称“甘榄”“山榄”“橄桢”“青子”“忠果”“谏果”“福果”“余甘子”等。俗话说：橄榄好吃回味甜。生的橄榄食用时，味苦带涩，稍后才有甘

甜之味。橄榄于秋季采收，洗净鲜食或加工成咸橄榄（以盐水浸渍后晒干）、五香橄榄、甘草橄榄等，不仅别具风味，且有开胃消食的功效。

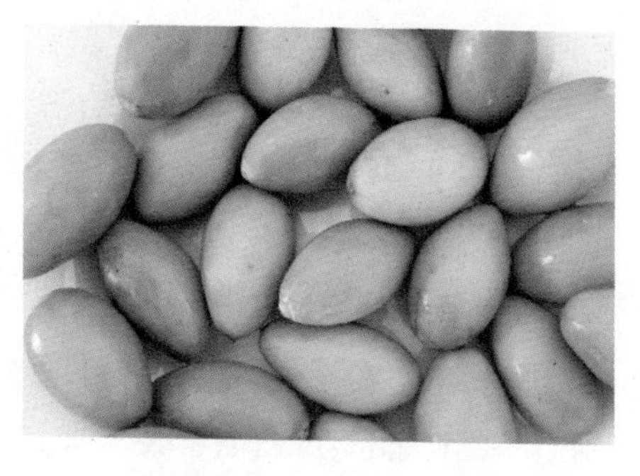

橄榄油更是世界上唯一以自然状态的形式供人类食用的木本植物油，被认为是迄今所发现的油脂中最符合人体营养的油脂。橄榄油在地中海沿岸国家有几千年的历史，在西方国家被誉为“液体黄金”“植物油皇后”“地中海甘露”，原因就在于其极佳的天然保健功效——提高免疫、防癌抗癌、养颜美容、抗老防衰。人无论是生长发育时期，还是进入老年时期，橄榄油都是最佳食用油。尤其对婴幼儿的发育极为重要，其基本脂肪酸的比例与母乳非常相仿。妇女孕期及哺乳期常食橄榄，对婴儿大脑发育有明显的促进作用，可提高婴儿智力。

【营养及药用价值】

橄榄，性平、偏凉，味甘、酸；归肺（经）、脾（经）、胃（经）；含有糖类、蛋白质、脂肪、维生素 A、B 族维生素、维生素 C、维生素 D、维生素 E、维生素 K、食物纤维、亚油酸等不饱和脂肪酸以及钙、钾、磷、硒、铁、锌等物质。具有清肺热、止咳喘、生津液、利咽喉以及抗癌解毒等作用，主要用于肺燥咳嗽、百日咳、咽喉肿痛、便血、癫痫、妊娠呕吐、冻疮、牙龈红肿、鱼骨鲠喉、酒及鱼鳖中毒等。

1. 上呼吸道感染、流感、流脑、白喉： 鲜橄榄 3 ~ 5 枚，鲜白萝卜 60 克，开水泡服或水煎代茶；橄榄肉 60 克，浓煎，再加明矾 30 克熬膏，每次开水化服 9 克，每日 3 次。适宜于咽喉红肿热痛并有痒感者。

2. 肺热或肺燥咳嗽： 常吃橄榄果（含化）；或橄榄（去核）开水泡开代茶；鲜橄榄 3 ~ 5 枚，鲜萝卜 1 个（切碎），水煎取汁代茶饮数天；卤（咸）橄榄 20 个，豆腐皮 50 克，水煎取汁服。每日 1 次。

3. 百日咳： 生橄榄 20 个，冰糖 30 克，炖煮，每日分 3 次服食，连服 2 周，适宜于痰偏黄者。

4. 腹胀：盐橄榄 30 枚（煅烧成炭、研细末），每次饭后生姜汤冲服 5 克，每日 3 次。

5. 急性胃肠炎：卤橄榄 9 ~ 15 克，烧灰研末，开水送下。每日 1 ~ 2 次。

6. 腹泻：橄榄核 4 个，焙干研末，开水送服。

7. 痢疾：生橄榄 7 粒，炖服；橄榄或橄榄核仁适量，烧灰（存性）研末，每次用米汤送服 10 克，每日 2 ~ 3 次。

8. 坏血病（维生素 C 缺乏症）：鲜橄榄 30 个，水煎取汁服。每日 1 剂，连服 3 周。

9. 高血脂、单纯性肥胖症：压榨橄榄油在生产过程中未经任何化学处理，所有的天然营养成分保存得非常完好，不含胆固醇，消化率可达到 90% 以上。在降低血液中的胆固醇、预防动脉硬化、冠心病以及减肥方面具有较好疗效。

10. 皮肤不佳：橄榄油有很好的润肤、养颜美容功效，可以广泛地用于敷面、除皱、护发、润唇、护足、上妆或卸妆等。

11. 癌症：橄榄富含维生素 C，能阻断亚硝基化合物的合成，因此常吃橄榄能防癌抗癌。

12. 癫痫：橄榄 400 克，加水煮开，捞起橄榄去核捣烂，再入原汁煎熬成糊状，装瓶备用，每次用开水送服 15 毫升（加白糖调味），早晚各 1 次；橄榄 500 克（去核、捣烂），郁金、明矾各 250 克，橄榄、郁金加水先后浓煎取汁 3 次，再混合，加明矾收膏，每次温开水送服 15 毫升，每日 2 ~ 3 次。

13. 妊娠呕吐：青橄榄适量（去核、捣烂），水煎代茶饮。

14. 急性皮肤炎症（如湿疹皮炎、红斑、女阴溃疡、男性阴囊表浅溃疡等）：橄榄煎液湿敷；生橄榄 500 克，捣烂，加水 500 克，慢火煎至汤呈草青色，用消毒棉花吸药液敷患处。具有收敛、消炎及减少渗出的功效。

15. 冻疮：橄榄油直接涂抹局部；生橄榄适量，捣汁外敷；橄榄核适量，烧灰，猪油调涂患处。

16. 乳头皲裂：橄榄油直接涂抹局部；橄榄核仁烧存性，研末，香油调敷患处。

17. 前阴溃疡：橄榄油直接涂抹局部；橄榄适量（烧存性研末），儿茶（研末）50克，混匀，以香油调涂患处。每日1次，连续5～7次。

18. 鱼骨梗喉、鱼蟹中毒：生橄榄嚼汁缓慢咽之；橄榄适量，捣汁服或煎浓汁饮服。古代文献记载还能解河豚鱼毒。

19. 毒蕈中毒：鲜橄榄100克（去核、捣烂），加少量水调匀，绞汁服。

20. 醉酒：橄榄适量，捣汁服；橄榄肉10个，煎水灌服；生橄榄20个，冰糖30克，炖煮顿服。

21. 耳内外生疮溃烂：橄榄油涂擦局部；橄榄核烧灰存性，香油调敷患处。

22. 口唇干裂生疮：橄榄油涂擦局部；橄榄核仁适量（炒枯、研末），用猪油或橄榄油调成膏，涂患处。

23. 牙龈红肿：橄榄核仁烧存性，敷患处，每日2次。

24. 急性喉炎：生橄榄7粒，萝卜250克，水煎当茶饮。

25. 慢性咽喉炎、干痛、嘶哑：橄榄2枚，含口内嚼，徐咽其汁，每日3次；生橄榄20个，冰糖30克，炖煮顿服；橄榄6枚，绿茶6克，胖大海3枚，蜂蜜1匙，先将橄榄煎沸片刻，然后冲泡绿茶、胖大海，闷盖片刻，加入蜂蜜调匀，徐徐饮汁，每日2次。

26. 喉癌咳嗽、咽部不适：橄榄30克，罗汉果1个，加清水适量，小火煎30分钟，饮用其汤，每日2次。

【小食谱】

橄榄酸梅汤：生橄榄60克，酸梅10克，水煎取汁，加白糖调味食用。有生津止渴、清热解毒作用，用于急性咽炎、急性扁桃体炎、咳嗽痰稠、醉酒烦渴等症。

橄榄芦根汤：咸橄榄4枚，芦根30克（鲜品用100克左右），水煎取汁服。有清热生津、解毒利咽、降火除烦作用，适用于感冒、肺热咳嗽、胃火牙痛、咽喉痛。

橄榄葱姜汤：生橄榄60克，洋葱15克，生姜、紫苏叶各10克，水煎、取汁，加少许食盐调味饮用。有发表散热、健胃和中作用，适用于风寒感冒、发热头痛、鼻流清涕、咽痒、胸闷胀满、呕吐等症。

注意事项

1. 橄榄味酸涩，一次不宜大量食用。

2. 气虚体质、胃溃疡、胃酸过多病人慎食，脾胃虚寒疼痛忌食。

3. 橄榄油不宜与其他油类混合食用。

4. 胃肠功能紊乱、急性胃肠炎、痢疾患者不宜多食橄榄油。

5. 市售色泽特别青绿的橄榄果如果没有一点黄色，说明用矾水浸泡处理过，为的是好看，最好不要食用或吃时务必要漂洗干净。

（十三）长寿之果——松子

松子为松科植物红松、华山松或马尾松的种仁，又称“海松子”。它不仅是美味的食物，更是食疗佳品，唐代的《海药本草》中就有“海松子温胃肠，久服轻身，延年益寿”的记载。民间传说很多仙人隐居深山，常年以松仁为主食，个个童颜鹤发，都很长寿，故有“长寿果”之称。对老人最有益，为人们所喜爱。

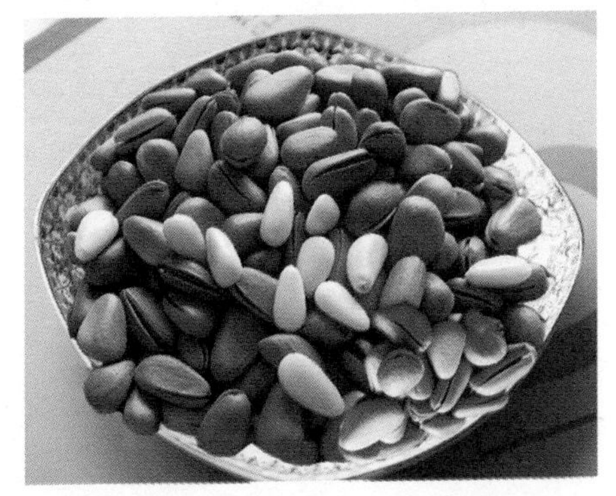

松子除了生吃以外，还可以用来制作糕点、榨油等。

【营养及药用价值】

松子性温、味甘；归肺（经）、肝（经）、脾（经）、大肠（经）；含有糖类、脂肪（油酸、亚麻酸等不饱和脂肪酸）、蛋白质、挥发油以及钾、钙、磷、铁、锰、锌等物质。具有扶正补虚、滋阴润肺、补益气血、止咳通便、美容抗衰、延年益寿等功能，主要用于肺燥咳嗽、体虚咳喘、口渴、便秘、病后体弱、高血压、高血脂、头晕眼花、自汗、心悸、皮肤干燥、关节疼痛等病症。

1. 身体虚弱、头晕眼花：松子、黑芝麻、枸杞子、杭菊花各9克，水煎取汁服。每日 1 剂。

2. 咳嗽少痰、夜咳偏甚：松子 30 克，胡桃仁 60 克，研碎，合熟蜜 15 克收膏，每餐饭后开水冲服 6 克。

3. 小儿咳喘白痰：松子 15 个，百部（炒）、麻黄各 2 克，杏仁 20 个（去皮尖）。前 3 味捣碎为末，杏仁以水略煮 4 ~ 5 沸，取汁，化白糖适量，混匀为丸，每餐饭后服 3 克。

4. 便秘：松仁富含脂肪油，润肠通便，缓泻而不伤正气，对小儿津亏便秘和老人体虚便秘有一定的食疗作用。可以常吃松子；常用松子同粳米煮粥食；松子、柏子仁、火麻仁各等份，研为细末，以蜜为丸，如桐子大，每餐饭前服 6 克。

5. 高血压、高血脂：松子中的脂肪成分是油酸、亚油酸等不饱和脂肪酸，具有降血压、降血脂、软化血管、防止动脉硬化、冠心病等心血管病的功效，可减少心脏病的发病几率。

6. 腰酸背痛：松子中所含大量矿物质如钾、钙、磷、铁等，能强身健体、强筋壮骨。常食松子，对促进小儿生长发育和老年人体弱、腰酸背痛等有极大的作用。

7. 关节疼痛：松子 10 ~ 15 克，当归、桂枝、羌活各 6 克，加黄酒和水等量合煎取汁，每日分 2 次服。

8. 乳头皲裂：松子适量，焙干研末，香油调涂患处。每日 2 次。

9. 衰老：松子中的维生素 E 高达 30%，有很好的润肤美容功效，也能延缓衰老，是女士和中老年人的理想保健食品。

10. 须发早白：松子仁 100 克（开水中泡一下、去皮），香菇 400 克（水发、去蒂、洗净、切片、开水中焯软），精盐、酱油、湿淀粉、姜汁各适量。将松子仁放入烧热的油锅中炸片刻，倒入香菇及其他佐料，烧至入味，湿淀粉勾芡，佐餐食用。

11. 老年痴呆：松子中含有磷、锰、锌等微量元素，对大脑和神经有补益作用，养五脏、补虚损、益智力，是学生和脑力劳动者的健脑佳品，对老年痴呆也有很好的预防作用。

【小食谱】

松仁核桃蜜： 松子仁、核桃仁各30克，蜂蜜250克。松子仁、核桃仁用水浸泡、去皮、研末，加入蜂蜜和匀服食。每次用温开水冲服1汤匙，每日2次。健脑益智、养心安神、润燥通便，适宜于心神不宁、失眠、健忘、腰膝酸软、大便干燥等症。

松子核桃芝麻膏： 松子仁、蜂蜜各200克，核桃仁、黑芝麻各100克，黄酒500毫升。将松子、核桃、芝麻捣烂，加入黄酒，文火煮开约10分钟，倒入蜂蜜，搅拌均匀，继续熬煮收膏，冷却装瓶。每次用温开水送服1汤匙，每日2次。滋补五脏、益气养血，适用于肺肾亏虚、久咳不止、头晕眼花、腰膝酸软等症。脑力劳动者经常服用能使思维敏捷、记忆力增强；中老年人经常服用，能滋补强壮、健脑益智、益寿延年。

注意事项

1. 松子具有滑肠的特性，脾虚、胃肠道虚寒、便溏腹泻者不宜食用。
2. 松子存放时间久了会出现“油哈喇”味，不宜食用。

（十四）榛子——曾经的坚果之王

榛子为桦木科植物榛的种仁，别名“平榛”“棰子”“山板栗”。果形颇似板栗，外壳坚硬，果仁肥白而圆，有香气，含油脂量很大，吃起来特别香美，余味绵绵，因此成为最受人们欢迎的坚果类食品之一，曾有“坚果之王”的美誉。这个美誉是同其丰富的营养价值密不可分的。

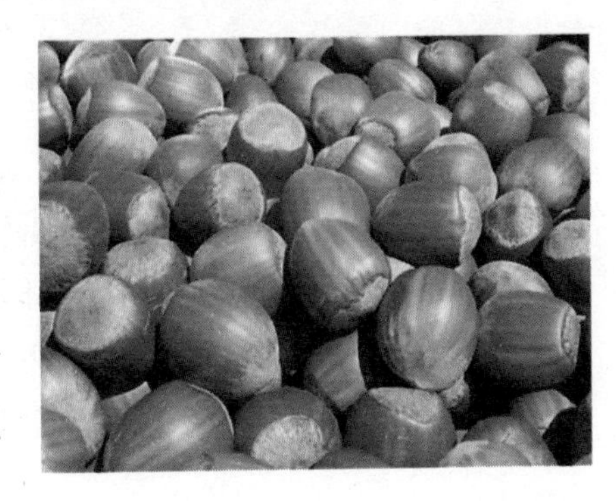

榛子生嚼、熟食均可，但以熟食为好。一般是将榛子炒熟（勿焦），去壳吃。煮粥、煲汤，也很不错。还能制作各种糕点。由于其味道甜美、营养丰富，自古以来人们就把它视为珍果。

【营养及药用价值】

榛子性平、偏温，味甘；入脾（经）、胃（经）；含有油脂（大多为不饱和脂肪酸）、蛋白质、碳水化合物、维生素 A、B 族维生素、维生素 C、维生素 E、胡萝卜素、淀粉，氨基酸的含量甚至高过核桃，钾、钙、磷、铁、锌、镁的含量也比较高。具有补益脾胃、增进食欲、滋养气血、健脑明目的功效，主要用于脾胃虚弱、食欲不振、便溏腹泻、体倦乏力、头晕眼花、肌体消瘦等，并对糖尿病、盗汗、夜尿、部分癌症等肺肾不足之症颇有益处。单用或与山药、白术、板栗等同用。

1. 生长发育迟缓：榛子所含的天然植物甾醇（β－谷甾醇），对人体具有重要的生理活性作用，具有良好的抗氧化性，既可以作为生长剂原料，也可以作为食品抗氧化剂和营养添加剂，可促进生长发育和机体生长，增进机体健康，强壮体魄。榛子的含磷、钾、铁量均很高，对于增强体质、抵抗疲劳、防止衰老都非常有益。磷是人体构成骨骼、牙齿的主要成分，常食榛子有益于儿童的骨骼发育和健康成长。

2. 食欲不振：榛子有一种天然的香气，具有开胃的功效。

3. 消化不良、便秘：榛子中丰富的纤维素有助消化、防治便秘的作用。

4. 病后体弱、食少疲乏：榛子富含油脂，使所含的脂溶性维生素更易为人体所吸收，对病后体弱、食少疲乏、容易饥饿的人都有很好的补养作用。可以将榛子、莲子、粳米煮成粥，不仅口感好，而且营养丰富，糖尿病和癌症病人可以多吃；或用榛子 100 克，山药 50 克，党参 20 克，陈皮 15 克，水煎取汁服。

5. 高血压、高胆固醇：榛子所含的脂肪主要是人体不能自身合成的不饱和脂肪酸，具有促进胆固醇代谢，降低胆固醇的作用，能够有效地软化血管、维护毛细血管的健康，从而预防和治疗心脑血管疾病的发生。

榛子所含的天然植物甾醇不但能够阻止对胆固醇的吸收，抑制胆固醇的生化合成和胆结石的形成，预防动脉硬化及冠心病，而且还有较强的抗炎、抗癌功效，对溃疡病、宫颈癌、皮肤鳞癌等有显著的防治效果。

6. 衰老：榛子的维生素 E 含量很高，有明显的润泽肌肤、养颜美容作用。天然植物甾醇对皮肤有温和的渗透性，可以保持皮肤表面水分，促进皮肤新陈代谢，抑制皮肤炎症、老化、防止日晒红斑，还有生发养发之功效。能有效地延缓衰老。

7. 癌症：榛子里有抗癌化学成分紫杉酚，它是红豆杉醇中的活跃成分，可以治疗乳腺癌、卵巢癌以及其他一些癌症，可延长病人的生命期。

8. 视力、记忆力减退：榛子中含有丰富的维生素 A 原和 B 族维生素，有利于维持正常视力和上皮组织细胞的正常生长和神经系统的健康，提高记忆，防止衰老。所含单不饱和脂肪酸和多不饱和脂肪酸，也能够帮助提高记忆力、判断力，改善视神经功能。脑力劳动者和每天在电脑前面工作的电脑一族多吃点榛子，对视力和记忆力都有一定的保健作用。

注意事项

1. 榛子含有丰富的油脂，胆功能严重不良者应慎食。

2. 存放时间较长后不宜食用。

3. 榛子果壳呈棕色，但外表光泽好的大都经过硫黄熏制，以此掩盖一些质量不好的部分。如果吃了含硫黄的榛子，舌头会有麻木感。

（十五）榧子——干果中的“敌百虫”

榧子，又称“香榧”“玉榧”“榧实”“木榧子”“赤果”“玉山果”“野极子”等，是红豆杉科植物榧的干燥成熟种子，大小如枣，核如橄榄，两头尖，呈椭圆形，果实外有坚硬的果壳，成熟后果壳为黄褐色或紫褐色，种实为黄白色，富有油脂和特有的一种香气，炒香常食，很能诱人食欲。含有的乙酸芳樟脂和

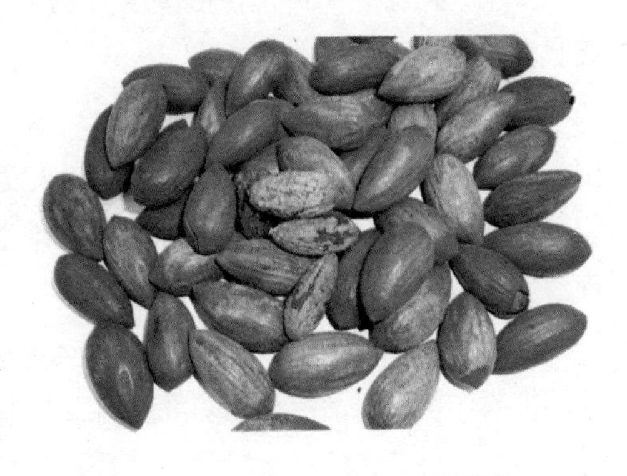

玫瑰香油，是提炼高级芳香油的原料。

【营养及药用价值】

榧子性平、偏温，味甘、微涩，入肺（经）、脾（经）、胃（经）、大肠（经）；榧子含有丰富的脂肪油，甚至超过了花生和芝麻，此外还有维生素A、维生素E、挥发油。有杀虫、消积的医疗作用，主要对肠道寄生虫（如蛔虫、蛲虫）、钩虫病、丝虫病、绦虫病、寸白虫、鞭虫等都有一定的杀灭和驱除功效，为食物中药的广谱驱虫药。同时，对上述寄生虫病导致的虫积腹痛、消化不良、小儿疳积等也有相应的治疗作用。

1. 肠道寄生虫（蛔虫、蛲虫等）：榧子、使君子仁、大蒜瓣各一两，均捣碎，水煎取汁服，每日饭前空腹服3次。

2. 蛲虫病：每日吃炒熟的榧子（儿童吃30～50个，成人吃50～100个），嚼烂吞服；榧子30～40个，萹蓄50克，水煎取汁服，每日2次。

3. 钩虫病：每日吃炒榧子100～150克，直至确保大便中虫卵消失为止。如配合百部、大蒜、使君子煎服，疗效更佳；榧子、槟榔、百部、红藤、苦楝皮各20克，大蒜9克（捣烂、取汁），雄黄3克，共研末，用麻油为丸（古方榧子杀虫丸），每服15克，每日3次，连服2～3日。

4. 丝虫病（微丝蚴）：榧子肉5两（研末），血余烧灰（头发灰）1两，混合、调蜜，搓成150丸。每次服2丸，每日3次。

5. 寸白虫：每日吃炒香榧子7粒，连服7天；炒榧子100粒，至少50粒以上，宿虫自下。

6. 衰老：榧子中的脂肪酸和维生素E含量较高，常食可润泽肌肤、延缓衰老。

7. 肾虚脱发：榧子3个，胡桃2个，侧柏叶30克，共捣烂，在雪水中浸泡2日后用梳子蘸雪水梳头，能使头发光泽，且不脱落。

8. 眼睛干涩、夜盲症：榧子含较多维生素A，对眼睛干涩、容易流泪、夜盲症等有防治和缓解的作用。

9. 淋巴细胞性白血病：榧仁内含4种脂碱，对淋巴细胞性白血病有明显的抑制作用，对治疗和预防淋巴肉瘤有益。

注意事项

1. 饭前不宜多吃，以免影响正常进餐。
2. 咳嗽、咽痛、痰黄、大便稀溏、腹泻者不宜。
3. 榧子不宜与绿豆同食，容易引起腹泻。

（十六）槟榔驱虫用鲜品

槟榔，别称“榔玉”“青仔”“橄榄子”“洗瘴丹”“大腹子”等，盛产于东南亚各国，是棕榈科槟榔树的果实，略小于鸡蛋，果皮纤维质，内含一粒种子，即“槟榔子”。于8 ~ 11月果实未完全成熟时采收，去皮及内核，将果肉煮沸，切成薄片晒干，干后呈深褐色或黑色。是我国名贵的“四大南药”之一。

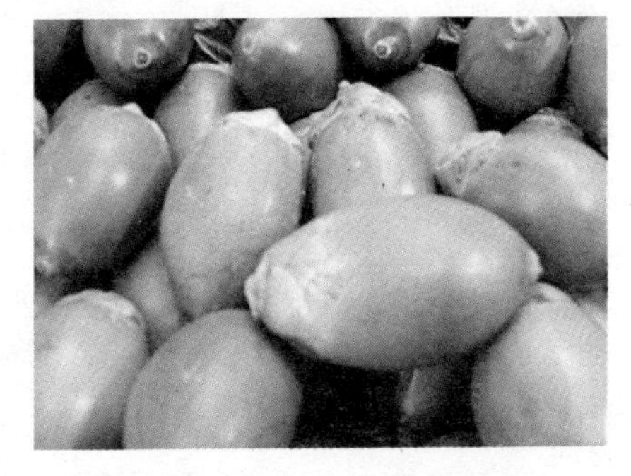

【营养及药用价值】

槟榔，性温，味苦、辛；归胃（经）、大肠（经）；含有脂肪、槟榔油、胆碱、生物碱、儿茶素等有益成分。有杀虫、消积、下气、行水、祛痰之功，主要用于多种虫积，如蛔虫、钩虫、蛲虫、绦虫、丝虫、鞭虫、姜片虫等，以及这些虫积导致的食积气滞、脘腹胀痛、水肿、脚气等病症。入药以新鲜槟榔为佳，嚼食能增加心跳，兴奋神经，轻微升高血压，可以提高警觉度，动作反应会更加灵敏。东南亚民众常常嚼食槟榔御寒，消除紧张劳动后的疲劳。

1. 蛔虫病：新鲜槟榔切片60 ~ 90克（儿童减半），水煎取汁1次服完（1次服完的效果好些，但容易引起呕吐，也可以分2 ~ 3次于半小时内服完）。若能加花椒、使君子各6克同煎服，或服药后数小时服用有排蛔作用的硫酸镁15 ~ 20毫升，可提高疗效。治疗蛔虫病的有效率为50%左右，大多数患者于服药后24小时内会排虫。

2. 钩虫病：新鲜槟榔100～120克，浓煎并加糖口服（调味并防止恶心、呕吐等副作用），对钩虫病的有效率一般在55%～90%；槟榔、榧子、百部、红藤、苦楝皮各20克，大蒜9克（捣烂、取汁），雄黄3克，共研末，用麻油为丸，每服15克，1日3次，连服2～3日。

3. 蛲虫病：新鲜槟榔100克（儿童减半），乌梅30克，甘草15克。水煎取汁，清晨空腹1次服，3天后再服1次。疗效一般。

4. 绦虫病：新鲜槟榔60～100克（切碎，先用热水300～500毫升浸泡数小时），再用温火煎成200毫升左右，于清晨饭前采用十二指肠管注入法（效果好且副作用小）或者药汁冷后空腹时1次服下（服药前一天晚上禁食或进少量流质饮食）。待服药后泻出绦虫，还须查看是否泻出绦虫头部。如未泻出，绦虫还会继续在肠道内生存，必须再服1次（必要时在30分钟～2小时后加服硫酸镁20～30毫升以排出虫体）。对猪肉绦虫的治愈率能达到50%～90%；对牛肉绦虫疗效较差，治愈率一般在50%以下。

实践证明，槟榔与南瓜子对绦虫均有使之瘫痪的作用，槟榔主要作用于绦虫的头节和未成熟节片（即前段），南瓜子主要作用于中段与后段的孕卵节片。两者合用（先服南瓜子粉80～120克，待30分钟～2小时后再服槟榔煎剂，而后再服硫酸镁），则疗效能大大提高，治愈率高达90%以上。

临床还有与乌梅、黑丑、甘草或石榴皮合用的，也可以提高杀绦虫效果。

5. 鞭虫病：新鲜槟榔100克（切片或打碎），加水500毫升浸渍12小时以上，再煎至100～200毫升，分成2～3等份于清晨空腹时分次服下，以防呕吐。服药前1日先服硫酸镁20～30毫升，服药后3小时不腹泻者可再服硫酸镁1次（也有主张服药前后不服泻剂的）。服药1次无效者，5日后可再服1次。

6. 姜片虫病：药物制备和用法大致与治疗绦虫病相同，除单味煎服外，还有配合乌梅、甘草同煎的，如配合黑牵牛子研末内服，也可增加疗效。治愈率50%～90%不等，一般服药后1～3小时即可排出虫体，最快者为15～40分钟。

7. 蛲虫病、绦虫、丝虫病：槟榔、干石榴皮各20克（或石榴鲜根内白皮40克）、乌梅30克。水煎取汁，饭前服下；1小时后再用开水冲服芒硝15克驱虫，连用3日。

8. 青光眼：用槟榔制成的抗青光眼药液，每5分钟滴1次，每次1～2滴，共6次；随后30分钟1次，共3次；以后每2小时滴1次。眼压控制在正常范围后，每日滴2～3次，以防复发。对急慢性青光眼有缩瞳、降眼压作用。一般2分钟出现缩瞳，持续20分钟。点药后会有结膜充血和轻度疼痛，几分钟后即可消失。

9. 烟瘾：槟榔1个，钻2个小孔，灌入烟油，用少量水泡2天后取出，晾干。想吸烟时闻一下有戒烟效果。

10. 瘴疠：槟榔具有独特的御瘴功能，因为瘴疠之症，一般都同饮食不规律、气滞积结有关，而槟榔能下气、消食、祛痰。

注意事项

1. 槟榔水煎服会有恶心、呕吐、腹痛以及头昏、心慌等毒副作用。药液冷服、服药后保持安静，可以减少和减轻这些毒副作用。

2. 本品缓泻，并易耗气，故气虚下陷、脾虚便溏者及孕妇慎用；脾虚便溏、肝脏有实质性病变、肝功能减退者不宜服用槟榔。

3. 文献记载：槟榔忌与柑橘类水果同食，可作参考。

4. 由于槟榔的液汁是紫红色的，长期咀嚼会使牙齿变黑，且有成瘾性，可产生幻觉。

5. 据研究，槟榔中含有可致癌的生物碱，长期咀嚼槟榔有可能罹患口腔疾病、口腔癌。

（十七）驱蛔良药——使君子

使君子，又名“史君子”“五棱子”“留球子”。传说在宋代的潘洲（一说是今广东茂名市，一说是现四川阿坝藏族自治州）一带有个叫郭使君的郎中，精通医道，深得乡邻们的敬仰。一天，他上山采药被一种结在藤状植物上的五棱果实所吸引。果实形如山栀，又似诃子，去壳尝之，气芳香，味甘淡。他确认无毒后就摘下一些带回家想进一步研究它的药性。

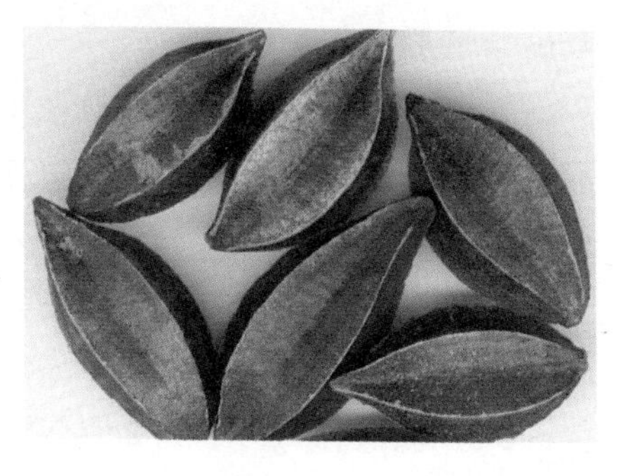

几天后，郭使君见这些果实未干透，怕久放发霉，就放到锅中炒干。不一会儿，浓郁的香气弥散开来，诱得年幼的孙子嚷着要吃。使君无奈，就拣出炒熟的3粒给孙儿吃。没想到次日早晨，孙子解大便时竟排出了几条蛔虫。使君思想其缘故，莫非这果儿能驱除蛔虫？于是就又给孙子吃了八九粒。这下子可把孙儿折腾坏了，又是一个劲打嗝（呃逆），又是呕吐。郎中断定是过量中毒，忙用绿豆、甘草、生姜等给孙儿解了毒。

几天后，他再次给孙子服食了三四粒，果然孙儿又顺利排出了几条蛔虫。这孙儿本偏食，面黄瘦弱，吃果子不仅驱了虫，而且食欲大增，身体也渐渐强壮起来。

此后，郭郎中在行医时，遇到患有疳积、虫积的小儿，就酌量用这种果实去医治，每获良效。后来人们就给这种药取名为“使君子”了。

【营养及药用价值】

使君子，性温、味甘；归脾（经）、胃（经）；含有蔗糖、葡萄糖、脂肪油、苹果酸、柠檬酸、生物碱等物质。具有杀虫止痛的功能作用，主要用于各种虫症以及因为虫症导致的异嗜症、小儿消化不良、乳食停滞、面黄体瘦、肚大腹胀等。

使君子用于虫积腹痛，既可单用炒香嚼服或研末调服；也可以与槟榔、苦楝根皮等配伍，以增强杀虫止痛之功；或加大黄等泻下药，以助驱虫之力；另外使君子与百部同用，可治蛲虫。

异嗜症、小儿脾胃不和、消化不良、乳食停滞、脘腹胀满而痛、不思饮食、面黄肌瘦、腹大如鼓，可与神曲、麦芽、槟榔、胡黄连配伍。

1. 肠道蛔虫并腹痛：使君子炒熟，去壳，成年人每天晨起空腹吃10粒（或用米汤调服），儿童每岁1粒，2岁2粒，3岁3粒……10岁（以上）同成人一样服10粒，连续吃2～5天；或使君子6克，槟榔10克，花椒5克，水煎服。

2. 胆道蛔虫症腹痛：使君子7～10粒（研末），乌梅、川椒各3克，水煎取汁服，每日2～3次；儿童同1。

3. 异嗜症（喜吃生米、茶叶、泥土、木炭、瓦屑之类）：使君子肉50克（打碎、微炒），槟榔100克，南星150克。三药混合，用姜汁拌炒，共为末，用红曲打糊为丸，如梧桐子大。每次用乌梅、花椒煎汤送服100粒。

4. 小儿脾胃不和、消化不良、乳食停滞、脘腹胀满而痛、不思饮食、面黄肌瘦、腹大如鼓：使君子、芦荟各等份，研为细末。每次用米汤送服3～5克；使君子仁15克，马钱子（木鳖子）仁25克，共研为末，水泛为丸，如桂圆大，每取1丸，放入1个开洞的生鸡蛋中，饭上蒸熟，空腹服食，每日1次；使君子仁50克（水浸、去黑皮），川芎、陈皮（去白）、厚朴（去皮、姜汁炙）各5克，共为细末，炼蜜为丸如桐子大，米汤送服（3岁以上1粒，3岁以下半粒）。

5. 小儿蛲虫病：使君子仁、百部各5克（研细、混合），每日早晚空腹服3克，连服3～5天。

6. 小儿虚肿：使君子50克（去壳），加蜜25克熬炙后研细。每天饭后用米汤送下服3克。

7. 头面痤疮：使君子仁100个，用香油少许浸泡，每晚临睡前嚼食三五粒。

8. 龋齿疼痛：使君子10～15克，水煎，频频含漱。

注意事项

使君子吃过量会引起呃逆、眩晕、精神不振、恶心甚至呕吐、腹泻等反应。与茶同服也能引起呃逆，但停服后即可缓解。所以，内服不宜过量，必要时采取对症处理。

（十八）健脑益智、润肤美发的葵花籽

葵花籽就是向日葵的成熟种子，又名“葵瓜籽”“向日葵籽”。炒葵

花籽是人们最常见的休闲零食，用于食疗则以生吃为主。

【营养及药用价值】

葵花籽性平、味甘；归大肠（经）；含有糖类、脂肪油、蛋白质、亚油酸、维生素E、胡萝卜素以及钾、镁、铁、锌等元素。具有止咳平喘、降压、健脑益智、增强记忆、润肤美容、美发、生发以及杀虫等作用。主要用于咳喘、高血压、头晕、头痛、神经衰弱、抑郁症、血痢、小儿蛲虫等病症。

葵花子也是瓜子中的佼佼者，营养相当丰富，每天吃一把葵花子，就能满足人体一天所需的维生素E。葵花子所含的蛋白质可与各种肉类媲美，特别是含有制造精液不可缺少的精氨酸。

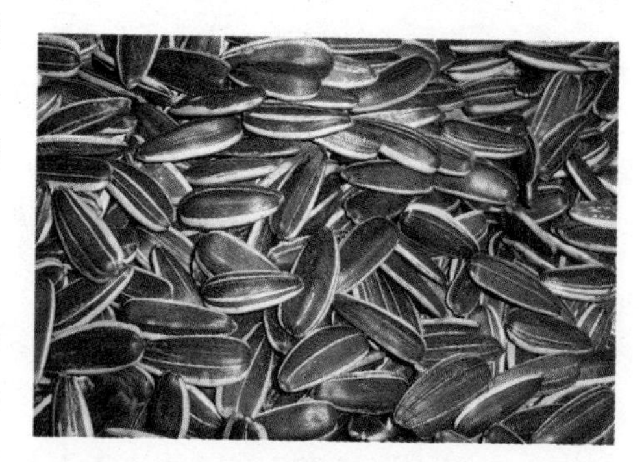

1.咳嗽、哮喘：葵花籽20克，打烂后水煎加冰糖食之，每日2次；葵花籽100克，杏仁30克（捣烂），蜂蜜150克，水煎服食，每晚1次。

2.高血压、心脏病、中风：葵花子有保护心血管作用，常食葵花子对降低血压、保护血管弹性，预防动脉硬化、冠心病、中风有一定作用。可以每天吃一定量的葵花籽仁；还可配饮芹菜根汁，每日1杯，加强疗效。

3.头晕头痛：葵花籽仁适量，合母鸡炖汤服；葵花籽仁6克，白糖开水冲服，每晚睡前服。

4.记忆衰退：葵花籽中的钾、镁、铁、锌等元素，能使大脑思维敏捷、记忆增强。

5.神经衰弱、抑郁症：现代研究表明：葵花子含有维生素B_8，对治疗神经衰弱和抑郁症有很好的疗效。

6.血痢：葵花籽30克，清炖1小时，加冰糖化服。每日2次。

7.小儿蛲虫病：葵花籽20克，于晚饭前食；或打烂水煎服。每日1～2次，连服7天。

8. 皮肤衰老：葵花籽的亚油酸和维生素 E 的含量均比较丰富，能使皮肤细嫩、滋润光泽。有助于保持皮肤细嫩，防止皮肤干燥和生成色斑，有明显的养颜美容功效。

9. 脱发：葵花籽含的胡萝卜素，能防止人体皮肤下层细胞组织和毛囊坏死，可防治脱发、促进生发，并使头发变得柔软秀丽。

注意事项

葵花籽用于食疗，以生吃为主；炒食容易上火，可致口干舌燥、牙痛、大便干结等。

（十九）涩肠缩泉、固精止带佳品金樱子

金樱子为蔷薇科植物金樱子的果实，又名“刺果”“刺梨子”“糖刺果”“山石榴”“灯笼果”“金壶瓶”“藤勾子”“（蜂）糖罐”等。生长在荒山野岭多石的地方，外表生有密集毛刺，内有一些淡黄色坚硬的小籽，无论是生吃还是药用，都要去掉外面的刺和内面的籽。

【营养及药用价值】

金樱子，性平、味甘、酸、微涩；归肾（经）、膀胱（经）、大肠（经）；含有丰富的果糖、蔗糖、苹果酸、柠檬酸、淀粉、维生素 C 等物质。具有健脾益肾、涩肠止泄、缩泉固精止带等作用，主要用于久泻、痢疾、尿频、遗尿、遗精、滑精、带下、崩漏、脱肛、子宫脱垂等病症。入药煎汤，每次用 15 ~ 20 克，或入丸、散、熬制膏方。

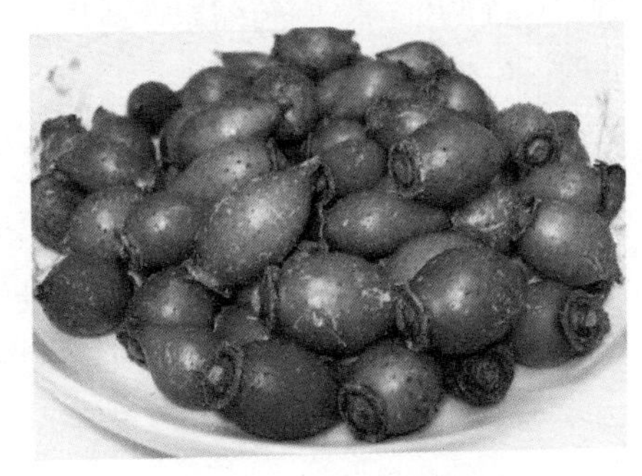

1. 久泻、下痢、脱肛：金樱子（去外刺、内籽）50 克，鸡蛋 1 个，煮熟，吃蛋喝汤；金樱子（去外刺和内籽）50 克，党参 15 克，水煎取汁服。

2. 慢性痢疾、肠结核：金樱子、金樱花、罂粟壳各 60 克，醋炒，共

研细末，蜜丸如梧子大，每服 6 克。每日 3 次。

3. 小便频数、遗尿或小便不禁：金樱子 30 克（去外刺、内籽），猪小肚 1 具（洗净、切块），炖服，每日 1 次。

4. 虚劳弱精：金樱子、芡实、怀山药各 60 克，菟丝子 30 克，生韭菜籽、生苍术各 120 克。共为细末，每次用温开水冲服 5 克，每日 2 次。

5. 子宫脱垂：金樱果（去外刺和内籽）50 克，水煎取汁服。

6. 男子尿频、夜尿多、滑精，女子带下：金樱子 50 克（去毛刺和核），水煎服，或同猪膀胱加冰糖炖服。

7. 久泻、遗尿、遗精、带下、子宫脱垂：金樱子（去外刺、内籽）、芡实（研细末）各等份。先将金樱子熬膏，再加芡实粉相和为丸。每次饭前用温酒或淡盐水送服 9 克，每日 2 次。

8. 贫血：干金樱子（去刺、捶碎去籽）、缩砂仁按照 2∶1 的比例蜜炙为丸（如梧桐子大），每天空腹时用黄酒或盐汤送服 50 丸。

【小食谱】

金樱子膏：经霜鲜金樱子 5000 克（去外刺、内籽、捣碎），浓煎取汁后熬成膏状，每次用温开水或温酒调服 15 毫升，每日 2 次。滋养肝肾，用于久泻、尿频、遗尿、遗精、早泄、带下、脱肛、子宫脱垂等。

金樱子粥：金樱子 30 克（去外刺、内籽、洗净、捣碎、浸泡 1 天后捞出沥干），粳米（或糯米）100 克（淘洗干净、浸泡 1 天后捞出沥干）。先将金樱子煮约 20 分钟，过滤取汁，再放入糯米用旺火煮开，然后改用小火继续煮至粥将成（可以根据口味加蜂蜜少许），每早晚温热服食。补益脾肾、涩肠止泻、固精缩尿，适用于脾肾虚弱的慢性病症。感冒期间或发热时不宜食用。

金樱子茯苓粥：金樱子、茯苓粉各 30 克，五味子 10 克，粳米 100 克、白糖适量。先将金樱子、五味子共煮，取浓汁 200 毫升，茯苓粉加粳米煮粥，粥成后加药汁，拌匀煮开，再加白糖温服。健脾补肾，适用于脾肾虚弱的慢性腹泻、小便频数、遗尿、滑精等病症。

金樱子茶：金樱子 300 克（去毛刺、捣碎），每次取 20 ~ 30 克（纱布包），开水冲泡代茶。涩肠止泄、固精缩尿，适用于遗精、早泄、体虚白带多，伴有眩晕、耳鸣、口干、五心烦热、腰酸膝软、舌红苔黄者。

金樱子鲫鱼瘦肉汤：干金樱子80克（去外刺、内籽、浸泡），鲫鱼500克（宰杀、洗净），猪肉200克（洗净、切块），红枣6～8个（浸泡），油、盐适量。油锅烧热后放入鲫鱼用小火煎两面，去除多余的油，加开水煮开，放入猪肉再煲2个小时，关火加盐调味服食。健脾益肾、涩肠止泻、固精缩尿，适用于脾肾气虚、下元不固、膀胱失约导致的久泻、久痢、遗精、滑精、尿频、遗尿、带下。

金樱子黑豆米酒：金樱子、黑豆各60克，米酒120克，鸡蛋2个。将金樱子、黑豆、鸡蛋置砂锅中，加水适量，用文火煮至鸡蛋熟后，取出鸡蛋去壳，再加入煮10～20分钟即可伴米酒服食，每天3次。养血温经，适用于小腹绵绵作痛、大便稀溏、小便清长、腰酸无力、舌质淡而苔薄白者。

金樱子杜仲酒：金樱子1000克，45度白酒2000毫升，杜仲500克（可根据口感加入适量冰糖）。一起放进广口瓷坛或玻璃瓶中，置于阴凉干燥处密封浸泡1个月后开始服用。益气补肾，用于久泻、尿频、遗尿、遗精、早泄、带下、脱肛、子宫脱垂等。临床也常与党参、黄芪、升麻等益气固脱之品配伍同用。

注意事项

1. 金樱子偏补，故有实火、邪热和中寒有痞块者忌服。

2. 泄泻由于火热暴注者不宜；小便不禁、精气滑脱因于阴虚火炽者不宜；带下色黄、有气味者忌用。

（二十）巴旦木——良好的健身滋补品

巴旦木，在我国新疆种植已经有一千三百多年的历史，是从古波斯（今伊朗）传入的。巴旦木是波斯语“内核”的意思，果肉干涩无汁不能食用，只能吃果仁，即“巴旦木”。

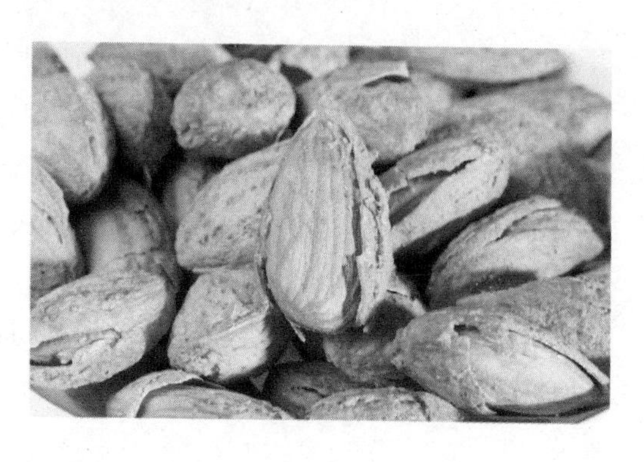

巴旦木形似杏仁却不是杏仁，杏仁味甘苦，而巴旦木却很好吃，其味道超过杏仁和核桃，有特殊的甜香风味，是新疆维吾尔族人民最珍视的干果。

巴旦木别名甚多，有“巴旦杏”“大杏仁”“露仁”“克西”“浓帕尔”“扁（核）桃”“鹰嘴”（形似鹰嘴）“那普瑞尔”“薄壳杏仁”等。长椭圆形，外壳有厚有薄，厚的如碧根果，薄的如纸皮，果仁饱满，味道香甜。也还可以酿酒或加工成饮品。

【营养及药用价值】

巴旦木，性平、偏温，味甘；入肺（经）、肾（经）；含有糖、植物油、蛋白蛋、维生素 A、B 族维生素、维生素 E、淀粉、杏仁苷、消化酶、杏仁素酶、膳食纤维以及钙、镁、钠、钾、铁、钴等元素。有润肺止咳、补脾益胃、润肠通便、养心安神、益肾生精、降压、降脂、软化血管、减肥、护肤美容、延缓衰老，主要用于咳嗽、痰中带血、脾虚胃弱、便秘、肠梗阻、失眠、高血压、高血脂、动脉硬化、单纯性肥胖、糖尿病、尿道感染、肾阴虚精液不足等病症。

巴旦木在医疗上用途很广，我国新疆民间维吾尔医常用于气管炎、高血压、神经衰弱、失眠、皮肤过敏、小儿佝偻等疾病的治疗。在喀什的维吾尔医中，60% 的药都配有它，是良好的健身滋补品。美国一些医院，常以巴旦木粉治疗胃病、糖尿病、癫痫。

1. 干咳、顽痰、痰中带血：巴旦木适量，研成粉末，每取适量，温开水冲服，每日 2 次。

2. 脾虚胃弱：巴旦木仁适量，炒黄，研成粉末，温开水冲服，每日 2 次，常服。

3. 便秘、肠梗阻：巴旦木含有大量膳食纤维素，能加速肠道蠕动，有利于排便，防治便秘，维护肠道健康。可用巴旦木、无花果各适量，同食，每日 2 次，常服。

4. 失眠：在新疆，人们经常在睡觉前细嚼 10 余粒巴旦木，夜间能通宵熟睡不醒而且无梦，身体强壮，抵抗力明显增强。

5. 高血压、高血脂、动脉硬化：巴旦木不含胆固醇，高达 70% 的不饱和脂肪酸能帮助降低“坏”胆固醇水平，经常食用巴旦木可以有效降低人体胆固醇及甘油三酯含量，有益心脏健康，可减少心脏病发作的潜在威胁。适合于高血压、高血脂、动脉硬化患者食用。

6. 肥胖：巴旦木不含胆固醇，也有利于减肥瘦身，食用巴旦木会让人产生明显的饱腹感，从而帮助控制其他高热食品的摄入；其次，巴旦木所含的膳食纤维让脂肪吸收率降低，从而有效控制体重。

7. 糖尿病：科研观察发现，早餐食用巴旦木的人们在早餐及午餐后会有更强的饱腹感，并且能有效控制血糖浓度、维持血糖水平，从而能够帮助糖尿病前期病人纠正暴饮暴食和饮食行为不当的习惯，降低糖尿病加剧的风险。

8. 尿道感染、小便时尿道灼痛：巴旦木适量，研成粉末，温开水冲服，每日 2 次，常服。

9. 肾阴虚精液不足：巴旦木、无花果各适量，同食，每日 2 次，常服。

10. 胸膜炎、咳喘、智力低下、视力下降、咽干喉燥、体瘦精少：巴旦木、砂糖各适量，研成粉末，每取适量，温开水冲服，每日 2 次。

11. 衰老：巴旦木是一种富含维生素 E 和类黄酮抗氧化剂的健康食品，一把巴旦木（23 粒或 28 克）可以提供 7.3 毫克维生素 E（相当于人体每日所需的一半），而维生素 E 可以有效对抗自由基，起到保湿护肤和减缓衰老的作用。

注意事项

1. 痰湿体质、湿热体质、阴虚体质、特禀体质者不适宜食用。

2. 运动员、宇航员、高温环境作业人群、接触电辐射人员、接触化学毒素人员，不适宜食用。

3. 痛风、甲状腺疾病、妇科疾病、皮肤性病、神经精神性疾病患者不宜食用。